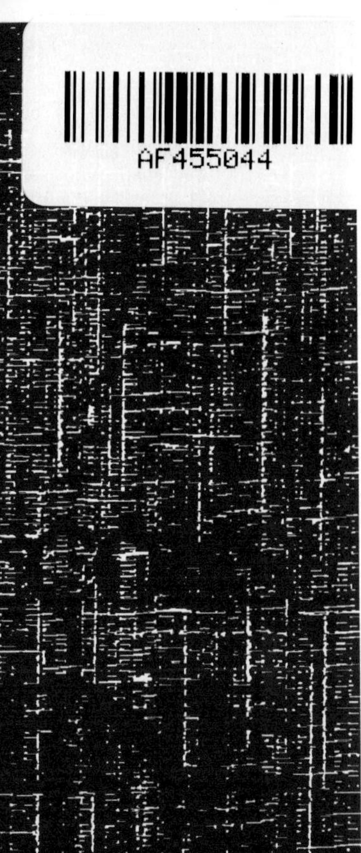
AF455044

Douze Leçons D'HYGIÈNE

A LA MÊME LIBRAIRIE

COLLECTION D'OUVRAGES

POUR

L'ENSEIGNEMENT PRIMAIRE SUPÉRIEUR

Conformes aux programmes du 26 juillet 1909

Cours de Géographie, par MARCEL DUBOIS, professeur à la Faculté des lettres de Paris, et E. SIEURIN, professeur au collège de Melun. 3 volumes.

Cahiers Sieurin pour l'Étude de la Géographie, par E. SIEURIN. 3 cahiers.

Cartes d'Étude pour servir à l'Enseignement de l'Histoire et de la Géographie, par MARCEL DUBOIS et E. SIEURIN. 3 atlas.

Cours d'Histoire, par E. SIEURIN et C. CHABERT, professeurs à l'École primaire supérieure de Melun. 3 volumes.

Cours d'Instruction civique, par A. MÉTIN, ancien professeur aux Écoles primaires supérieures de Paris, 1 volume.

Cours de Droit usuel, par A. MÉTIN, 1 volume.

Cours d'Économie politique, par A. MÉTIN, 1 volume.

Textes français (*lectures et explications*) avec introduction, notes et commentaires, par CH. WEVER, professeur au collège de Melun. 2e édition, 1 volume............. 3 fr.

Cours d'Arithmétique (théorique et pratique), par HENRI NEVEU, professeur de mathématiques à l'École Lavoisier, agrégé de l'Université. 5e édition, 1 volume......... 3 fr.

Cours d'Algèbre (théorique et pratique) suivi de Notions de Trigonométrie, par HENRI NEVEU. 4e édit., 1 vol. 3 fr.

Cours de Géométrie (théorique et pratique), par H. NEVEU et H. BELLENGER, professeur au collège Sainte-Barbe. 3 vol.

Cours de Physique et de Chimie, par P. MÉTRAL, agrégé de l'Université, professeur à l'École Colbert. 3 volumes.

Cours d'Histoire Naturelle, par M. BOULE, CH. LECOMTE, professeurs au Muséum d'Histoire Naturelle, et CH. GRAVIER, assistant au Muséum d'Histoire Naturelle. 3 volumes.

8501-09. — CORBEIL. Imprimerie CRÉTÉ.

Douze Leçons d'Hygiène

A L'USAGE DES ÉCOLES
PRIMAIRES SUPÉRIEURES
(*Programmes du 26 juillet 1909*)

PAR

R. WURTZ
Professeur agrégé à la Faculté
de médecine de Paris,
Membre
de l'Académie de médecine.

H. BOURGES
Ancien chef du Laboratoire
d'hygiène
à la Faculté de médecine
de Paris.

AVEC 58 FIGURES DANS LE TEXTE

MASSON ET Cie, ÉDITEURS
120, BOULEVARD SAINT-GERMAIN, PARIS
1910

DOUZE LEÇONS D'HYGIÈNE

PREMIERE LEÇON

L'Eau

Les diverses eaux potables : eau de source, eau de rivière, eau de puits. — Contamination des eaux. — Le moyen de purifier l'eau potable : filtration ; ébullition.

L'eau et le sol. — Toutes les eaux qui servent à l'alimentation de l'homme proviennent des pluies. Celles-ci, lorsqu'elles atteignent le sol, ne suivent pas une voie unique. Une première partie ruisselle à la surface et va grossir les cours d'eau. Le reste, à la condition que le terrain ne présente pas une imperméabilité absolue (roche granitique par exemple), pénètre dans les couches superficielles du sol. Mais là, différentes causes, l'évaporation dans l'atmosphère, l'absorption par les végétaux, ne tardent pas à en retenir une bonne partie. Tout ce qui n'a pas été ainsi soustrait descend peu à peu à travers les pores du sol, jusqu'à ce que l'eau se trouve arrêtée et collectée par une couche imperméable. Tel est le mécanisme de la formation des nappes d'eau souterraines, auxquelles nous nous alimentons au niveau des sources ou par l'intermédiaire des puits.

Mais les eaux de pluie, lorsqu'elles arrivent à la surface du sol, ne tardent pas à s'imprégner des souillures plus ou moins nombreuses qu'elles y rencontrent. Or, le séjour de l'homme est une menace constante pour le sol sur lequel il se fixe par le fait qu'il y répand constamment tous les déchets de la vie organique (déjections, matières organiques en décomposition, débris végétaux, eaux sales, etc.), et c'est justement sur les points où les hommes se trouvent accumulés en plus grand nombre que la contamination du sol augmente proportionnellement.

Ces souillures incessantes sont d'autant plus dangereuses qu'elles contiennent une infinité de *microbes* (1), et parmi eux, dans certaines conditions, des germes de maladies transmissibles. La surface du sol est le lieu d'origine et de conservation de la majorité des espèces microbiennes connues. De plus, l'homme et les animaux y déposent avec leurs matières fécales des œufs ou des larves de parasites animaux, qui sont entraînés par les eaux de pluie et dont l'absorption peut déterminer un grand nombre de maladies, quelques-unes fort graves.

La flore microbienne diminue rapidement dans le sol à mesure qu'on pénètre dans sa profondeur. A 1 mètre de la surface, cette diminution est déjà très marquée, alors qu'entre 3 et 5 mètres, l'oxygène faisant défaut, la terre ne contient plus aucune des espèces microbiennes dont l'existence est subordonnée à la présence de ce gaz. Il faut donc que la nappe d'eau souterraine soit très près de la surface du sol, ou que la nature du terrain lui assure de larges communications avec l'extérieur, pour que les microbes dangereux, la plupart très avides d'oxygène, puissent venir la souiller, entraînés par les eaux de surface.

Ces conditions se trouvent encore trop souvent réalisées, puisque c'est là l'origine de nombre d'épidémies de fièvre typhoïde, de dysenterie ou de choléra.

Cependant les microbes du sol sont loin d'être toujours aussi redoutables, la plupart sont inoffensifs, quelques-uns

(1) Les microbes sont ces éléments végétaux infiniment petits qui produisent entre autres les phénomènes de la fermentation et de la putréfaction et dont quelques espèces provoquent des maladies humaines et animales, comme l'ont montré les immortels travaux de Pasteur.

même sont bienfaisants. Les germes des maladies de l'homme ne trouvent pas le plus souvent dans la terre ni à sa surface de conditions favorables de multiplication, ni même d'existence. C'est qu'en effet ils sont étouffés par la végétation plus puissante de microbes très répandus, très résistants, tels que ceux de la putréfaction, sans compter qu'à la surface du sol ils ont à subir des influences atmosphériques défavorables (insolation, dessiccation, congélation). De même, si les déchets de la vie (cadavres, excréments, détritus de toutes sortes) viennent souiller le sol et menacent de l'empoisonner, des microbes bienfaisants s'y rencontrent à point pour transformer cette matière organique, encombrante et dangereuse, en matière inorganique essentiellement nutritive pour les végétaux.

A une première étape, les microbes de la surface du sol, et particulièrement ceux de la putréfaction, font subir une première modification à la matière organique. Ils la digèrent pour ainsi dire, comme le suc gastrique fait des aliments; ils la liquéfient d'abord, puis lui font subir une série de transformations chimiques qui donnent finalement comme résultat de l'acide carbonique et de l'ammoniaque. Cette ammoniaque qui dérive de l'azote albuminoïde n'est utilisable que pour quelques végétaux supérieurs. Aussi la transformation passe-t-elle par une seconde étape dans des couches plus profondes du sol. Là se rencontrent des microbes spéciaux (*bactéries nitrifiantes*), doués d'un énergique pouvoir d'oxydation ; ils transforment l'ammoniaque qui fait place à des nitrites, puis à des nitrates, forme fertilisante sous laquelle l'azote est facilement assimilé par les végétaux.

Ce rôle protecteur des microorganismes, qui détruisent par oxydation les souillures des eaux durant leur passage à travers le sol (épuration biologique naturelle), est heureusement complété par une action mécanique de filtration et par des réactions chimiques. La terre retient en effet une partie des matières organiques solides et des microbes qui la traversent, soit par fixation aux parois des pores, soit par suite de combinaisons chimiques résultant du contact des bases des matières organiques avec les silicates doubles du sol.

Tels sont les facteurs complexes qui assurent plus ou moins bien l'épuration des eaux de pluie, souillées à la surface du sol, à mesure qu'elles pénètrent dans la profondeur des terrains qu'elles traversent.

Lorsque la couche imperméable qui règle le développement des nappes d'eau souterraines est tout près de la surface, c'est une cause d'insalubrité à la fois du sol et de l'eau, car alors le sol marécageux reste toujours infiltré d'eau et celle-ci est contaminée par toutes les souillures de la surface. Si la nappe d'eau reste à une certaine distance de la surface, mais qu'elle ne soit pas séparée de celle-ci par une couche suffisamment épaisse, c'est l'eau seule qui est malsaine, car son trop court passage à travers les pores des terrains qu'elle traverse n'a pu la débarrasser des souillures qu'elle a recueillies à la surface; la filtration et l'épuration biologique sont insuffisantes. Enfin, alors même qu'il existe un éloignement considérable entre la nappe souterraine et la surface du sol, les couches intermédiaires peuvent encore ne pas assurer l'épuration, si elles donnent un large accès à l'eau par des orifices qui les percent de part en part, comme cela se présente dans les calcaires fissurés. Tel est le mode de formation des nappes souterraines qui donnent naissance aux sources vauclusiennes, sur lesquelles nous reviendrons plus loin.

Pour qu'il y ait épuration suffisante, pour que les terrains débarrassent complètement l'eau des souillures superficielles avant qu'elle atteigne la nappe souterraine, il faut que la nappe souterraine soit profonde, que le terrain soit suffisamment perméable pour qu'il soit convenablement drainé, mais il faut aussi que les particules constitutives du sol ne soient pas trop distantes les unes des autres et que cette pénétration soit lente, afin de laisser aux différents phénomènes qui règlent l'épuration par destruction des souillures de surface le temps d'intervenir.

Ce pouvoir d'*épuration biologique* des eaux par le sol a été exploité pour l'assainissement en grand des eaux d'égout des agglomérations humaines : soit qu'on épande ces eaux, comme à Paris et à Berlin, sur de vastes terrains cultivés; soit qu'employant des méthodes plus récentes, on opère artificiellement en faisant passer ces eaux dans des bassins (fig. 1) où elles subissent d'abord une fermentation anaérobie, c'est-à-dire à l'abri de l'air (réservoirs septiques ou *septic tanks*), destinée à liqué-

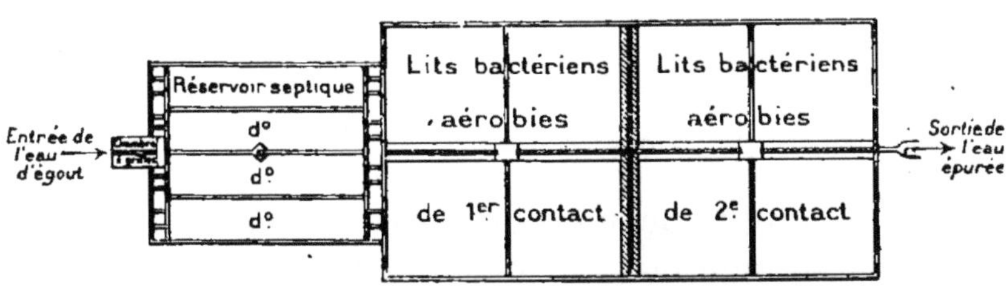

Fig. 1. — Bassins d'épuration biologique.

fier les matières solides dans un premier stade; puis où elles sont dans un deuxième stade soumises à une fermentation à l'air, réalisant une épuration microbienne aérobie, analogue à celle que produisent dans le sol les bactéries nitrifiantes.

L'eau potable. — L'eau est l'aliment le plus indispensable à la vie ; elle fait partie constituante de tout organisme. L'homme, sans eau, ne saurait subsister ; aussi la question de l'eau joue-t-elle un rôle prépondérant en hygiène.

Les nécessités de la civilisation ont augmenté d'une façon notable les exigences des populations, qui réclament de l'eau non seulement pour leur alimentation, mais encore pour divers soins hygiéniques (bains, ablutions, lavages). Le devoir de fournir d'eau potable les agglomérations a été de tout temps un des principaux soucis des pouvoirs publics. On sait, pour n'en citer qu'un exemple, avec quel soin et sur quelle vaste échelle la ville de Rome, il y a près de deux mille ans, avait été pourvue d'une eau qui suffit encore aux Romains de nos jours.

L'eau d'alimentation doit être *potable* : c'est-à-dire qu'elle doit être saine, et pouvoir être bue sans dangers. Sauf nécessité, l'eau potable n'est guère fournie que par des lacs, des cours d'eau, des sources ou des puits. Nous étudierons plus loin, à propos des dangers de l'eau, la valeur respective des eaux provenant de ces diverses origines.

Les caractères d'une eau potable jadis se bornaient à ceci : elle devait être limpide, inodore, n'avoir aucun goût, bien cuire les légumes et faire mousser le savon.

Aujourd'hui ces qualités doivent assurément toujours être exigées d'une bonne eau d'alimentation, mais elles ne sont plus considérées comme suffisantes. Les progrès de la science ont compliqué le problème et, actuellement, on sait qu'un certain nombre de maladies contagieuses se propagent par l'eau. La fièvre typhoïde, la dysenterie, le choléra, certaines maladies parasitaires se rangent au premier rang de ces maladies. Cette notion importante a été démontrée, entre autres, par ce fait que, dans des localités contaminées, le changement d'eau servant à l'alimentation et l'adduction d'eau meilleure ont fait cesser les épidémies.

La notion des microbes malfaisants existant dans l'eau de boisson est donc venue bouleverser les idées qu'on avait autrefois au sujet des qualités d'une bonne eau potable. Elle a fini par être admise par le grand public, mais non sans peine, et, à ce sujet, l'incrédulité de certaines personnes a été la cause de bien des maladies et de bien des morts, surtout par fièvre typhoïde.

Donc, en dehors des qualités physiques et des qualités chimiques de l'eau, il faut encore compter avec sa pureté au point de vue des microbes, c'est-à-dire avec sa teneur en germes nocifs ; car la qualité essentielle et primordiale d'une eau potable est d'être, d'une façon permanente, exempte de germes morbides.

Caractères physiques d'une bonne eau. — Une bonne eau potable doit être limpide, inodore, aérée, fraîche et d'une saveur légère et agréable. Il n'est aucune boisson comparable à l'eau quand elle réunit toutes ces qualités.

Pour déterminer ces caractères physiques, ce qui est à la portée de tout le monde, les constatations doivent être faites aussitôt que l'eau vient d'être recueillie. Un séjour plus ou moins prolongé dans les récipients peut lui communiquer de l'odeur ou du goût. Une eau, si pure qu'elle soit, finit toujours par croupir.

L'eau doit d'abord être limpide, mais il faut bien savoir que limpidité n'est pas synonyme de pureté, bien qu'on le croie généralement. Nombre de personnes n'hésitent pas à boire une eau quand elle est claire et transparente, et ce préjugé encore profondément enraciné dans le public a été la cause de bien des épidémies.

Pour apprécier la couleur et la limpidité de l'eau, le procédé le plus simple consiste à en remplir une grande éprouvette en verre blanc, de 50 à 60 centimètres de haut, que l'on pose sur du papier blanc. On regarde de haut en bas, et on devra, quand l'eau est limpide, voir le fond de l'éprouvette avec la plus grande netteté. Si le papier, vu à travers l'eau, est jaune ou blanc jaune, c'est que l'eau tient en suspension du sable ou de l'argile ; si le papier est brun ou noir, l'eau contient probablement de la tourbe ; une coloration brunâtre indique aussi que l'eau peut renfermer des matières fécales infiltrées. Le blanc laiteux ou le bleu plus ou moins foncé indiqueraient en général la présence de résidus industriels.

Les matières en suspension se déposeront au bout d'un certain temps au fond de l'éprouvette et on pourra ainsi apprécier leur quantité par l'épaisseur du dépôt.

L'eau doit être inodore. Une eau récemment recueillie et qui dégage une odeur quelconque est suspecte. Pour vérifier ses qualités à cet égard, on doit chauffer un peu l'eau et l'agiter. On peut encore la laisser croupir dans une bouteille remplie et bouchée que l'on expose à la lumière. Si, en la débouchant au bout de deux à trois jours, la température étant restée moyenne, on perçoit une odeur de putréfaction, c'est que l'eau contient de la matière organique en excès.

Toute eau présentant un goût désagréable, un goût amer, ou salé, ou pourri, doit être immédiatement rejetée. Elle est dangereuse. Pour qu'un sel communique à l'eau dans laquelle il est dissous un goût salé, il faut que ce sel soit contenu dans cette eau à la dose d'un demi-gramme par litre. Au-dessous de ces faibles quantités, on ne percevra rien au goût, sauf pour les sels de fer et de cuivre, dont des traces même très légères sont appréciables au palais (goût d'encre pour le fer, goût cuivré).

La température d'une bonne eau potable doit être de 7° à 12°.

Autrefois, le fait que certains poissons ou végétaux pouvaient vivre dans une eau était considéré comme un indice de sa bonne qualité. Cette opinion n'a aucune base scientifique. La présence de microbes, tels que celui de la fièvre typhoïde, même en grande quantité, est parfaitement compatible avec la vie des poissons les plus délicats. De même, la végétation du cresson de fontaine, qui est la plus fragile des plantes aquatiques, n'est nullement influencée par la présence de microbes malfaisants.

Propriétés chimiques de l'eau potable.— L'eau est composée chimiquement d'oxygène et d'hydrogène. Elle contient de plus des sels en dissolution, sels de chaux, de magnésie, sel marin, silice, etc.; ces sels peuvent apporter un certain appoint à la nutrition des tissus. Les eaux qui contiennent une certaine quantité de sulfate de magnésie, comme celles qu'on trouve trop souvent dans nos possessions du nord de l'Afrique, sont purgatives et, par suite, impropres à la consommation habituelle.

Les bicarbonates de chaux et de magnésie, lorsqu'ils sont en trop grande proportion dans l'eau, la rendent *dure*. Cela veut dire que cette eau ne cuit pas bien les légumes et ne fait pas mousser le savon. Le dosage de ces sels se fait à l'aide d'une méthode appelée hydrotimétrie et le *degré hydrotimétrique* d'une eau correspond à sa valeur en sels calcaires. Le degré hydrotimétrique d'une eau potable varie en général de 20° à 30° ; au delà de 36°, une eau ne peut plus guère être employée pour les usages domestiques.

Quand, dans une eau qu'on a donnée à analyser, il y a des chlorures en excès, cela indique (s'il n'y a dans le voisinage ni la mer ni marais salants) une contamination par l'urine, le purin ou les eaux ménagères ; l'eau est alors à rejeter. Lorsqu'il existe de l'ammoniaque dans une eau, c'est qu'il y a contamination par des matières fécales ou par des eaux-vannes industrielles. Cette ammoniaque s'oxyde au bout d'un certain temps et se transforme en nitrites, puis en nitrates. La présence des nitrites, avec ou sans ammoniaque, est un indice de contamination récente. On la constate d'ailleurs très rarement. Les nitrates ont une signification moins mauvaise.

Enfin, toutes les eaux contiennent des matières organiques en suspension, qui proviennent de débris animaux ou de végétaux. Celles qui proviennent de la décomposition des végétaux rendent l'eau moins suspecte que celles qui proviennent de débris d'origine animale. Quand on a fait faire une analyse d'eau et qu'on voit en regard du titre : Oxygène emprunté au permanganate (c'est ainsi qu'on dose la matière organique), un chiffre supérieur à 2 milligrammes, l'eau est impropre à l'alimentation et ne doit pas être bue ni employée à l'alimentation.

Microbes des eaux. — Toutes les eaux contiennent des microbes, même les eaux de la plupart des sources, dès qu'elles ont été en contact avec l'air et la surface du sol. Mais, fort heureusement, ces microbes sont en immense majorité inoffensifs. Ce sont les bactéries aquatiques, qui vivent dans l'eau et dont la pullulation peut même entraver le développement des microbes malfaisants, introduits accidentellement dans l'eau par le déversement de déjections provenant de personnes malades ou d'objets contaminés par elles.

Une eau peut contenir un chiffre élevé de microbes et

être d'excellente qualité pour la consommation. Au contraire, une eau pauvre en germes, mais où, parmi ces germes, se trouvera le bacille de la fièvre typhoïde, sera dangereuse au premier chef. On détermine le nombre et les espèces de microbes contenus dans une eau par l'*analyse bactériologique*. Cette analyse doit être, comme on vient de le voir, quantitative et qualitative.

Dans une eau donnée, le nombre des microbes peut varier d'une façon extraordinaire. C'est ainsi que l'eau de la Seine puisée en un certain point en amont de Paris ne peut contenir que 300 microbes par centimètre cube. A Suresnes, après la traversée de la capitale, elle en contient sept millions. Les eaux d'essangeage et de lavage des linges sales peuvent contenir jusqu'à 26 millions de germes par centimètre cube. Heureusement que dans ces eaux, si contaminées et si riches en éléments microbiens, il se produit une concurrence vitale, qui fait que les espèces dangereuses, plus fragiles que les bactéries aquatiques qui ont l'eau comme véritable élément, sont étouffées dans leur développement par ces dernières. Plus une eau est pure et plus un microbe dangereux, qui y est tombé accidentellement, aura chance d'y rester vivant et même de s'y développer.

Il résulte de là que, dans une analyse bactériologique, la détermination des espèces est beaucoup plus importante que la numération. Il est rare de trouver dans l'analyse d'une eau, qui est justement suspecte, un bacille malfaisant tel que celui de la fièvre typhoïde ou du choléra. Mais il est une espèce suspecte, que l'on trouve le plus souvent dans les eaux polluées par les déjections humaines ou animales : c'est le *colibacille*. La présence de ce bacille, qui existe normalement dans l'intestin, surtout dans la partie du gros intestin nommée côlon (d'où son nom *Bacterium coli*), est l'indice d'une contamination par les matières fécales qui peut entraîner, dans des circonstances données, les conséquences les plus graves. Si, dans une eau qu'on a donnée à analyser, il existe du *Bacterium coli*, cette eau doit être ou rejetée de l'alimentation, ou épurée ; elle est mauvaise. Quant au nombre de microbes minimum que doit contenir une eau potable, il ne saurait être fixé numériquement. C'est la présence de germes nocifs qui doit faire condamner une eau.

Les microbes ne constituent pas le seul danger que peut entraîner une eau souillée par les matières fécales de l'homme ou des animaux. Elle peut, par le fait de cette souillure, contenir des *parasites animaux* à l'état d'œufs ou de larves (œufs des vers intestinaux : lombrics, oxyures, trichocéphales ; œufs du *Tænia solium* produisant la ladrerie de l'homme ; échinocoques, dont l'ingestion détermine la formation de kystes hydatiques, etc.). Ces divers parasites sont souvent entraînés par les eaux de pluie ou d'arrosage et viennent contaminer l'eau destinée à la boisson.

Dangers de l'eau. — Il résulte de ce qui vient d'être dit que l'eau de boisson peut être souillée par des microbes ou des parasites, et qu'en buvant ces eaux on peut être exposé à contracter soit des maladies microbiennes, soit des maladies parasitaires. Parmi les premières se rangent au premier chef la fièvre typhoïde, le choléra, la dysenterie.

La transmission fréquente de la fièvre typhoïde par l'eau potable contaminée a été bien démontrée en France par Brouardel et Chantemesse. A Paris, la distribution d'eau de rivière non épurée a toujours été suivie d'une plus grande proportion de cas de fièvre typhoïde, l'excédent de cas portant sur les arrondissements alimentés avec cette eau. L'eau de source est moins sujette aux contaminations que les eaux de rivières ; cependant on a observé à Paris en 1894 une épidémie typhique limitée à peu près aux quartiers desservis en eau de source provenant de la Vanne. Une enquête prouva que cette canalisation recevait des eaux souillées fournies par des sources mal protégées. L'eau de puits infectés a fréquemment donné lieu à des épidémies de fièvre typhoïde, dont les cas se sont en général montrés plus nombreux et plus graves que dans les autres épidémies d'origine hydrique, la souillure des puits étant d'ordinaire plus profonde et plus persistante que celle des rivières ou des sources. Le puits, une fois contaminé, a parfois pendant plusieurs années de suite continué à transmettre la fièvre typhoïde. On a d'ailleurs fréquemment constaté la présence du microbe de la fièvre typhoïde dans des eaux dont l'ingestion avait provoqué cette maladie, et des recherches de laboratoire ont montré que ce microbe peut vivre longtemps dans l'eau, plus longtemps encore dans la vase. D'autre part, il est prouvé que la fièvre typhoïde disparaissait là où les eaux étaient soumises à l'épuration ; c'est ainsi que les ravages que cette maladie faisait dans l'armée française ont considérablement diminué depuis qu'on ne distribue plus aux soldats dans les casernes que de l'eau potable convenablement épurée.

La transmission hydrique de la dysenterie et du choléra a été démontrée par des observations analogues. Parmi les maladies parasitaires transmises par l'eau potable, il faut citer les vers intestinaux, les kystes hydatiques, la ladrerie ; aux colonies, un grand nombre de maladies, dont certaines sont fort graves (douves du foie, bilharziose, filaire de Médine, etc.).

L'eau des mares est toujours malsaine et impropre à la consommation. Les eaux des cours d'eau, des rivières, des étangs ont entraîné toutes les souillures de la surface du sol sur lequel elles ont ruisselé. Elles doivent être toujours considérées comme suspectes, et on ne les consommera qu'après épuration préalable.

L'eau des grands lacs est généralement sans danger lorsqu'elle est recueillie à une certaine profondeur et à une grande distance des rives. Les *eaux de source* sont le plus souvent exemptes de danger, à la condition qu'elles soient fournies par des nappes souterraines suffisamment profondes pour que les eaux de surface n'y parviennent que complètement épurées et que le captage de la source à son émergence soit fait dans des conditions qui préviennent toute souillure par infiltration. Il n'en est pas de même cependant pour celles qui proviennent de sources dites *vauclusiennes* ou résurgentes, dont le type est la fontaine de Vaucluse; ces eaux sortent de terre, mais auparavant elles ont parcouru, comme eaux de surface, un certain espace, puis ont pénétré, par des fissures du sol sans filtration naturelle suffisante, à l'intérieur de la terre. On conçoit que, dans leur parcours non souterrain, elles puissent avoir été contaminées, et qu'elles le restent ensuite. Les eaux de montagnes passent pour avoir une part dans le développement du goitre et du crétinisme.

Les *eaux de puits* sont souvent contaminées, surtout celles de la première nappe (dite nappe des puits). Les eaux de pluies qui alimentent les nappes souterraines sont naturellement pures ; mais à la surface du sol, principalement au voisinage des habitations, elles se contaminent au contact des impuretés et des germes innombrables qu'elles y rencontrent. Les couches perméables de terrain interposées entre la surface du sol et les nappes d'eau souterraines agissent bien comme un filtre, dépouillant progressivement de leurs souillures les eaux qui les traversent (épuration biologique et mécanique). C'est à cette filtration naturelle que les eaux des sources provenant des nappes profondes et celles des puits artésiens doivent leur pureté habituelle. Mais la nappe des puits est généralement trop voisine de la surface pour que l'épuration naturelle des eaux soit suffisante, principalement dans les agglomérations où aucune mesure n'est prise pour que le sol ne soit pas incessamment contaminé d'infiltrations dangereuses. Dans les puits où la nappe est protégée contre les causes de souillure ou au voisinage desquels ces causes n'existent pas, la composition chimique de l'eau est identique à celle de l'eau de source. Elle est plus ou moins dépourvue de microbes, contient une petite quantité de matière organique, suivant la nature de la couche de terrain que le puits a traversée. L'oxygène et l'acide carbonique y sont en quantités suffisantes. La température de l'eau des puits est toujours fraîche, ce qui la fait rechercher en été. Elle varie de 10° à 12°. A 8 ou 10 mètres de profondeur, les variations de température de la nappe souterraine ne dépassent pas 1 degré.

Les puits peuvent être contaminés par infiltration lorsque le sol est saturé d'urine, de purin, de matières fécales ou de résidus industriels. Les liquides qui imbibent le fond des fosses d'aisances, qui ne sont presque jamais étanches, ainsi que le sol sous-jacent, pénètrent au même titre que l'eau de pluie jusqu'à la nappe souterraine et contaminent les eaux des puits. Si elles contiennent le bacille de la fièvre typhoïde, de la dysenterie ou du choléra, elles déterminent de véritables épidémies, qui ne cessent que par la fermeture ou la désinfection du puits.

Il y a donc une véritable nécessité à protéger les puits contre ces différentes causes de contamination. Lorsque ces causes sont localisées, comme par exemple à la campagne, dans une maison isolée, où il existe une fosse d'aisances ou une fosse à purin situées au voisinage immédiat d'un puits, il y aura lieu de supprimer la source possible d'infection en la reportant à une certaine distance, en un point où les infiltrations seront impossibles. Dans le cas de forage d'un puits nouveau, on évitera le voisinage trop immédiat de la maison ou de toute autre source de contamination.

Les puisards (sortes de puits perdus), employés dans un grand nombre de localités industrielles pour se débarrasser d'une façon commode de produits résiduaires gênants, doivent être absolument proscrits. De véritables empoisonnements ont été provoqués par les eaux de ces puisards pénétrant dans les puits voisins. Cette pratique fâcheuse alterne généralement avec le « tout à la rivière » dans bien des villes. « Envoyer des eaux altérées dans le sol, a dit Bouchardat, sans savoir ce qu'elles deviennent, c'est un acte du même ordre que de décharger une arme dans l'obscurité, sans s'inquiéter si les projectiles tomberont à terre ou atteindront un passant. »

Pour que l'eau d'un puits soit de bonne qualité, il faut encore compter avec la construction du puits (fig. 2). Si le revêtement en maçonnerie contient des fissures, s'il n'est pas complètement étanche jusqu'au niveau du toit de la couche imperméable, il pourra s'y produire des infiltrations directes plus ou moins nuisibles, surtout si ces fissures sont voisines de la surface du sol. Les parois d'un puits

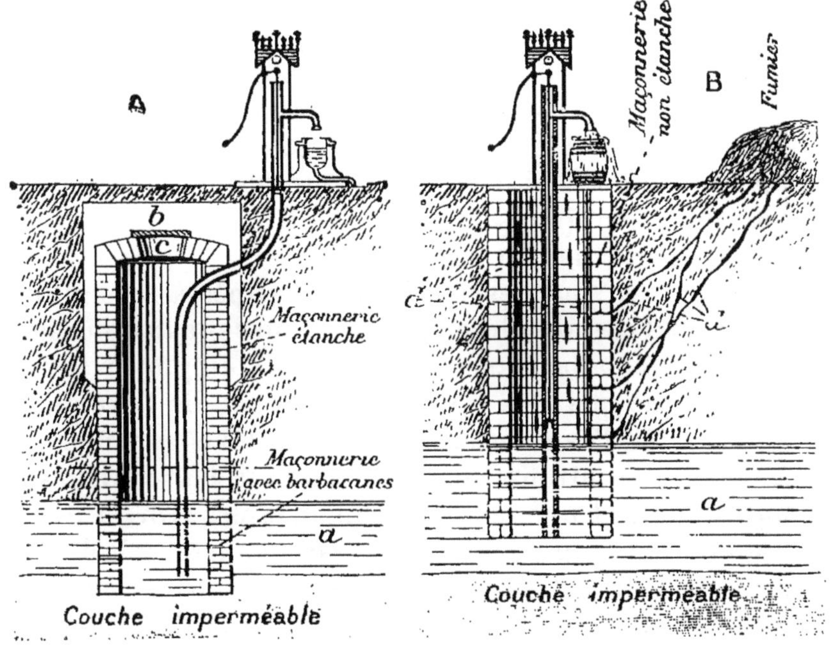

Fig. 2. — Puits salubre A et puits insalubre B, d'après Gœrtner (d'Iéna). *a*, **couche aquifère ;** *b*, **corroi argileux ;** *c*, **trou d'homme ;** *d*, *d*, **infiltrations d'eaux contaminées.**

doivent donc être absolument étanches. De plus, elles doivent s'élever au-dessus du sol, formant une margelle en maçonnerie convenablement cimentée. L'orifice du puits doit être couvert et fermé de façon à empêcher que les détritus ou les ordures ne viennent tomber dans la cavité du puits et souiller l'eau. Le seau qui sert à puiser l'eau ne doit servir à aucun autre usage; il doit être interdit notamment d'y laisser boire des animaux domestiques. De plus, il ne doit jamais être posé à terre, où il pourrait être souillé à l'extérieur et contaminer ensuite l'eau du puits. Il ne doit pas quitter la margelle. C'est pour cela qu'il vaudrait toujours mieux que l'eau ne fût pas puisée directement, mais élevée à l'aide d'une pompe. Il faudra aussi que l'écoulement du bassin de vidange ou auge soit assuré.

C'est surtout pour les puits qui servent fréquemment et à des groupes plus ou moins nombreux de personnes, tels que les puits communaux, que ces recommandations pratiques doivent être suivies. Autour de ces puits, il faut bétonner le sol à une assez grande distance de la margelle. On fera de même pour les abreuvoirs ou les auges qui sont à côté des puits, pour que les excréments des animaux ne puissent pas s'infiltrer dans la terre, au voisinage immédiat du puits.

Les *citernes* sont des réservoirs destinés à recueillir et à conserver l'eau de pluie. L'utilisation des eaux pluviales n'est qu'un pis-aller, aussi faut-il ne les employer à l'alimentation que quand il n'y a aucun moyen de faire autrement. En effet, l'eau des citernes, qui a lavé les toits et les gouttières, se putréfie souvent pendant les chaleurs et prend un goût et une odeur insupportables. On la désinfecte alors, avec du permanganate de potasse, à la dose de 50 grammes par mètre cube. Elle peut aussi avoir entraîné des substances métalliques et en particulier du plomb.

Dans certains cas, quand l'eau est profondément souillée, ce n'est pas seulement en buvant cette eau que l'on peut contracter une maladie infectieuse, mais encore en l'utilisant pour les besoins de la toilette, ou en consommant des aliments crus arrosés avec cette eau polluée.

On sait que l'eau des huîtres peut être nocive dans certains cas. Le lavage de la bouche et des dents avec une eau infectée (au cours d'une épidémie de choléra, par exemple) peut entraîner des dangers. Il y a même des exemples absolument indiscutables de bains dans une rivière contaminée ayant entraîné la contagion. On conçoit également que des légumes (des salades, par exemple) ou des fruits (fraises), arrosés avec de l'eau contenant des bacilles typhiques et ingérés à l'état cru, puissent contagionner un individu réceptif. Le cresson est à cet égard souvent nocif. C'est un chargement de cresson qu'on avait mis à tremper, en attendant le marché, dans un ruisseau où on avait déversé les matières fécales d'une typhique qui a causé l'épidémie de Trouville de 1891. Les vers intestinaux sont souvent ingérés à l'état d'œufs ou de larves avec des salades arrosées d'engrais humains délayés dans l'eau, ainsi qu'il est d'une pratique courante dans certaines régions du Midi.

Du lait, mouillé avec de l'eau typhogène, ou mis dans des vases rincés avec cette eau, a souvent donné lieu à des cas de fièvre typhoïde. Il est donc bon d'être mis en garde contre toutes ces causes de contagion, qu'il faut connaître lorsqu'on est dans un foyer habituel de fièvre typhoïde, de dysenterie ou de choléra, aussi bien qu'en temps d'épidémie.

Assainissement des eaux potables. — Il arrive fréquemment que l'eau que l'on a à sa disposition, à domicile, soit suspecte, et qu'il faille la purifier. Ces méthodes de purification reposent sur les mêmes principes que celles de l'assainissement de l'eau en grand, qui sont du ressort de l'hygiène publique et dont nous n'avons pas à nous occuper ici. Mais les procédés applicables à domicile se réduisent dans la pratique à la filtration, le permanganate de potasse et l'ébullition.

Filtration. — La filtration est de beaucoup le procédé de purification à domicile le plus répandu. La seule filtration efficace est celle qui est effectuée à travers une substance à pores étroits, porcelaine dégourdie, porcelaine d'amiante (fig. 3) ou terres d'infusoires. Il faut bien savoir que les filtres tels que ceux employés dans les anciennes fontaines, filtres en terre poreuse, en charbon, en sable, laissent passer les impuretés (microbes dangereux ou inoffensifs), ne font que clarifier les eaux et ne donnent qu'une sécurité trompeuse.

Le *filtre Chamberland* (fig. 4), le plus connu en France, est constitué par une bougie en porcelaine dégourdie, qui filtre de dehors en dedans, ce qui facilite le nettoyage, indispensable au bout de quelques jours. Il se dépose en effet, à la surface de la bougie, un dépôt de limon et d'impuretés qui diminue le débit, et permet au bout d'un certain temps aux bactéries de pénétrer de proche en proche à travers la porcelaine, et de tomber dans l'intérieur du filtre. L'eau filtrée n'est dès lors plus stérile.

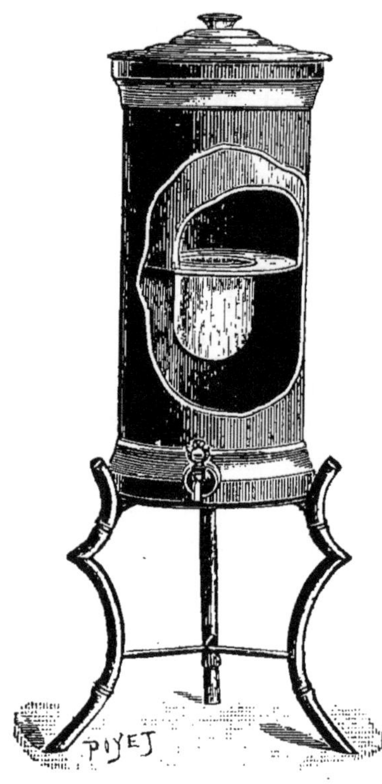

Fig. 3. — Fontaine de ménage avec filtre Mallié, à la porcelaine d'amiante, sans pression.

La période qui doit séparer deux nettoyages varie suivant le degré de souillure de l'eau, suivant sa température et la température de l'air extérieur. Elle est comprise entre cinq et dix jours. En été, il est bon de nettoyer plus souvent qu'en hiver. Dans la pratique, il faudra nettoyer une fois par semaine.

On commence par brosser, avec une brosse dure en chiendent, l'extérieur de la bougie, dans une terrine pleine d'eau, de façon à bien la nettoyer et à la débarrasser de sa couche visqueuse de limon. On la trempe alors, pendant une demi-heure, dans une solution de permanganate de potasse à 5 p. 1 000. On peut ensuite, mais ce n'est pas indispensable, tremper la bougie pendant une demi-heure dans une solution de bisulfite de soude (solution du commerce à 5 p. 100). Pratiquement, au sortir du bain de permanganate, on remonte la bougie, on fait filtrer l'eau et on ne s'en sert que quand elle a perdu complètement sa teinte rosée, ce qui arrive après quelques minutes.

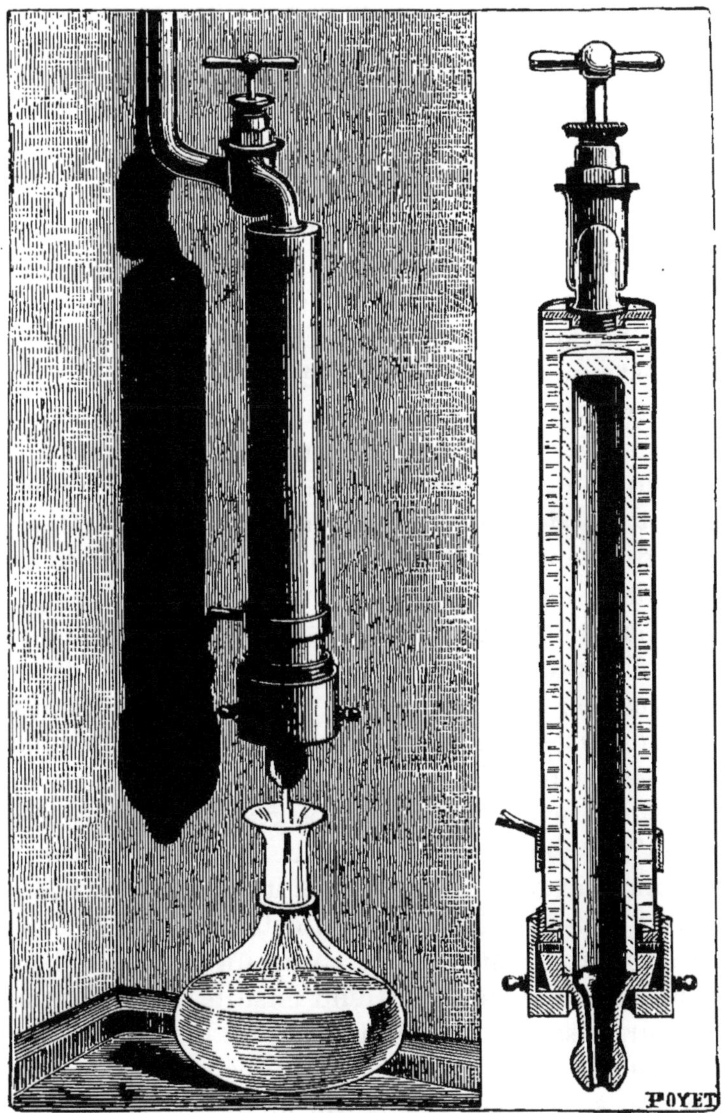

Fig. 4. — Filtre Chamberland, à bougie de porcelaine.

Si l'on n'a pas de permanganate, on peut employer l'acide chlorhydrique pur (esprit de sel), dans lequel on immerge la bougie bien nettoyée pendant vingt minutes. On remonte la bougie, on filtre ensuite et on n'emploie l'eau que lorsqu'elle n'a plus aucune saveur acide. Ces procédés de nettoyage sont applicables à tous les filtres à pores étroits.

Il faut éviter de stériliser les bougies par ébullition. Le procédé est efficace, évidemment, mais il expose à des fêlures et donne surtout à l'eau filtrée un goût de terre assez prononcé et désagréable.

Il faut fréquemment vérifier si les bougies n'ont pas été fêlées dans une manipulation de nettoyage. Cela arrive assez souvent, et la fêlure peut être imperceptible. On constate qu'une bougie est fêlée en la trempant dans l'eau et en soufflant dedans, par la tétine. S'il se dégage des bulles d'air, c'est que la bougie est fêlée.

Moyens chimiques. — La désinfection de l'eau à domicile, par les moyens chimiques, se réduit pratiquement à l'emploi du permanganate de potasse. Nous avons indiqué plus haut comment on désinfecte l'eau croupie d'une citerne. On opérera de même pour un puits infecté, c'est-à-dire qu'on versera dans le puits 50 grammes de permanganate de potasse par mètre cube d'eau. La difficulté dans ce cas est de cuber l'eau du puits. On procédera approximativement. Dans les cas où on peut épuiser l'eau du puits, on aura des données précises. En tout cas, et il en est de même pour les citernes, il est bon de mettre un excès de désinfectant. On fait dissoudre le permanganate (50 grammes par mètre cube) dans de l'eau chaude dans un seau. On a une solution violet rouge foncé, et on verse le contenu du seau dans le puits. On brasse bien avec l'eau à désinfecter, et on doit avoir à la fin de l'opération une teinte rosée uniforme de l'eau du puits ou de la citerne. On attend ensuite une demi-journée ou un jour, jusqu'à ce que la teinte ait disparu, et on peut utiliser en sécurité l'eau ainsi désinfectée.

Il existe, à l'usage des explorateurs et des troupes en campagne, des procédés chimiques employant des pastilles qui oxydent la matière organique et stérilisent l'eau. Le même permanganate de potasse, en solution à 5 p. 1000, stérilise très bien un verre d'eau suspecte, à la dose d'une ou plusieurs gouttes. On rend à l'eau sa couleur naturelle et on fait disparaître la coloration rosée en y ajoutant quelques gouttes de thé, d'une infusion végétale quelconque, ou un petit morceau de sucre.

Ébullition.—La chaleur constitue le moyen le plus connu et le plus sûr d'épuration de l'eau. Il suffit en effet de faire bouillir l'eau pendant quinze à vingt minutes pour la débarrasser absolument de tous les microbes nuisibles. Il est vrai que l'eau bouillie est privée de ses gaz, de ses bicarbonates, qu'elle est troublée souvent par la précipitation des carbonates calcaires, et qu'elle est peu agréable à boire. Elle est fade et généralement considérée comme indigeste. Néanmoins, en temps d'épidémie d'origine hydrique, l'ébullition de l'eau destinée à la boisson est le seul moyen pratique, absolument efficace, de stériliser l'eau et d'échapper à la contagion. On aère l'eau après ébullition, en la versant à deux ou trois reprises dans des récipients propres lorsqu'elle est refroidie.

La plupart des appareils stérilisateurs de l'eau que l'on trouve dans le commerce, et qui tous utilisent des échangeurs de température, ne donnent pas une sécurité aussi absolue que l'eau bouillie simplement pendant un quart d'heure.

Quantité d'eau nécessaire par personne et par jour. — La quantité d'eau journalière à fournir à chaque habitant est assez difficile à fixer. Il est incontestable qu'il vaut mieux en donner un excès. Il faut, dit Proust, qu'il y ait trop d'eau pour en avoir assez. La quantité quotidienne d'eau indispensable doit être au moins de 30 litres par tête, sans compter l'eau des bains généraux, ni celle qui est employée dans les cabinets d'aisances et qui varie considérablement. On peut donc estimer que 50 litres par tête pour les usages personnels, 50 autres pour les usages publics et 50 de plus dans les villes manufacturières, constituent des chiffres suffisants. Paris a 300 litres par jour et par habitant ; Marseille, 470 ; Rome, 1100. C'est la ville la mieux partagée du monde à ce point de vue.

DEUXIÈME LEÇON

L'Air

L'air. — Atmosphère des espaces libres. — Voisinage des marais. — De la quantité d'air nécessaire dans les habitations. — Dangers de l'air confiné. — Altération de l'air par les poussières, par les gaz. — Propriétés physiques de l'air. — Renouvellement de l'air.

L'air atmosphérique introduit par la respiration dans les alvéoles pulmonaires fournit au sang l'oxygène rénovateur qui se fixe sur les globules rouges et pénètre avec eux dans tous les tissus anatomiques, où il permet la combustion des éléments fournis par la digestion ; l'air est donc la source de l'énergie qui règle les phénomènes de la nutrition. Son action physiologique ne se borne pas là ; il ne faut pas compter seulement avec ses éléments constitutifs qui fournissent à la vie humaine un de ses principes le plus indispensables ; on doit encore faire état des modalités physiques de l'air (température, luminosité, etc.), qui jouent un rôle capital dans l'équilibre de nos fonctions.

Atmosphère des espaces libres. Voisinage des marais. — Il est de croyance universelle qu'un air pur est indispensable à l'intégrité de la santé. L'observation confirme d'ailleurs de tout point cette notion. Mais si l'on serre le problème de plus près, on éprouve quelque difficulté à déterminer d'une façon précise et scientifique quelles sont les caractéristiques de cette pureté de l'air.

Si en effet on étudie la question au point de vue des *éléments normaux* qui constituent l'air atmosphérique (environ 21 volumes d'oxygène et 79 d'azote avec des proportions très faibles des autres éléments : 3 dix-millièmes d'acide carbonique et 5 à 16 millièmes de vapeur d'eau, sans compter l'argon), on constate que, contrairement à toute prévision, la proportion d'oxygène n'est pas sensiblement plus forte dans l'air libre des campagnes que dans celui des villes les plus populeuses et qu'un excès d'acide carbonique n'est pas chimiquement perceptible dans les centres industriels eux-mêmes, malgré la multiplicité des foyers de combustion qu'on y rencontre. Les déplacements incessants et rapides des couches d'air qui nous environnent suffisent à expliquer ces constatations d'apparence paradoxale.

Les variations peu sensibles des proportions d'oxygène ou d'acide carbonique de l'air ne paraissent donc pas être la cause effective de la viciation de l'atmosphère libre des milieux urbains. Il faut rechercher celle-ci dans la présence d'éléments étrangers à la constitution normale de l'air atmosphérique. Ces *impuretés* peuvent être de deux ordres : des gaz de différentes natures ou des particules solides (fumées et poussières).

Les hommes et les animaux agglomérés, les égouts et les fosses d'aisance déversent dans l'atmosphère des villes des matières organiques volatiles, de l'ammoniaque, de l'hydrogène sulfuré, de l'hydrogène carboné. Les usines de produits chimiques y répandent des vapeurs nocives d'acides sulfureux, sulfurique, chlorhydrique, nitrique, de l'ammoniaque, de l'hydrogène phosphoré. Tous les foyers de combustion, réunis dans le territoire restreint d'une ville, dégagent de l'oxyde de carbone dont la proportion, bien que minime, ne semble pas sans danger, car il s'agit là d'un gaz dont l'action toxique se manifeste aux plus faibles doses.

Ce sont aussi ces foyers de combustion, qu'ils soient domestiques ou industriels, qui souillent l'air de charbon et de cendres entraînées avec de la vapeur d'eau, sous forme de fumées, qui contiennent de l'aldéhyde formique.

Les poussières de l'atmosphère, toujours irritantes pour les muqueuses et les voies aériennes, sont constituées pour les trois quarts par des grains de sable, des fragments de matières calcaires et siliceuses provenant de l'usure des chaussées, ou de la désagrégation des matériaux de construction et aussi par des particules de charbon ou de métaux dans les centres industriels.

On y trouve encore des débris animaux ou végétaux et enfin des *microbes* (fig. 5) dont quelques-uns peuvent déterminer des maladies graves chez l'homme. Le nombre des bactéries, qui peut varier par mètre cube d'air à Paris de 500 (parc Montsouris) à 3 500 (rue de Rivoli) suivant la densité de la population, diminue considérablement à la campagne pour devenir à peu près nul sur les hautes montagnes ou en pleine mer.

L'écart devient bien plus considérable encore lorsque l'air a été recueilli dans des locaux habités des grandes villes; on atteint alors les chiffres formidables de 35 000 et même de 80 000 bactéries par mètre cube d'air. Celles-ci pullulent encore davantage dans les lieux bas, sombres, humides, pour diminuer considérablement dans les endroits exposés aux rayons solaires et battus par les vents.

Nous voyons donc maintenant combien de facteurs différents concourent à rendre l'atmosphère des villes moins salubre que celle des campagnes.

On croyait autrefois que l'insalubrité des régions marécageuses provenait de ce que le terrain y dégageait dans l'atmosphère des émanations, des miasmes dangereux, qui provoquaient certaines maladies, notamment les fièvres intermittentes et la fièvre jaune. On sait aujourd'hui que les germes de ces maladies sont prélevés dans l'organisme humain malade, transportés, puis inoculés à l'homme sain par des moustiques. Le voisinage des marais n'en est pas moins dangereux, sans que ce soient ni le sol, ni l'air qu'il faille incriminer, mais bien les moustiques vecteurs de germes de maladies, ces insectes trouvant dans les pays

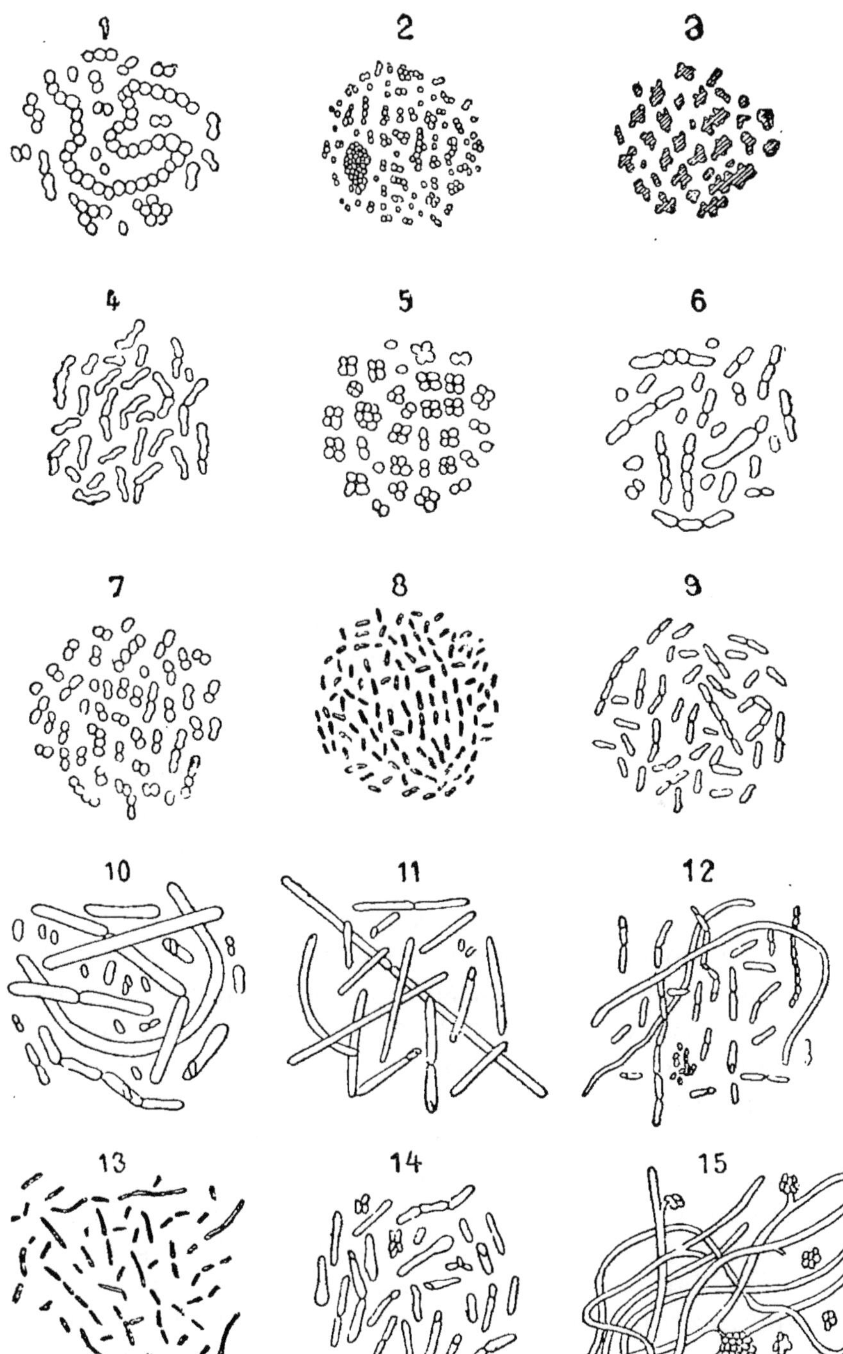

Fig. 5. — Principales formes de bactéries recueillies par M. Miquel dans l'air au cimetière Montparnasse à Paris.

marécageux un milieu essentiellement favorable à leur reproduction.

Atmosphère des locaux fermés. Air confiné. — Dans les *locaux fermés* où l'air ne se renouvelle que difficilement ou pas du tout, les modifications de ses éléments constitutifs essentiels sont bien plus rapides et bien plus sensibles que dans l'atmosphère des espaces libres. Un adulte emprunte chaque heure à l'air qu'il respire de 20 à 25 litres d'oxygène, tandis qu'il exhale dans le même temps de 15 à 20 litres d'acide carbonique. Ces échanges incessants ne tardent pas à modifier la proportion relative des éléments constitutifs de l'air d'un espace clos, surtout si plusieurs personnes restent longtemps réunies dans un local fermé et mal ventilé. Elles sont alors exposées aux dangers de l'*air confiné*. En pareil cas, la teneur en oxygène peut se trouver diminuée considérablement, en même temps que l'acide carbonique s'accumule. On pourrait déterminer le degré d'impureté de l'air par la quantité d'acide carbonique qu'il contient, ce gaz ne devant pas dépasser la proportion de 0,6 p. 1000. Mais cette évaluation exigerait une analyse chimique. Pratiquement, on peut dire que quand l'atmosphère d'une pièce commence à prendre l'odeur de renfermé, elle n'est plus salubre et doit être renouvelée. Si le séjour dans l'air confiné se prolonge exceptionnellement longtemps, la mort par asphyxie peut en être la conséquence ; telle fut la fin de 260 prisonniers autrichiens enfermés dans une cave après la bataille d'Austerlitz. Mais de pareils accidents sont forcément bien rares. Ce qu'il est plus fréquent d'observer, ce sont des malaises, des nausées, des vertiges, parfois des syncopes, qui incommodent les personnes entassées dans des salles de théâtre ou de réunion trop pleines. Il s'agit là de troubles légers et passagers qu'une simple exposition à l'air frais suffit en général à dissiper. D'ailleurs, ici, les modifications dans la proportion des gaz constitutifs de l'air ne sont pas seules en cause; il faut encore tenir compte dans la production de ces accidents : de la température trop élevée de la salle, de la surcharge de l'air en vapeur d'eau provenant de l'air expiré ; de cette odeur incommodante des atmosphères confinées due aux éléments volatils divers que dégage l'organisme (ammoniaque, acides gras, hydrogène sulfuré, etc.).

Beaucoup plus graves sont ces désordres lents à apparaître, mais durables, qui sont la conséquence du séjour quotidien, quelquefois permanent, dans une atmosphère viciée telle qu'elle se rencontre dans certains locaux dont le cube d'air est insuffisant : logements d'ouvriers, ateliers, bureaux, prisons. On a du reste observé que dans un air impur les inspirations deviennent moins profondes et que par suite l'hématose se ralentit. Dans ces conditions, l'organisme s'affaiblit et s'anémie peu à peu, sa résistance aux maladies infectieuses diminue chaque jour et c'est particulièrement dans de pareils milieux que la tuberculose exerce le plus cruellement ses ravages, frappant les ouvriers en chambre, les employés de bureau, de préférence aux paysans et aux ouvriers de plein air, bien que ceux-ci soient fréquemment moins bien nourris que les premiers, plus exposés qu'eux aux intempéries et aux fatigues excessives. Encore est-il certain que dans les locaux insuffisamment aérés où l'organisme perd peu à peu ses facultés de résistance aux infections, le développement de celles-ci se trouve singulièrement favorisé par la présence constante de poussières, qu'entretiennent trop souvent la négligence et la malpropreté des occupants. On connaît bien aujourd'hui le danger de ces poussières qui contiennent fréquemment les germes de maladies contagieuses, particulièrement ceux de la tuberculose. Par une coïncidence désastreuse, il se trouve que ces locaux sont généralement sombres, humides, ne reçoivent que parcimonieusement les rayons solaires, toutes conditions éminemment propices à la conservation de la vitalité des germes nocifs et de leur virulence.

En présence de constatations pareilles, on se demande même comment il se fasse que l'homme, dans les villes au moins, puisse échapper aux multiples sources d'infection par l'air. De fait, le danger est toujours menaçant dans les locaux fermés, humides, insuffisamment aérés et éclairés, foyers habituels de la tuberculose. Mais ailleurs, et surtout à l'air libre, les effets destructifs de la lumière et de la chaleur solaire, la purification de l'atmosphère par le vent et la pluie, qui chassent au loin ou abattent et fixent sur le sol les microbes, suffisent à réduire considérablement les chances d'infection. L'organisme humain ne reste d'ailleurs pas sans défense contre les poussières atmosphériques. Les cellules qui tapissent les premières voies aériennes sont munies de cils vibratiles, qui arrêtent les germes inhalés ; elles sécrètent du reste un mucus qui enrobe et détruit les bactéries. D'autres cellules de l'organisme, dites phagocytes, montent une garde vigilante et absorbent et détruisent les germes qui viennent en contact avec elles. Enfin les agents de contagion de nombre de maladies (rage, rougeole, rubéole, coqueluche, etc.), se montrent si peu résistants à l'action de l'oxygène, de la chaleur ou de la lumière des rayons solaires, qu'en dehors de l'organisme ils ne survivent pas assez longtemps dans l'air pour que celui-ci les conserve et les transporte à distance à l'état d'agents nocifs.

Si la santé de l'homme reste fortement tributaire de la constitution même de l'atmosphère, elle ne saurait s'affranchir des influences des *propriétés physiques* de l'air : température, luminosité, pression, etc.

Température de l'air. — La *température* de l'atmosphère a une action extrêmement marquée sur l'organisme humain. Elle est réglée principalement par l'incidence sous laquelle les rayons solaires frappent la terre qui s'échauffe d'autant plus qu'elle reçoit des rayons plus verticaux. C'est la terre en effet qui emmagasine la chaleur fournie par le soleil pendant le jour et la cède peu à peu aux couches d'air venant en contact avec la surface du sol. Aussi la température de l'air, vassale de celle du sol, subit-elle des variations dépendant de la latitude, de la saison de l'année, de l'heure du jour; s'élevant surtout dans les régions équatoriales, pendant les mois de l'été et au milieu du jour (de 2 heures à 4 heures de l'après-midi dans nos pays); s'abaissant au contraire au maximum dans les régions polaires, pendant l'hiver et à la fin de la nuit. C'est également cette influence de la température de la terre sur celle de l'atmosphère qui explique l'action refroidissante de l'altitude, les couches de l'air devenant d'autant moins chaudes qu'elles sont plus élevées, parce que plus distantes de la surface du sol.

Le voisinage de certains courants marins, servant de régulateurs thermiques, modifie parfois considérablement l'action de la latitude : les eaux chaudes du Gulf-Stream adoucissent singulièrement les hivers des côtes occidentales de l'Europe, tandis que le courant glacé de Humboldt rafraîchit le littoral du Chili et du Pérou. D'ailleurs, toutes les grandes masses d'eau tendent à emmagasiner les chaleurs estivales, qu'elles restituent en partie à l'atmosphère pendant la saison froide. D'où des variations dans les oscillations saisonnières bien moins marquées sur les côtes que dans l'intérieur des terres.

Enfin il y a encore lieu de tenir compte d'influences beaucoup plus locales et par suite de moindre portée : du refroidissement de l'air dû à la présence de forêts étendues, comme celles qui rendaient jadis le climat de la Gaule si rigoureux, ou de l'échauffement de l'atmosphère plus marqué dans les grandes villes sous l'influence de la multiplicité des foyers de combustion et de l'emmagasinement de la chaleur par les habitations agglomérées.

Quoi qu'il en soit, le facteur le plus important des écarts thermométriques de l'atmosphère, c'est la latitude. C'est elle qui règle la distribution des climats, avec les corrections qu'impose l'influence des mers et des altitudes.

Pour se rendre bien compte des effets de la température atmosphérique sur l'organisme humain, il faudrait déterminer d'abord quelles sont les limites de chaleur ou de froid auxquelles il reste généralement insensible. On comprendra sans peine combien ces limites sont difficiles à déterminer ; combien elles dépendent du degré de susceptibilité individuelle ou d'un état hygrométrique ou électrique anormal de l'atmosphère. On peut dire cependant que dans notre climat tempéré un adulte doué d'une bonne santé ne se montre guère sensible à des températures ne s'abaissant pas au-dessous de + 7° ou 8° centigrades ou n'atteignant pas plus de + 25°, à la condition bien évidente qu'il n'ait pas à subir de brusques écarts ramenant tout à coup le thermomètre du degré le plus élevé de cette échelle au plus bas ou inversement.

Quant aux températures maxima compatibles avec l'existence, elles ne dépassent guère 120° centigrades en milieu sec et 50° en milieu humide. Encore ne faut-il pas prolonger l'expérience plus de quelques minutes. Par contre, l'homme a pu supporter des températures s'abaissant aux environs de — 60° centigrades.

Lorsque la température extérieure s'élève normalement, l'organisme tend à mettre en jeu les moyens dont il dispose pour combattre les fâcheux effets de cette influence. La circulation s'accélère et les vaisseaux capillaires de la peau se dilatent de façon que la masse sanguine vienne se rafraîchir plus fréquemment et plus copieusement au contact de l'air extérieur. La respiration s'accélère, l'exhalation pulmonaire devient plus active, en même temps que s'établit une transpiration cutanée abondante, si bien que l'évaporation plus intense, qui se produit ainsi dans les alvéoles pulmonaires et sur toute l'étendue de la peau, abaisse la température interne que la chaleur extérieure tendait à élever. A noter que dans une atmosphère très humide, en même temps qu'elle est chaude, cette évaporation se trouve entravée et que l'organisme en perd le bénéfice, ce qui explique pourquoi nous supportons plus difficilement la chaleur, quand l'humidité de l'air est très marquée, que lorsqu'elle est faible ou nulle. Enfin la diminution de l'activité physique et de l'appétit contribuent à écarter des facteurs d'élévation de la température interne, tels que le mouvement ou une forte alimentation.

S'il s'agit au contraire de lutter contre le froid, les combustions internes augmentent, grâce à l'apport d'une plus grande quantité de comburant (l'air froid étant plus dense et par suite plus riche en oxygène en cède davantage au sang) et grâce à l'absorption d'une plus grande quantité de combustible sous forme d'aliments, le besoin de réparation croissant à mesure que le thermomètre baisse. D'autre part, les vaisseaux capillaires de la peau se contractent pour exposer au refroidissement extérieur le minimum de sang possible. Mais on comprend combien ce dernier moyen de défense devient illusoire lorsque le froid s'accompagne de vent et que de nouvelles couches d'air glacé viennent incessamment emprunter du calorique à la surface cutanée. De là la difficulté avec laquelle nous supportons un froid, même assez faible, s'il s'accompagne d'un vent un peu vif, tandis que nous souffrons beaucoup moins, alors que le thermomètre descend beaucoup plus bas, pourvu que l'atmosphère ne soit pas agitée.

L'élévation ou l'abaissement considérable et prolongé de la température de l'atmosphère peuvent déterminer chez l'homme des accidents graves et brusques ou des troubles lents de la santé.

Les températures excessives produisent dans certaines conditions des accidents aigus et rapides : le coup de chaleur et l'insolation d'une part ; la congélation et l'asphyxie produites par le froid de l'autre. Mais ces faits relèvent plutôt de la pathologie. Ce qui nous intéresse ici, ce sont les troubles organiques lents dérivant de l'influence prolongée des températures soit très élevées, soit très basses. C'est l'étude en un mot des conditions d'existence dans lesquelles se trouvent placés les habitants de nos pays lorsqu'ils sont appelés à faire un séjour prolongé soit dans les climats torrides, soit dans les climats très froids.

Dans les régions tropicales, l'hématose est moins active

par suite de la diminution de la teneur en oxygène de l'atmosphère dépendant de la moindre densité de l'air échauffé et de sa surcharge en vapeur d'eau. Il y a atonie de la musculature du tube digestif, qui ne tarde pas à fonctionner paresseusement et irrégulièrement. La sécrétion urinaire, incomplètement suppléée par l'exagération de la sudation, diminue sensiblement. Par contre, le foie fonctionne exagérément et il y a une véritable surproduction de bile. Au bout d'un certain temps, l'appétit languit, les forces morales s'épuisent, l'activité physique et l'activité intellectuelle s'amoindrissent. Dans de pareilles conditions, le colon peut devenir d'un moment à l'autre une proie toute prête aux maladies endémiques. A la longue, les conditions climatériques suffiraient, d'après certains auteurs, à le plonger dans un état anémique spécial, auquel on a donné le nom d'anémie tropicale; mais il faut faire des réserves sur l'exactitude de cette dénomination, car la part que prend l'impaludisme au développement de ce genre d'anémie semble de plus en plus considérable. Il faut aussi tenir compte de l'action anémiante de quelques autres maladies des pays chauds, notamment de la dysenterie et des affections de l'intestin.

Les climats chauds, même ceux qui ne sont pas très éloignés du nôtre (celui de l'Égypte par exemple), sont en général très meurtriers pour l'enfance du premier âge chez les Européens. Il est extrêmement difficile à ceux-ci d'y faire souche et d'y élever des enfants.

Les climats froids sont en général bien supportés par nous. Dans toutes les expéditions polaires, les hommes, suffisamment prémunis contre le scorbut par une alimentation rationnelle, ont pu triompher non seulement des rigueurs du climat, mais encore de fatigues et de privations considérables. Les basses températures sont plutôt favorables à la santé, d'autant que les maladies épidémiques sont rares dans les régions polaires. On y a par contre signalé la mortalité considérable de l'enfance dans le premier âge. En Islande, la population scandinave a considérablement diminué, principalement de ce fait.

Luminosité de l'atmosphère. — Après la température de l'atmosphère, sa *luminosité* paraît avoir une influence sensible sur l'organisme humain. On s'accorde à attribuer à la lumière solaire une action bienfaisante sur le développement des animaux comme des végétaux, et ses propriétés sont utilisées dans certaines stations de la Suisse où on soumet les anémiques à des bains de soleil. Mais il est assez difficile de préciser le mécanisme de cette influence. Ce seraient surtout les rayons chimiques qui agiraient sur la nutrition. On attribue aux rayons rouges un pouvoir excitant sur le système nerveux, tandis que les rayons bleus et violets auraient une action sédative. Les hommes qui vivent en général dans l'obscurité ont tous le teint très pâle. Il est cependant à remarquer que les mineurs ne sont guère plus fréquemment malades que les ouvriers qui travaillent à la lumière.

Vents. — Les mouvements atmosphériques provoqués par les variations d'échauffement des différentes couches d'air produisent les *vents*, qui ont une influence sanitaire favorable quand ils tendent à répartir plus également sur la surface terrestre la sécheresse ou l'humidité, la chaleur ou le froid, qu'ils renouvellent et purifient l'atmosphère souillée des grandes villes. D'autre part, en frappant la surface cutanée, ils activent l'évaporation et refroidissent le corps, influence souvent bienfaisante par les hautes températures, dangereuse par les temps froids. On connaît l'action tonique et vivifiante des vents qui battent le littoral maritime; les enfants scrofuleux et débilités en bénéficient particulièrement.

Pression atmosphérique. — A mesure qu'on s'élève au-dessus de la mer, la *pression atmosphérique* décroît d'un centimètre par 105 mètres. Cette diminution de la densité de l'air s'accompagne d'une diminution parallèle des proportions d'oxygène. Aussi, aux altitudes élevées l'organisme tend-il à s'adapter à ces nouvelles conditions : la respiration et la circulation s'accélèrent; en même temps il se produit une augmentation considérable du nombre des globules rouges du sang, destinée à compenser la diminution de l'oxygène de l'air par l'augmentation de la surface d'absorption de ce gaz dans les poumons et par son utilisation plus complète. Cette surproduction de globules rouges est presque instantanée ; elle est manifeste au bout de quelques heures, et il est si vrai qu'elle n'est provoquée que par les nécessités d'adaptation au milieu qu'on la voit disparaître au bout de quelques jours, chez les sujets qui ont regagné la plaine. Cette influence spéciale de l'altitude sur les éléments du sang a été exploitée pour la cure des anémiques, qui éprouvent d'excellents effets du séjour dans les montagnes. L'altitude est également appliquée avec succès au traitement de la tuberculose pulmonaire, mais la diminution de la pression atmosphérique ne paraît pas en pareil cas jouer le rôle spécifique qu'on a voulu lui attribuer. Les bons effets obtenus paraissent dépendre surtout de l'augmentation du nombre des globules rouges du sang, de la pureté de l'atmosphère, de la sécheresse de l'air, qui favorise l'exhalation pulmonaire et cutanée, de la ventilation active et de l'action solaire.

Quand on s'élève brusquement à une forte altitude, soit en ballon, soit surtout en faisant l'ascension d'une montagne, il peut survenir des accidents qui sont marqués par une accélération de la respiration et du pouls, du malaise, de la courbature, de la fatigue générale, un état nauséeux, de l'hébétude, de la dyspnée, parfois des hémoptysies. Ces accidents (mal de montagne) se produisent à une altitude beaucoup plus faible à la montagne (entre 3 à 4000 mètres) qu'en ballon (6 à 7000 mètres); les efforts physiques en hâtent en effet singulièrement l'apparition. Aux hautes altitudes qu'on ne peut guère atteindre qu'en ballon, ces troubles peuvent entraîner la mort, comme en témoigne la catastrophe où Crocé-Spinelli et Sivel succombèrent après s'être élevés au delà de 8 000 mètres.

Lorsque le séjour aux hautes altitudes devient habituel, l'organisme s'adapte aux conditions qu'il y rencontre.

Chez les habitants des hautes montagnes et des hauts plateaux, le diamètre thoracique est élargi, la respiration et la circulation restent normalement plus accélérées que chez les habitants des plaines.

Une forte augmentation de la pression atmosphérique ne se rencontre pas dans les conditions habituelles de l'existence. Lorsque la pression, artificiellement provoquée, n'excède pas une demi-atmosphère, elle facilite l'hématose et les fonctions respiratoires ; aussi a-t-on utilisé les bains d'air comprimé avec quelque succès dans le traitement des affections pulmonaires, particulièrement de l'asthme. Avec une pression d'une ou deux atmosphères, les mouvements respiratoires deviennent moins fréquents et plus profonds ; la circulation se ralentit ; les mouvements musculaires deviennent plus faciles. Seuls les ouvriers qui travaillent sous l'eau soit dans les tubes de fonte, soit dans des scaphandres, sont soumis à de pareilles pressions. En pénétrant dans l'air comprimé, ils éprouvent quelques troubles de l'ouïe, puis tout rentre dans l'ordre.

Des accidents sérieux (douleurs, paralysies, quelquefois mort) sont à craindre lorsque la pression atteint ou dépasse cinq atmosphères. Mais ils se montrent, non pas pendant la compression, mais surtout au moment de la décompression, particulièrement si elle est trop rapide. Aussi ne faut-il pas admettre à ces travaux les ouvriers dont le cœur ou les poumons ne sont pas parfaitement sains ; on n'élèvera pas la pression au delà de cinq atmosphères et on réglera la décompression de façon qu'elle soit extrêmement lente.

L'*état électrique* de l'atmosphère a assurément une action sur l'organisme et c'est à lui probablement qu'est dû le malaise dont souffrent par temps d'orage les nerveux, les débilités, les convalescents, les cardiaques et les asthmatiques. Mais c'est là tout ce que nous connaissons actuellement de la question.

Assainissement de l'air. — L'*assainissement* de l'air serait un problème des plus attachants s'il était pratiquement réalisable. Mais il n'est pas en notre pouvoir de modifier directement la constitution de l'air libre lorsqu'elle est altérée. Dans les grandes villes où cet assainissement serait si utile, tout ce que nous pouvons faire c'est de faciliter la purification de l'atmosphère par de larges courants d'air en remplaçant les rues étroites par de vastes artères ; en multipliant les parcs et les plantations d'arbres, les végétaux dégageant la nuit de l'oxygène et absorbant de l'acide carbonique; en supprimant ou en éloignant les sources d'émanations malsaines (matières usées, usines) ; en diminuant les fumées, problème encore à l'étude, car on ne connaît pas pour le moment d'appareil fumivore réellement pratique ; en évitant la diffusion des poussières, par la proscription des balayages à sec des chaussées, par leurs lavages et leurs arrosages fréquents et au besoin par l'épandage d'huiles lourdes de pétrole sur les voies macadamisées. Il y a d'ailleurs autant à compter pour cette œuvre de salubrité sur les ressources de la nature que sur l'industrie humaine. Les pluies et les neiges, en abattant les microbes de l'air; les vents, en les chassant au loin; le soleil, en les détruisant par la dessiccation ou par l'action de ses rayons chimiques; le froid, en arrêtant leur développement et leur multiplication, se montrent à toute heure nos auxiliaires bienfaisants.

Nous ne sommes guère mieux armés lorsqu'il s'agit d'assainir l'atmosphère restreinte des locaux fermés. On a bien proposé de régénérer l'air confiné au moyen du bioxyde de sodium attaqué par l'eau à froid. On libère ainsi de l'oxygène qui remplace celui qu'absorbe la respiration, tandis que la soude formée simultanément fixe l'acide carbonique de l'air expiré. Mais ces essais restent encore du domaine du laboratoire.

Ventilation intermittente. — C'est encore à la ventilation énergique et répétée qu'il faut recourir pour chasser les gaz impurs de l'atmosphère des espaces clos. Des chiffres fournis par les différents hygiénistes, il ressort qu'on peut estimer à peu près à 75 mètres cubes par tête et par heure la quantité d'air frais à introduire dans un espace clos.

Mais pour que la santé des habitants n'en souffre pas, il faut que ce renouvellement d'air se fasse sans abaisser trop fortement la température du local, et sans provoquer des courants d'air assez rapides pour devenir incommodes. Pour réaliser ces deux conditions, il faut que la ventilation soit lente, que l'air extérieur ne fasse pas une brusque irruption dans la pièce, qu'il n'y pénètre que par petites quantités à la fois.

Le moyen le plus simple, qui en même temps n'est pas le moins efficace, consiste à ouvrir largement les fenêtres de la pièce qu'on veut aérer. On sait en effet que l'air extérieur et celui de l'intérieur d'un local clos présentent presque durant toute l'année un écart de température sensible et par suite une différence de densité proportionnelle. Mais l'équilibre tend à se rétablir entre les deux milieux par échange de courants d'air, à la condition qu'il y ait communication entre eux et d'autant plus. rapidement que ces communications sont plus larges.

Lorsque, dans une pièce, on entr'ouvre une seule fenêtre, il est facile de s'assurer, au moyen d'une bougie allumée, que la flamme s'incline vers le dehors quand on la présente en haut de l'ouverture, et qu'elle s'incline vers l'intérieur lorsqu'on la place en bas, à la condition que la température du local soit plus élevée que celle de l'air extérieur. Cela signifie que l'air chaud de la pièce, plus léger, tend à sortir à la partie supérieure de l'ouverture, tandis que l'air froid du dehors, plus lourd, pénètre à la partie inférieure. Les résultats seraient inverses si la température était moins élevée au dedans qu'extérieurement. Il suffit donc d'une fenêtre entr'ouverte pour produire déjà une ventilation très appréciable qui renouvelle rapidement l'air d'une pièce.

Avec un vent ne parcourant pas plus d'un mètre par seconde et par conséquent faible, il entre, par deux croisées ouvertes de 2 mètres carrés de surface chacune, placées sur la même façade, 66 mètres cubes d'air par minute. Si les mêmes ouvertures sont opposées, c'est-à-dire placées vis-à-vis l'une de l'autre, il pénètre dans la pièce 240 mètres cubes d'air par minute. Ces chiffres indiquent combien il faut peu de temps pour renouveler complètement l'atmosphère d'un local dont les fenêtres sont largement ouvertes; ils font ressortir en même temps la puissance et l'efficacité toute particulière de la ventilation par des fenêtres opposées. Aussi cette disposition est-elle plus hygiénique; elle est particulièrement recommandée pour les habitations collectives (casernes, écoles, etc.).

Mais de pareilles chasses d'air extérieur ne tardent pas à ramener la température de la pièce au niveau de celle du dehors, ce qui n'est pas sans inconvénients, surtout lorsqu'il fait froid. On ne peut donc pratiquer ce mode de ventilation que durant quelques minutes et de préférence lorsque le local n'est pas occupé. De plus, son efficacité n'est que temporaire, et il faut renouveler cette *ventilation intermittente* plusieurs fois par jour. Dans les casernes et les écoles, on prescrit avec raison de laisser les fenêtres ouvertes pendant le temps que les locaux ne sont pas occupés.

En résumé, la ventilation des locaux au moyen des fenêtres ouvertes est un moyen excellent de renouveler l'air de l'habitation qui ne peut être appliqué, en général, que d'une façon intermittente et ne peut être répété assez fréquemment pour assurer constamment la pureté de l'atmosphère intérieure.

Aération permanente. — Comment est-il donc possible d'établir une *aération permanente* convenable dans les conditions habituelles d'habitation? Supposons d'abord le cas, de beaucoup le plus fréquent, d'une pièce munie d'un appareil de chauffage (cheminée ou poêle) qui s'ouvre d'une part dans l'intérieur du local et communique de l'autre avec l'air extérieur au moyen du tuyau de fumée qui le surmonte. L'aération continue y est réalisée naturellement, d'une façon plus ou moins suffisante, il est vrai, mais sans dispositif spécial et le plus souvent à l'insu des habitants. Nous avons déjà vu en effet que chaque fois que la température du dehors présente un écart sensible avec celle de la pièce, ce qui est la règle, et qu'il y a communication entre les deux atmosphères, il s'établit un double courant d'air qui tend à équilibrer les températures extérieure et intérieure et à renouveler l'air du local. Cette communication reste toujours assurée, alors même que tous les orifices sont fermés, par les joints des fenêtres et des portes, d'une part, par le tuyau de fumée, de l'autre. La température étant plus élevée dans les habitations qu'au dehors pendant la plus grande partie de l'année (sauf pendant les fortes chaleurs de l'été), l'air extérieur pénétrera d'une façon continue dans les pièces par les orifices inférieurs (joints des portes et des fenêtres) et remplacera un volume égal d'air intérieur plus chaud qui sortira par l'orifice du foyer et par le tuyau de fumée aboutissant au-dessus du toit de la maison. Ce courant sera considérablement accéléré, si on produit un appel énergique vers le foyer, en y faisant du feu. Il deviendra inverse si la température de la pièce s'abaisse au-dessous de celle de l'air extérieur, comme cela peut arriver en été. L'air intérieur sortira alors par les joints des portes et fenêtres et sera remplacé par l'air extérieur, qui pénétrera par le tuyau de fumée.

De toutes façons, il se produira une ventilation d'autant plus énergique que les joints seront mal clos et l'orifice du foyer plus large. La ventilation produite par une cheminée sera donc considérablement plus efficace que celle que détermine l'étroite ouverture d'un poêle. Elle est des plus active dans les vieilles demeures aux fenêtres et portes mal jointes et aux vastes cheminées, mais non sans inconvénients, car elle produit en même temps des courants d'air froid qui traversent incessamment la partie inférieure de la pièce et ne laissent pas d'incommoder les habitants. Ceux-ci n'ont d'autre ressource que de se placer devant le feu, mais, s'ils se grillent d'un côté, ils restent glacés de l'autre. Dans les habitations modernes, les orifices des foyers de chaleur (cheminées ou poêles) sont beaucoup plus réduits, les joints des portes beaucoup mieux fermés ; aussi la ventilation, moins active il est vrai, s'opère-t-elle par ces voies sans trop d'incommodité pour les occupants. Il faut même éviter de la réduire encore, comme on le fait trop souvent, en multipliant les bourrelets placés sur les joints des fenêtres et en obstruant d'une façon hermétique les tabliers des cheminées ou les portes des poêles lorsqu'on n'y fait pas de feu.

Ce mode si naturel et si simple de ventilation de l'habitation est-il suffisant? On peut répondre affirmativement lorsqu'il s'agit de locaux spacieux, munis d'ouvertures nombreuses, occupés par un petit nombre d'habitants, si l'on a soin d'en ouvrir les fenêtres largement et plusieurs fois par jour pendant quelques minutes (aux heures les moins froides de la journée en hiver) et de renouveler ainsi complètement toute l'atmosphère intérieure à plusieurs reprises quotidiennement. Est-ce à dire pour cela que la répartition de l'air pur se distribue également dans toutes les parties de la pièce avec ce mode de ventilation qui n'utilise que les entrées et les sorties d'air qu'on retrouve dans presque tous les locaux? C'est ce que nous allons examiner maintenant.

Dans un local clos, habité, l'air vicié s'échauffe et se charge de vapeur d'eau du fait des échanges respiratoires des occupants. Il devient plus léger que l'air, qui pénètre du dehors, et il a tendance à s'élever et à se concentrer à la partie supérieure de la pièce. C'est donc à ce niveau qu'il devrait trouver des orifices d'évacuation lui permettant de s'écouler au dehors.

Inversement l'air pur extérieur, qui vient remplacer l'air vicié, étant plus froid et par suite plus lourd, devrait pénétrer à la partie inférieure de la pièce, pour prendre la place des gaz usés, qui s'élèvent, sans se mêler à eux. Les orifices d'entrée de l'air neuf ont donc leur place toute indiquée immédiatement au-dessus du plancher.

Un pareil dispositif réalise la *ventilation ascendante*, la seule normale, puisqu'elle reste en accord avec les lois physiques des milieux qui interviennent.

De plus, pour que la ventilation soit complètement efficace, il faut que les orifices d'entrée et de sortie de l'air soient placés de telle façon qu'en allant normalement de l'un à l'autre, l'air nouveau diffuse également dans toutes les parties de la pièce. Il est donc indispensable de les

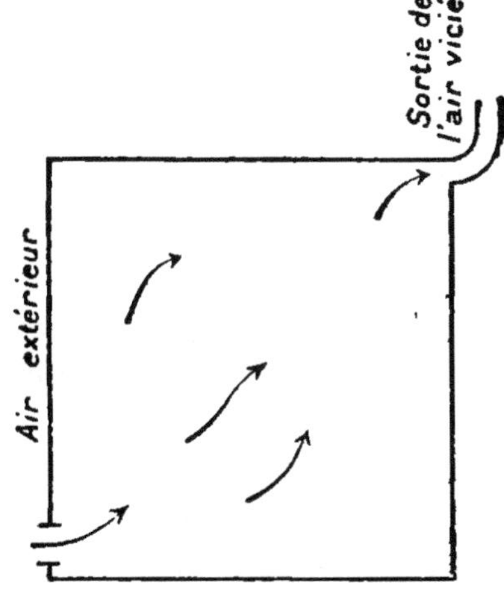

Fig. 6. — Ventilation ascendante.

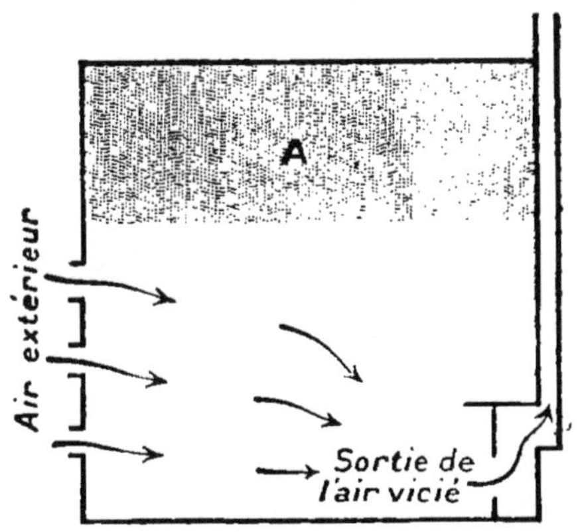

Fig. 7. — Ventilation par les joints des fenêtres et la cheminée.

établir sur des parois opposées. La figure 6 montre comment ils doivent être disposés.

Ces conditions se trouvent-elles réalisées lorsque la ventilation n'est assurée que par les courants d'air qui s'établissent entre les joints des portes et fenêtres d'une part et le tuyau de fumée de l'autre? L'air neuf passant par les mal-joints des cadres des portes et des fenêtres pénètre à la partie inférieure et moyenne de la pièce. L'orifice de sortie (foyer de la cheminée ou du poêle) se trouvant placé très peu au-dessus du plancher, l'air neuf maintenu en bas par sa forte densité aura tendance à s'écouler directement par cette issue, avant d'avoir remplacé l'air vicié maintenu dans les parties élevées par sa légèreté. On obtiendra ainsi une *ventilation horizontale* (fig. 7), conservant dans la pièce une zone supérieure A, où l'air constamment impur ne pourra être renouvelé qu'aux moments où on établira une forte chasse d'air, portes et fenêtres ouvertes.

Dans la figure 7 nous avons placé les fenêtres et l'orifice du foyer sur deux parois opposées de la pièce. Mais tel n'est pas toujours le cas. Supposons que, comme on peut le constater dans certaines des plus belles pièces d'habitations luxueuses, la cheminée soit placée entre les deux fenêtres, sur la même paroi qu'elles. Comment va se faire la ventilation? L'air pur du dehors pénétrant par les joints des fenêtres tendra à gagner l'orifice de la cheminée par les voies les plus courtes et, loin de traverser la pièce, ne se répandra que dans un espace très limité. Ce sera l'air pénétrant par les portes, placées sur les autres parois, qui seul traversera toute la largeur de la pièce. Or cet air provient de la cage de l'escalier, des vestibules et corridors, des pièces voisines; il est déjà plus ou moins vicié et ne saurait à lui seul assurer une ventilation salubre. En résumé, pour que la chambre soit entièrement traversée par de l'air pur venant directement du dehors, il est indispensable que les fenêtres d'une part, le foyer de chaleur de l'autre soient placés sur des parois opposées de la pièce.

D'autre part, est-il possible d'éviter la formation à la partie supérieure de la pièce de cette zone stagnante d'air vicié, que nous avons signalée plus haut?

Il semble qu'on puisse obvier à cet inconvénient au moyen d'un dispositif peu compliqué. On entoure le tuyau de fumée d'une gaine de sortie de l'air partant un peu au-dessous du plafond de la pièce, pour s'ouvrir au dehors au-dessus du toit de l'habitation. Des orifices font communiquer le bas de cette gaine avec la partie supérieure de la pièce (fig. 8). La différence de température du local et de l'extérieur suffit déjà à assurer la plupart du temps un courant ascendant qui entraîne l'air vicié accumulé sous le plafond. Ce courant sera bien plus énergique encore quand il y aura du feu dans le foyer et que la gaine d'air s'échauffera au contact du tuyau de fumée.

Plus simplement, on peut ouvrir dans le tuyau de fumée près du plafond une ventouse sur laquelle le courant chaud de la cheminée fait appel, et par suite où s'écoule par aspiration l'air vicié. Pour éviter le refoulement de la fumée dans la pièce, on munit l'orifice d'évacuation d'un ventilateur Renard

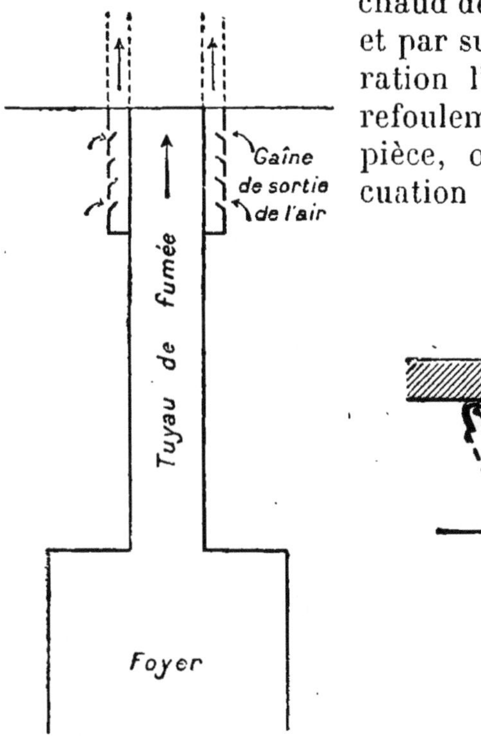

Fig. 8.

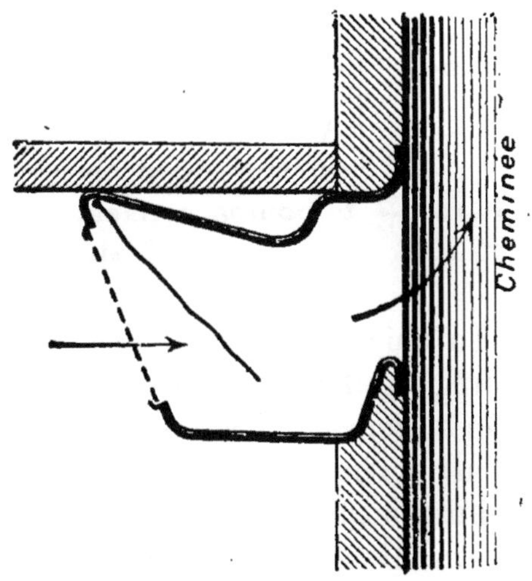

Fig. 9. — Ventilateur Renard.

(fig. 9), dans lequel un rideau de soie formant clapet se soulève pour laisser passer aisément l'air de dedans en dehors, mais s'applique sur un grillage et fait occlusion dès qu'il y a refoulement de dehors en dedans.

Avec l'addition de l'un ou l'autre de ces dispositifs, la ventilation devient bien plus efficace et plus complète. Une partie importante d'air neuf s'écoule toujours après avoir traversé la pièce, par l'orifice du foyer, où l'appel est de beaucoup le plus énergique ; mais l'air vicié de la partie supérieure de la pièce trouve un facile écoulement au dehors et est forcément remplacé par de l'air pur.

Dans le cas où on jugerait utile d'avoir un apport d'air neuf supplémentaire plus ou moins considérable suivant les besoins, on ferait aisément percer dans le mur de façade une ou plusieurs entrées d'air (ventouses) aboutissant au bas de la pièce, près du plancher (au rez-de-chaussée elles seraient placées non au ras du sol, mais un peu au-dessus). On dispose aux orifices des fermetures mobiles, à persiennes par exemple (fig. 10), et on

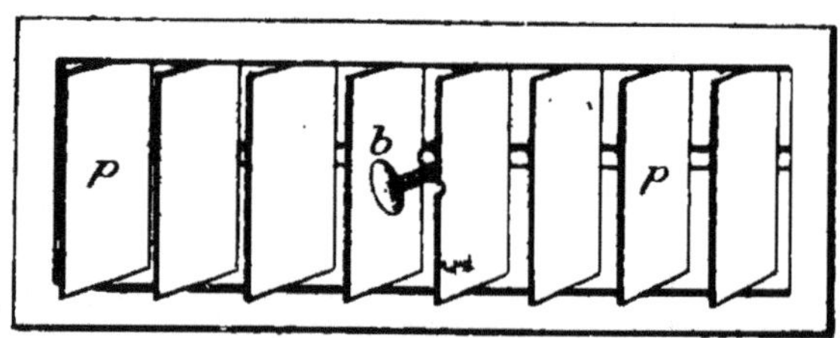

Fig 10. — *b*, bouton permettant d'ouvrir ou de fermer les persiennes *p*.

peut ainsi régler l'admission d'air pur, en augmentant ou en diminuant l'aire des ouvertures.

On a bien songé à placer différemment les orifices d'entrée de l'air et, puisque l'ouverture de sortie (foyer de cheminée) est immuablement fixée au bas de la pièce, on a systématiquement élevé les points de pénétration de l'air extérieur, en les plaçant en haut des fenêtres (impostes mobiles, vitres à persiennes, vitres parallèles à ouvertures contrariées, vitres perforées) ou à la partie supérieure de la paroi de la façade (corniches ventilatrices ou briques perforées). On a pensé obtenir ainsi une complète diffusion de l'air de la pièce qui, avec ce dispositif, traverserait la pièce à la fois dans sa profondeur et dans sa hauteur. Ce mode d'aération (fig. 11) a très justement reçu le nom de *ventilation renversée*, car il lui faut lutter contre les forces naturelles qui tendent au contraire à faire monter à la partie supérieure de la pièce l'air usé, qui s'est échauffé du fait de son séjour prolongé dans la pièce et par suite des échanges respiratoires des habitants. Nous pensons qu'en forçant ainsi la nature on ne peut que retarder l'expulsion de l'air vicié A′, ce qui présente l'inconvénient de maintenir les occupants dans une atmosphère qui rencontre des obstacles à son renouvellement complet. Toutes nos préférences restent incontestablement à la ventilation ascendante.

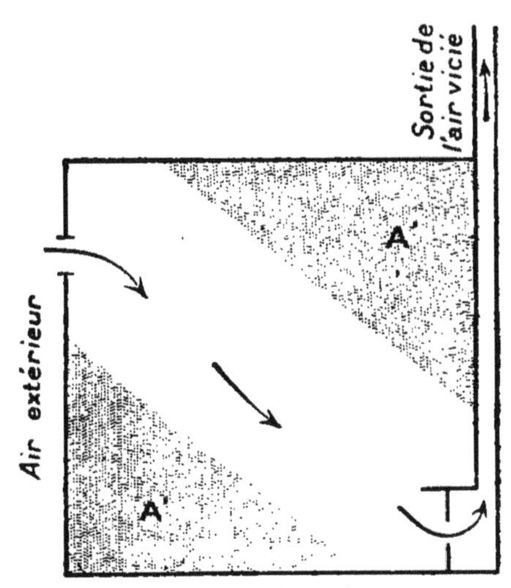

Fig. 11. — Ventilation renversée.

Les conditions de la ventilation se trouvent sensiblement modifiées quand l'équilibre tend à se faire entre les températures extérieure et intérieure. A mesure que l'appel d'air diminue, l'aération devient de plus en plus insuffisante. Si la température de l'espace clos devient inférieure à celle de l'atmosphère libre, comme cela se voit dans les chaudes journées de l'été, il se produit même des refoulements dans le tuyau de fumée. Mais ces inconvénients ne se présentent que lorsque la température extérieure est élevée, et il est bien facile de remédier à l'insuffisance de la ventilation permanente en assurant le renouvellement de l'air par la large ouverture des fenêtres aux heures les plus fraîches de la journée. Si même cette ressource venait à manquer, dans une chambre de malade par exemple où on jugerait inopportun de pratiquer une ventilation intermittente trop énergique, il serait aisé de rétablir le cours normal de l'aération en laissant à demeure une simple lampe allumée dans le foyer de la cheminée. L'échauffement de l'air du tuyau de fumée, qui en résulterait, suffirait à ranimer ou à provoquer l'activité du courant ascendant d'air vicié et à rétablir normalement l'appel d'air pur.

Envisageons maintenant les cas où il n'existerait ni cheminée, ni poêle dans la pièce. Du moment qu'il n'y a pas de tuyau de fumée pouvant écouler au dehors l'air vicié, il est de toute nécessité d'établir à la partie supérieure de la pièce une conduite de sortie de l'air, sans quoi la ventilation deviendrait impossible en dehors des moments où les portes et fenêtres resteraient ouvertes. Cette conduite d'évacuation de l'air doit nécessairement s'élever au-dessus du toit de la maison et sera, au besoin, surmontée d'une mitre ou d'une cape à vent pour empêcher les refoulements provoqués par le vent.

Influence de la ventilation sur les poussières atmosphériques. — Mais le rôle hygiénique de la ventilation est-il limité à un simple apport d'air pur ?

Nous avons déjà indiqué l'heureuse influence des vents sur l'atmosphère libre des villes, dont les impuretés sont de la sorte emportées au loin. N'en est-il pas de même dans les espaces clos et la ventilation ne suffit-elle pas encore ici à débarrasser leur atmosphère des poussières qui la souillent ?

L'expérience a montré que dans un local fermé les poussières les plus ténues et les plus légères restent suspendues dans l'atmosphère sous l'influence des plus faibles agitations de l'air (poussières flottantes), tandis que les particules les plus volumineuses et les plus lourdes restent déposées sur les meubles, la partie inférieure des parois et les planchers (poussières dormantes). On a pu déterminer par une série d'expériences que, pour évacuer la presque totalité des poussières flottantes, il faut établir une violente chasse d'air, en laissant portes et fenêtres grandes ouvertes pendant deux minutes. Par contre, la ventilation la plus énergique n'a pas d'influence sensible sur la quantité des poussières dormantes. Or les microbes de l'atmosphère paraissent adhérer surtout aux particules qui constituent les poussières dormantes. Si en effet dans une pièce on soulève toutes ces poussières en masse en pratiquant un énergique balayage à sec, en battant les meubles et les tentures, on constate bien par l'analyse bactériologique de l'air que c'est à ce moment qu'il est le plus riche en microbes. Mais après cette opération le nombre des microbes diminue rapidement à mesure que les poussières dormantes se déposent.

On ne peut donc compter sur la ventilation pour débarrasser l'atmosphère d'une pièce des germes des maladies contagieuses qu'elle peut contenir. C'est tout au plus si de violents courants d'air auraient quelque efficacité à ce point de vue, au moment même où on vient de soulever mécaniquement toutes les poussières en masse. Un nettoyage avec un linge humide reste toujours beaucoup plus efficace, car il enlève les poussières dormantes qui se fixent au linge, et cela sans exposer la personne qui nettoie au danger d'absorption par les voies respiratoires d'un nombre incalculable d'impuretés de l'air.

Autres facteurs d'assainissement de l'air. — On a tenté d'arrêter les poussières extérieures en n'introduisant l'air dans les habitations qu'après l'avoir filtré à travers de la ouate ou une étoffe à tissu plus ou moins serré. Mais il ne tarde pas à y avoir obstruction des pores du filtre, qui cesse de fonctionner.

Dans le but d'éviter les disséminations de poussières dangereuses, on remplacera dans les locaux fermés le balayage à sec et l'époussetage par le nettoyage au moyen de linges humides. Au besoin on aura recours à la désinfection pour assainir l'atmosphère de l'habitation ; les vapeurs d'aldéhyde formique paraissent les plus aptes à détruire les germes flottant dans l'air ou déposés à la surface des parois.

Nous avons vu que l'atmosphère, par ses propriétés physiques, peut nous apporter une aide tutélaire. Mais la chaleur et le froid excessifs, les vents trop violents sont autant de dangers menaçants pour l'organisme humain et nous demeurons impuissants à modifier l'état physique de l'atmosphère. Il nous reste la ressource de nous soustraire dans une certaine mesure à la rigueur des éléments en abritant l'organisme, en lui fournissant artificiellement de la chaleur, ou en le soumettant à des soins particuliers, destinés à le fortifier contre les intempéries. Ces questions seront traitées dans les leçons suivantes à propos de l'habitation, du vêtement, des soins corporels et de l'alimentation.

TROISIÈME LEÇON

Hygiène de l'Alimentation

Les aliments. — Aliments d'origine végétale. — Aliments d'origine animale. — Le lait; sa stérilisation; ses dérivés. — Café, thé, chocolat. — Conservation des aliments.

Les aliments. — Les aliments solides et liquides sont indispensables à la vie des êtres animés. Cette vie n'est maintenue que par l'absorption régulière de substances que l'organisme s'assimile par toute une série d'échanges nutritifs. Sous l'influence d'un besoin physiologique qui est la faim, cette absorption commence dès les premiers moments de la naissance et ne cesse qu'à la mort ou en état de maladie.

Il n'entre pas dans le cadre de cette leçon de passer en revue toutes les différentes espèces d'aliments, ainsi que leur composition chimique et le degré d'assimilation de l'organisme humain à leur égard. Tous les aliments se transforment, ainsi que Lavoisier l'a démontré, en acide carbonique sous l'influence de l'absorption de l'oxygène venu de l'air. La vie est une combustion à laquelle il faut subvenir.

Les aliments sont minéraux ou inorganiques, et organiques. L'organisme emprunte aux aliments minéraux les substances qui font partie intégrante des tissus qui le composent (l'eau en premier lieu : elle constitue 63 p. 100 du corps de l'adulte; la chaux pour le système osseux; le fer, la soude, la potasse, etc.). Les aliments minéraux servent donc à la réparation des tissus.

Les aliments organiques, c'est-à-dire contenant du carbone ou charbon, servent aussi bien à la réparation des tissus qu'à la production de l'énergie (travail mécanique, chaleur) : telles sont les albumines et les graisses. D'autres aliments organiques, les sucres, l'amidon, les matières gélatineuses, aliments dits hydrocarbonés, ne sont point une source d'énergie, mais ne servent, comme les substances minérales, qu'à la réparation des tissus.

Les principes nutritifs fournis par les aliments ne sont que rarement ingérés comme tels (le sucre excepté). Le plus souvent ils sont absorbés sous forme d'aliments composés. Ceux-ci sont d'origine végétale ou animale.

Aliments d'origine végétale. — Les *végétaux* fournissent toutes les substances nutritives nécessaires à la vie; ces aliments composés contiennent toutefois une notable quantité de substances qui ne se digèrent pas, telles que la cellulose. La quantité des matières fécales est plus grande avec un régime végétal qu'avec un régime animal.

Les *légumes* farineux ou féculents (haricots, fèves, pois, lentilles et racines féculentes) contiennent, plus que la farine des céréales dont on fait le pain, des substances azotées, de la graisse, des phosphates. Ils constituent les aliments végétaux les plus complets. Les pois, les haricots, les lentilles renferment deux fois plus de fer qu'un même poids de viande.

Quant aux racines des légumes (pommes de terre, navets, raves, topinambours, carottes, etc.), elles sont moins nourrissantes, car elles contiennent moins d'azote. Il faudrait 4 kilogrammes et demi de pommes de terre pour fournir la ration azotée nécessaire à l'organisme.

Les légumes herbacés, neutres ou acides, facilitent la digestion quand ils sont associés à la viande et au pain. Ils forment, grâce à l'eau qu'ils contiennent en abondance, et à la cellulose presque inassimilable, un bol alimentaire volumineux, qui contribue à combattre la constipation et calme la sensation de la faim par le fait de la réplétion de l'estomac et de l'intestin.

Les *fruits*, par leur saveur acide ou sucrée, par leur goût agréable, apaisent la soif, excitent la digestion et jouent, au point de vue de l'intestin, le même rôle que les légumes quand ils sont pris en quantité suffisante.

Avec la farine de toutes les céréales on fait du *pain*. Le pain de froment est l'aliment le plus usité en France, où il est la base de la nourriture. La ration moyenne des Parisiens en pain est de 480 grammes; celle de l'ouvrier de 800. Actuellement, grâce à l'emploi des cylindres pour broyer le grain, l'usage du pain blanc tend à se développer de plus en plus. Cependant, dans les campagnes, le pain bis, c'est-à-dire contenant les débris du grain, enveloppe et germe, et bluté à 80 p. 100 (ce qui signifie qu'on a enlevé 20 p. 100 de son par le blutage), est de consommation encore courante. Il a plus de goût que le pain blanc et constitue une nourriture saine, s'associant parfaitement aux corps gras (lard, beurre, fromages gras).

Le pain bis se conserve longtemps. Dans les campagnes, on pense que, mangé rassis, il est plus nourrissant, ce qui est un préjugé. En réalité, on en mange moins parce qu'il est plus indigeste et moins agréable. Le pain dit « complet » s'absorbe imparfaitement et entrave même l'assimilation générale.

Il faut savoir que le pain n'est pas bien digéré par tout le monde. Certains dyspeptiques guérissent quand on supprime le pain de leur régime. Chez les gros mangeurs et, d'une façon générale, chez les gens qui ont une table abondante, le pain doit être pris en quantité très modérée, ainsi que cela se fait en Angleterre et en Allemagne.

Le *sucre* que l'on consomme couramment est du sucre de betterave ou du sucre de canne. Il constitue un aliment de premier ordre. Pris à la dose de 50 à 60 grammes, il diminue la sensation de faim et de soif, et rend l'individu capable d'un vigoureux effort. Il est préférable de l'employer dissous dans six à dix fois son poids d'eau.

Aliments d'origine animale. — Les *aliments d'origine animale* sont très riches en azote. Ils réalisent une alimentation substantielle par l'albumine et les graisses qu'ils contiennent.

La *viande* est la chair musculaire des mammifères. C'est la plus substantielle de toutes les nourritures, car elle renferme une proportion énorme de matières azotées, de la graisse et des sels indispensables à l'économie. Contenant, à volume égal, plus de principes alimentaires que les végétaux, elle est une source d'énergie par excellence. Son emploi presque exclusif (régime carné) n'est pas sans inconvénient; il expose aux troubles de la nutrition, surtout chez les gens qui ne font pas d'exercice. En Angleterre, la consommation moyenne de la viande, par an et par habitant, est d'environ 43^{kg},5. Elle est de 37 kilogrammes en France. Dans notre pays, suivant les régions, on observe de grandes variations : le Parisien consomme 73 kilogrammes de viande par an, le Lyonnais 54 kilogrammes, le Bordelais 50 kilogrammes; les populations rurales, 15 kilogrammes. La moyenne française, 37 kilogrammes, est bien inférieure à la ration normale.

Les viandes se divisent en viandes rouges (bœuf, mouton, porc et aussi cheval, âne, mulet et chèvre); elles sont moins riches en gélatine que les viandes blanches (veau, agneau, chevreau et les différentes espèces de volaille, l'oie exceptée). Les viandes noires proviennent du gibier (lièvre, sanglier, chevreuil, cerf, daim, canard sauvage, etc.).

Les viandes blanches sont plus digestibles que les viandes rouges et celles-ci plus que les viandes noires.

La viande crue se digère trois fois plus vite que la viande cuite et convient particulièrement aux estomacs affaiblis. La viande cuite peut être rôtie ou grillée, bouillie, ou étuvée. La composition de la viande rôtie bien saisie est presque identique à celle de la viande crue. Les rôtis et les grillades constituent une des manières les plus saines et les plus agréables de manger la viande. Le bouilli est inférieur au rôti au point de vue alimentaire. « Je n'en mange jamais, disait Brillat-Savarin, car c'est de la viande moins son jus. » Le fait est qu'il faut choisir entre le bouillon et le bouilli. La qualité de l'un se fait au détriment de l'autre.

La décoction de viande constitue le *bouillon*. On y ajoute des légumes et du sel. Le bouillon est un aliment peu nutritif. Quand il est fait avec soin, il constitue un liquide d'arome extrêmement plaisant et de saveur délicieuse. C'est un excitant des organes digestifs, qui favorise la sécrétion des glandes servant à la digestion et constitue, à ce point de vue, l'apéritif par excellence. Il peut même, mais d'une façon passagère, fournir une réparation instantanée à l'organisme. Un litre de bouillon, évaporé à sec, laisse 18 grammes de matières solides, dont 4 grammes de sels minéraux, tandis qu'un litre de bon lait, évaporé, laisse de 110 à 130 grammes de matières nutritives. On voit donc combien est erroné le préjugé, si commun en France, qui consiste à croire que le bouillon est beaucoup plus nutritif que le lait. Le bouillon de mouton, d'après Parke, et plus encore le bouillon de poule, sont supérieurs au bouillon de bœuf au point de vue nutritif.

La *soupe*, qui constitue l'aliment national français, rend les plus grands services, surtout dans les populations rurales. Il faut que les estomacs soient préparés à la digérer par un exercice physique suffisant, autrement elle peut être indigeste ; il vaut mieux la supprimer du régime des sédentaires (exception faite pour les potages légers sans pain ou potages de santé).

Le *sang* (celui du porc, presque exclusivement consommé sous forme de boudin) est aussi nutritif que la viande, mais de digestion difficile. Les *viscères*, cœur, foie, rate, se rapprochent de la viande au point de vue nutritif ; la cervelle se rapproche des graisses. Les *graisses*, employées comme condiment des aliments végétaux ou animaux, sont nécessaires à l'alimentation : il en faut un minimum de 50 grammes par jour pour un adulte.

La *chair des poissons*, très riche en graisse chez certaines espèces (anguille, lamproie, thon) et, dans ce cas, assez indigeste, est moins nutritive que la viande. Celle des crustacés (homards, langoustes) est presque identique à la viande comme composition. Elle est peu digestible. Les mollusques, huîtres et moules, contiennent plus d'eau que la viande des mammifères.

Les *œufs* peu cuits sont un aliment sain et facilement digestible, qui vaut son poids de viande quand il est associé à un peu de pain ; celui-ci fournit les hydrates de carbone (amidon) nécessaires pour obtenir un aliment complet.

L'appétit a besoin d'être stimulé dans bon nombre de cas, et par divers procédés. La bonne préparation des mets, leur aspect, leur odeur, leur goût développent l'appétence et retentissent sur le tube digestif, dont ils stimulent l'action par voie réflexe. La plupart des aliments naturels manquent de goût, sont fades. Aussi les relève-t-on par différents *condiments* : sel, poivre, vinaigre, moutarde, etc. Il ne faut pas abuser des condiments. S'ils stimulent la digestion, pris à trop forte dose et d'une façon continue ils peuvent entraîner des troubles dyspeptiques, et dans les pays chauds la congestion du foie.

Le lait; sa stérilisation; ses dérivés (beurre, fromage). — Le *lait* est l'aliment exclusif des nouveau-nés. C'est un aliment complet, contenant une matière albuminoïde spéciale, la caséine, de l'albumine, du beurre, du sucre de lait, du carbonate de soude et des phosphates. Pour digérer la caséine et pour absorber le beurre, il faut un ferment spécial (présure) et un long intestin ; ces deux conditions se trouvent réunies chez les enfants qui viennent de naître.

La composition du lait varie suivant l'espèce animale :

Pour 1 000.	Femme.	Vache.	Chèvre.	Brebis.	Anesse.	Jument.
Eau	871	894,2	836	839	940,2	828,3
Matières solides	129	125,8	136	160	89,7	171,6

Le lait d'ânesse est surtout employé pour les malades. Comme le lait de jument, il est sucré et digestible, mais moins nutritif que le lait de vache et surtout que celui de chèvre.

D'ailleurs, la composition du lait et surtout sa teneur en eau et en beurre varient absolument suivant l'alimentation de l'animal qui le fournit. En faisant ingérer à une vache de grandes quantités d'eau, on arrive à lui faire donner de 20 à 25 litres de lait par jour. Ce lait est naturellement aqueux. Les races présentent à ce sujet de grandes variations. Le lait des vaches de plaine contient moins de beurre que celui des vaches de montagne.

Races de Suisse	70,88	par litre.
— de Tyrol	79,60	—
— de Bretagne	57,04	—
— de Normandie	32,40	—

La conservation du lait avec toutes ses propriétés intéresse l'hygiène au plus haut degré. On sait que sous l'influence de microbes, dont le plus répandu est le *bacille lactique* de Pasteur, le lait tourne, c'est-à-dire qu'il s'aigrit. Comment arrive-t-il à se souiller de ces microbes? Par les pis des vaches, mal tenus, par les mains trop souvent malpropres des personnes qui les trayent, ainsi que par la saleté ou le mauvais entretien des récipients qui contiennent le lait. La pullulation de ces microbes du lait, *même quand il n'a pas encore tourné*, est souvent la cause des diarrhées, parfois si graves, des nourrissons.

En faisant bouillir le lait, on le stérilise, on tue les microbes qu'il contient; aussi cet usage est-il répandu depuis un temps immémorial. Le lait bout à 101°. Avant de bouillir, vers 75° ou 80°, il commence à monter, mais il ne faut pas s'en tenir là, et ne considérer l'ébullition comme commencée qu'au moment où les grosses bulles se produisent. On peut encore, comme cela se fait couramment, le faire « monter » trois fois de suite, c'est-à-dire le laisser refroidir après l'avoir soumis à la température de 80°, puis le chauffer de nouveau à 80°, et ainsi de suite trois fois. C'est ce qu'on appelle pasteuriser le lait.

L'ébullition doit être obtenue le plus tôt possible après la traite. Le lait bouilli sera gardé au frais et couvert, le bacille lactique existant dans l'air et pouvant tomber dans ce lait et le faire tourner. Le lait bouilli lui-même peut être dangereux si les toxines (poisons microbiens) ont eu le temps de s'y développer avant l'ébullition. Aussi faut-il le faire bouillir aussitôt que possible après la traite, avant qu'il ait eu le temps de s'infecter.

Il est un procédé de conservation du lait qu'il est indispensable de connaître, car il a rendu et rend tous les jours des services inestimables dans l'alimentation des nourrissons. C'est le système de Soxhlet dont le principe est le suivant. On place dans une marmite (fig. 12) pleine d'eau un porte-bouteilles avec un certain nombre de flacons pleins de lait (chacun contenant la quantité nécessaire à une tétée). Ces flacons sont munis d'un obturateur automatique en caoutchouc. On chauffe l'eau de la marmite qui entre en ébullition. La température du lait monte en même temps et les gaz s'échappent des flacons de lait en soulevant l'obturateur. Après une ébullition suffisamment prolongée (quarante minutes sont nécessaires) on retire le porte-bouteilles avec ses flacons et on laisse refroidir lentement. Quand la température s'abaisse, il se produit un vide dans les bouteilles et les obturateurs s'appliquent fortement sur le goulot et se dépriment même à leur centre. La fermeture est hermétique de cette façon et aucun germe ne peut souiller le lait ainsi stérilisé. Le fractionnement du lait en

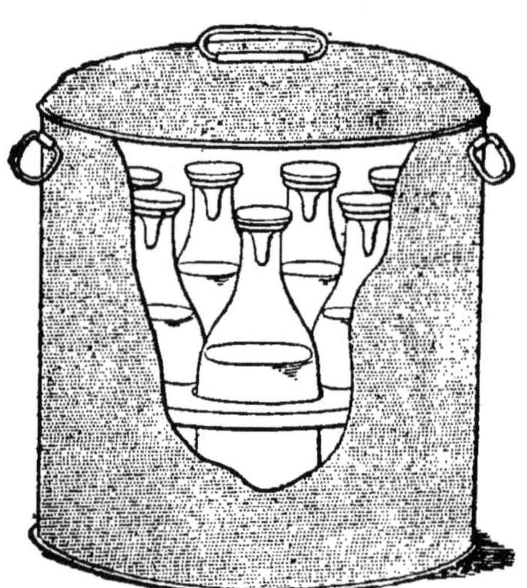

Fig. 12. — Appareil Soxlhet.

quantités égales à chaque tétée, qui est l'idée mère de l'appareil, permet de ne pas laisser le lait en vidange, et par conséquent de ne pas le contaminer.

Le lait peut être stérilisé en grande quantité, en le portant à une température supérieure à 100° dans des appareils à vapeur sous pression. On met ensuite le lait dans des bouteilles hermétiquement fermées à la sortie de l'autoclave. Le lait ainsi chauffé à une température de 115° ou 120° a le goût de cuit. Il a une teinte brune, due à un certain degré de caramélisation. Il a également subi des transformations chimiques par le fait de la chaleur. Le lait pasteurisé subit des altérations beaucoup moins marquées dans sa composition.

Il faut savoir que l'usage prolongé de lait stérilisé, chez les nourrissons, peut occasionner une grave maladie appelée le scorbut infantile, caractérisée par de l'anémie, des hémorragies répétées des gencives, des douleurs dans les membres, etc. Ces symptômes cessent rapidement dès qu'on fait usage de lait frais, cru ou à peine bouilli, et de bouillon de légumes frais. Il est de remarque constante également que les enfants nourris au lait stérilisé sont moins résistants, tout en se développant fort bien, que les enfants nourris au sein. Le lait de femme est la nourriture normale de l'enfant, que l'on ait recours au lait de la mère ou, par nécessité, au lait d'une nourrice mercenaire. Ce n'est que dans les cas où il est impossible d'assurer du lait de femme au nourrisson qu'il faudra recourir à l'usage du biberon.

Nous insisterons ultérieurement sur les dangers du lait.

Le *beurre* est obtenu par le barattage de la crème de lait, dont il contient les principales matières grasses. C'est, de tous les aliments gras, l'un des plus digestibles, pourvu qu'il soit frais. Certains estomacs délicats ne supportent que la cuisine au beurre.

Les *fromages* sont essentiellement constitués par la caséine du lait, coagulée sous l'influence de la présure. Les quantités de matières azotées (30 à 40 p. 100) et de matières grasses (20 à 30 p. 100) qu'ils contiennent en font un aliment très nutritif. Les fromages frais, les fromages cuits (gruyère, parmesan) ou fabriqués à une température élevée (hollande) sont facilement digérés et présentent presque toutes les qualités nutritives du lait. Les fromages fermentés de haut goût (roquefort, munster, camembert fait, etc.) stimulent la digestion, mais contiennent des produits de fermentation qui peuvent être nuisibles aux personnes dont les reins ou le cœur sont malades.

Café. — Thé. — Chocolat. — La décoction de *café* torréfié et moulu est d'un usage général en France. Le café stimule le cœur, il augmente la pression artérielle et favorise l'excrétion de l'urine. C'est un stimulant nerveux qui fait disparaître la sensation de fatigue et combat le sommeil. Après le repas, il favorise la digestion. Son abus amène de l'insomnie, des palpitations et de l'irrégularité des battements du cœur, du tremblement, symptômes qui cessent avec la suppression du café. La caféine est l'alcaloïde du café, et c'est elle qui provoque les accidents que nous venons d'énumérer. Le café est la boisson par excellence du matin, à jeun.

On consomme surtout du *thé* noir (1) en France. C'est une boisson extrêmement agréable, moins nourrissante que le café et, suivant les tempéraments, plus ou moins excitante que ce dernier. Il a à peu près les mêmes propriétés toniques et son abus détermine les mêmes désordres que l'abus du café. L'alcaloïde du thé est la théine, identique à la caféine.

Le *chocolat* est un mélange à parties égales de bon cacao et de sucre aromatisé avec de la vanille ou de la cannelle. C'est un aliment gras et sucré agréable au goût, très nutritif, mais assez difficile à digérer. Le cacao contient un alcaloïde analogue à la caféine, qui lui donne des propriétés excitantes.

(1) Le thé vert, pris le soir, agite et trouble le sommeil plus que ne le fait le thé noir.

Conservation des aliments. — Tous les aliments, animaux ou végétaux, subissent au bout d'un temps plus ou moins long des modifications sous l'influence de la putréfaction. La putréfaction est une fermentation complexe, s'opérant après la mort sous l'influence de germes spéciaux. C'est la destruction de ces germes qu'on vise quand on veut conserver un aliment, de la viande, par exemple. On y arrive par le procédé Appert, qui consiste à mettre l'aliment à conserver dans des boîtes de fer-blanc, qu'on stérilise à l'autoclave, en laissant échapper la vapeur par une petite ouverture ; ensuite on bouche ce trou avec une goutte de soudure. Il faut savoir que toute boîte de conserve dont le couvercle est bombé doit être jetée sans être consommée. Le fait que la boîte de conserve est bombée, au lieu d'être plate ou même concave, indique que les gaz de la putréfaction s'y sont développés, qu'elle a été mal stérilisée et qu'elle est gâtée et dangereuse.

La conservation par les substances antiseptiques (bisulfites, borax, formol, etc...) des viandes, du lait, des vins, rend ces aliments indigestes et doit être prohibée.

QUATRIÈME LEÇON

Hygiène de l'Alimentation (suite)

Alimentation. — Aliment complet : ration d'entretien, de croissance, de travail ; calories fournies par les hydrates de carbone, les graisses et l'albumine des principaux aliments (lait, œufs, viande, pain, légumes, etc.). — Conditions hygiéniques d'un menu. — Falsifications principales des aliments usuels solides et liquides.

Aliment complet. — Les principes fondamentaux indispensables à l'alimentation courante sont : les substances albuminoïdes, les graisses et les hydrates de carbone (voir p. 54). On appelle aliments complets ceux qui réunissent ces trois ordres de substances. Le lait est le type des aliments complets. Mais, comme le fait remarquer M. A. Gautier, aucun aliment naturel, ni le lait, ni la viande, ni le pain, ne contient, pris séparément, la proportion nécessaire de substances fondamentales. A ce point de vue, le pain et la viande réunis ne sauraient suffire. Seuls le lait et le pain, pris à parties égales, pourraient indéfiniment satisfaire à l'alimentation.

Rations d'entretien et de travail. — Calories fournies par les principaux aliments. — On entend par ration d'entretien celle qui est uniquement destinée à maintenir le poids constant du corps et à entretenir l'organisme en état de santé. La ration de travail représente le supplément d'alimentation exigé par l'excès de la dépense fournie par l'organisme lors d'un travail musculaire plus ou moins intense. Il est à remarquer que le travail physique seul exige un accroissement de l'alimentation ; la dépense d'énergie exigée par le travail intellectuel est si faible qu'elle n'en réclame aucun.

Les matériaux azotés sont indispensables à l'entretien de la vie, et particulièrement parmi ceux-ci l'albumine et les substances albuminoïdes. La quantité d'aliments azotés nécessaire à la vie a été considerablement exagérée par les physiologistes et si, comme le fait remarquer M. A. Gautier, il est très difficile de déterminer exactement la proportion des aliments indispensables, on doit reconnaître que les Européens sont en général suralimentés. Cela est d'ailleurs une question de latitude, de condition sociale et d'âge. Les habitants des pays froids mangent beaucoup plus que les habitants des pays chauds. La ration quotidienne d'un Arabe, d'un Japonais ou d'un porteur de l'Afrique centrale ne suffirait pas à un Européen pour un seul repas. Les personnes qui sont d'une condition sociale aisée se laissent aller à manger plus qu'il n'est nécessaire et sont moins résistantes en cas de privations que ceux qui vivent d'une vie plus sobre.

Les enfants en pleine croissance doivent manger beaucoup plus que les sujets qui ne grandissent plus.

La suralimentation chez un individu bien portant, vigoureux et doué d'un bon estomac, mène le plus souvent à l'obésité. Chez les individus dont le tube digestif est en moins bon état, elle entraîne la dyspepsie gastrique ou intestinale, celle-ci se traduisant par de la diarrhée ou au contraire par de la constipation, des hémorroïdes ou de la congestion du foie. Il faut donc se garder de la suralimentation habituelle, et *rester toujours sur sa faim* à la fin de chaque repas. C'est la règle primordiale de l'hygiène alimentaire. Il faut reconnaître que, par suite d'habitudes d'atavisme et de raisons sociales, cette règle n'est presque jamais observée, sauf par ceux qui n'ont pas assez à manger.

L'alimentation insuffisante ou seulement défectueuse est plus dangereuse encore que la suralimentation ; elle est malheureusement beaucoup plus fréquente. Elle entraîne de nombreux troubles pathologiques et en particulier ouvre la porte aux infections qu'elle aggrave considérablement, car elle débilite profondément l'organisme.

En France, on fait, en dehors du petit déjeuner très léger au lever, deux forts repas seulement, et ces deux repas sont naturellement trop copieux et trop abondants. Le mode d'alimentation anglais avec son déjeuner substantiel (œufs, jambon, poisson et thé), le lunch ou second déjeuner à 1 heure, son thé de 5 heures et enfin le souper à 8 heures est bien préférable, car il répartit mieux la masse de nourriture prise.

Le système anglais des quatre repas (et c'est là une réforme bien facile à exécuter en multipliant les repas) permet de les prendre plus légers ; on évite par là les inconvénients de la suralimentation et de la digestion pénible. Moins on mangera le soir, mieux on dormira. Le souper devrait donc être un repas léger, comme il y a cent cinquante ans, le repas principal étant fait au milieu du jour. L'exercice, ainsi que nous le verrons plus loin, est l'adjuvant indispensable d'une bonne digestion, sauf chez certains dyspeptiques.

Il convient de manger lentement, sans hâte, en mastiquant bien, toutes prescriptions qu'on observe rarement. Il faut environ quinze minutes pour bien mastiquer 200 grammes de pain. Les repas principaux devront donc durer au moins une demi-heure. Il faut éviter de boire de trop grandes quantités de liquide aux repas, et ne pas pousser chaque bouchée par une lampée de liquide, le bol alimentaire devant être modérément dilué.

L'alimentation peut être animale, végétale ou mixte. La nourriture mixte est celle de tous les peuples, et correspond aux véritables besoins de l'homme.

Certaines personnes adoptent un régime strictement *végétarien*. Les végétariens se divisent en deux groupes : les orthodoxes, qui n'admettent absolument que les végétaux, légumes et fruits, et les libéraux, qui autorisent l'usage de produits animaux, pourvu qu'il n'y ait pas eu de mise à mort. Ceux-ci usent de lait, de beurre, de fromage, d'œufs. Ils n'excluent que la viande, et suivent au fond un régime mixte, compatible avec un travail soutenu et une santé excellente.

L'alimentation végétale est peu dispendieuse. Elle nécessite une grande masse d'aliments, car il y a beaucoup de déchets (cellulose) et demande un travail pénible au tube digestif.

L'alimentation purement animale a aussi des inconvénients; elle expose à la constipation. Le régime mixte est donc préférable.

Quant à la quantité des aliments, elle est difficile à fixer. C'est beaucoup une question d'individus. Tel a un gros appétit qu'il lui faut satisfaire sous peine d'éprouver la sensation de la faim, des tiraillements d'estomac, de l'anémie cérébrale, de l'insomnie; tel est petit mangeur, vite rassasié, tout en fournissant un travail considérable. Il y a toutes les variétés à ce sujet.

En dehors de ces différences individuelles, qui sont considérables, la ration devra être proportionnée au poids du sujet.

On a bien essayé de fixer la ration alimentaire suivant des données rigoureuses et scientifiques.

Voici sur quels principes on a prétendu les baser. La vie représente une perte de chaleur continuelle qui est principalement compensée par l'apport de combustible que fournit l'alimentation. Pour maintenir la chaleur du corps chez l'homme, on a évalué que l'alimentation devait fournir quotidiennement à un adulte au repos de quoi produire environ 2 500 calories (1).

Voici maintenant, d'après Atwater, quelle serait la quantité de calories fournies par la destruction, telle qu'elle a lieu dans l'organisme, d'un gramme des divers principes alimentaires fondamentaux :

(1) La calorie est une unité de mesure qui représente la quantité de chaleur nécessaire pour élever de 0° à 1°. C. la température d'un kilogramme d'eau liquide.

	Calories pour 1 gr. d'albuminoïdes.	Calories pour 1 gr. de graisses.	Calories pour 1 gr. d'hydrates de carbone.
Viandes de { mammifères. / poissons..... }	4,25	9,00	»
Œufs....................	4,35	9,00	»
Laits et dérivés..........	4,25	8,80	3,80
Pain et céréales..........	3,70	8,35	4,10
Légumes en grains.......	3,20	8,35	4,05
Légumes verts...........	2,90	8,55	3,85
Fruits....................	3,15	8,35	4,10
Sucre....................	»	»	4,00
Amidon..................	»	»	3,60

Mais il faut tenir compte de ce fait que dans l'organisme il n'y a pas utilisation pratique de la totalité des calories que fournit l'alimentation et qu'on doit évaluer le déchet à 11 p. 100 de la chaleur produite par les aliments d'origine animale et à 8 p. 100 de celle produite par les aliments d'origine végétale. Avec cette correction, ces données sembleraient permettre d'établir assez rigoureusement le taux de la ration indispensable à l'entretien de la santé. Mais nous avons vu déjà combien ce taux pouvait varier suivant la race, le climat, l'individu même. Aussi n'est-il pas étonnant que la fixation de la ration d'entretien ait subi suivant les auteurs de nombreuses variations durant ces dernières années.

Voici, à titre d'indication et non de règle, quelques chiffres sur les rations d'entretien. D'après M. A. Gautier, les quantités d'aliments nécessaires à un homme qui travaille sont groupées dans le tableau suivant :

	Pain. Grammes.	Viande. Grammes.	Graisse. Grammes.	CONTENANT Carbone. Grammes.	CONTENANT Azote. Grammes.
Ration ordinaire...	829	239	60	230	20,00
Ration de travail...	361	173	33	170	8,74
Ration totale d'un bon ouvrier......	1 190	414	93	450	28,74

En prenant pour unité la ration d'un homme adulte

menant, dans nos climats tempérés, un train de vie ordinaire sans travail physique, les rations suivantes devront être attribuées aux autres conditions de l'existence :

Repos au lit	0,8
Train de vie ordinaire sans travail physique.	1
Travail modéré	1,5
Travail très fatigant	1,8 à 2

Pour la femme, tous ces nombres doivent être multipliés par le facteur 0,8 à 0,85.

Conditions hygiéniques d'un menu. — Le régime quotidien suivant a donné un rendement maximum de travail chez les ouvriers du chemin de fer de Rouen :

Viande	660
Pain blanc	550
Pommes de terre	1 000
Bière	1 000

Il n'a qu'un défaut, c'est de ne pas prévoir une variété suffisante des aliments.

MM. Landouzy et Labbé estiment qu'on placerait un homme dans les meilleures conditions hygiéniques au point de vue de la ration alimentaire si on lui fournissait, chaque jour, l'un des menus suivants :

Aliments.	Ouvrier fournissant un fort travail. Grammes.	Ouvrier fournissant un travail modéré. Grammes.	Employé sédentaire. Grammes.
Pain	520	470	370
Viande	200	150	150
Pommes de terre.	500	300	200
ou légumes secs.	150	80	60
Légumes frais...	200	100	100
Lait	300	250	250
Beurre	40	25	25
Sucre	80	37	37
Fromage	40	20	»
Riz	50	15	15
Fruits	200	100	100
Vin	1 litre.	750 c.c.	1/2 litre.
Café	1 tasse.	1 tasse.	1 tasse.

Le régime alimentaire peut varier considérablement suivant les climats.

Aux Indes Hollandaises, la nourriture des prisonniers est fixée de la façon suivante :

	Travail dur. Grammes.	Travail léger. Grammes.
Riz	750	650
Sel	15	10
Sucre indigène	20	0
Viande fraîche ou poisson	200	200
Légumes frais	250	250
Piment	N° 1	N° 1

Le sucre est donné immédiatement avant le travail.

Que ce soit sous les climats tropicaux ou tempérés, il est une règle très importante sans laquelle une ration d'entretien de travailleurs, qui est calculée au minimum, ne rend pas les effets demandés; il faut varier les aliments. Pour les travailleurs indigènes comme pour les Européens, on doit faire alterner la viande avec le riz, le poisson, les légumes, en somme donner une alimentation mixte et variée.

Alimentation suivant les âges. — Ration de croissance. — L'enfant, chez qui les fonctions vitales sont bien plus actives que chez l'adulte, doit augmenter progressivement et constamment de poids. Pour contrôler l'état de sa santé, on ne peut mieux faire que de le peser chaque semaine. Voici, d'après Flügge, les lois de cet accroissement quand l'enfant se porte bien :

	Poids moyen du corps en kilogr.	QUANTITÉS NÉCESSAIRES PAR JOUR ET PAR KIL. DE POIDS. Albumine.	Graisse.	Hydrates de carbone.	Calories par kilogr.
Fin de la 1re semaine	3,5	3,7	4,3	4,4	73,20
5e mois	7,6	4,5	4,8	5,6	86,02
12e —	9,6	4,0	4,0	8,0	86,40
18e —	10,8	4,0	4,0	9,0	90,5
2e année	12	4,0	3,5	10,0	84,9
4e —	15,1	3,8	3,0	10,0	84,5
6e —	18	3,1	2,2	10,0	74,2
10e —	26,1	2,5	1,6	9,0	61,0
14e —	40,5	2,0	1,0	7,5	48,3
20e —	65,0	1,8	0,9	7,0	44,5

Un nouveau-né se portant bien doit augmenter de poids d'environ 30 grammes par jour, en chiffre rond de 200 grammes par semaine, sauf pendant les premiers jours où il perd environ 200 à 300 grammes. Cette augmentation progressive est obtenue aisément avec l'allaitement au sein, qu'il soit donné par la mère ou par une nourrice ; dans de bonnes conditions on obtient un résultat analogue avec l'allaitement artificiel; celui-ci ne constitue toutefois qu'un régime de nécessité, car la mortalité des enfants au sein est en général six fois moindre que celle des enfants au biberon. Si cela est possible, les laits de jument et d'ânesse, qui se rapprochent le plus par leur composition du lait de femme, seront employés de préférence au lait de vache et surtout au lait de chèvre, qui est trop substantiel. C'est néanmoins le lait de vache qui est utilisé partout. Ce lait doit être stérilisé et ne jamais être consommé à l'état cru, l'infection tuberculeuse de la première enfance se faisant, on le sait, presque toujours par l'ingestion de lait de vaches tuberculeuses. Il ne doit pas être consommé pur après stérilisation, mais additionné d'eau récemment bouillie pendant les premières semaines.

Une règle primordiale et trop souvent méconnue concerne les intervalles à établir entre les tétées. C'est pour avoir négligé cette règle que l'on observe trop souvent des troubles intestinaux chez les nourrissons. Il ne faut jamais donner à téter ou à boire que toutes les trois heures, et ne pas céder aux cris de l'enfant en lui donnant à téter pour le faire taire. De plus, on doit régler les tétées de façon à laisser pendant la nuit un repos d'au moins six heures à la mère.

La quantité de lait donnée à chaque tétée ne doit pas être trop considérable et il ne faut pas attendre, pour faire cesser le repas, que l'enfant régurgite une certaine quantité de liquide. La durée de la tétée ne doit jamais dépasser une demi-heure au maximum.

Le lait des nourrices qui prennent des aliments épicés, des boissons trop alcoolisées, du café ou du thé fort, a une influence fâcheuse sur la santé de l'enfant.

La période du sevrage est souvent critique pour l'enfant. L'époque en est variable. C'est l'apparition des dents qui indique le moment où les aliments solides vont pouvoir être introduits dans l'alimentation de l'enfant. Ce serait toutefois une grave erreur que de priver l'enfant brusquement de lait. Il ne devra arriver au régime de ses parents qu'après une longue période de transition, que l'on peut du reste faire débuter à partir du septième mois en l'habituant à boire, à la cuiller puis au verre, des bouillies au lait très claires faites avec des farines fines (crème de riz, arrow-root, qui sont constipants ; crème d'orge, qui est laxative). Plus tard, des purées légères (pommes de terre, farines diverses) et des jaunes d'œufs pourront entrer progressivement dans l'alimentation. C'est généralement vers le quatorzième mois qu'on sèvre définitivement les enfants, en évitant toutefois de faire coïncider le sevrage avec la période des fortes chaleurs de l'été, propice à l'apparition des diarrhées infantiles. On a généralement remarqué un ralentissement dans le développement des enfants qu'on continuait à allaiter copieusement au delà du quatorzième mois.

Après le sevrage, on fera manger l'enfant six à sept fois par jour, en faisant coïncider certains de ses repas avec ceux de la famille. Quand les quatre premières molaires auront poussé, on pourra donner des aliments solides légers (viandes blanches, volailles, poissons, œufs). A partir de trois ans l'enfant mangera les mêmes aliments que ses parents, ne buvant que du lait ou de l'eau légèrement rougie. Au moment de la croissance, on l'alimentera abondamment (*ration de croissance*). On veillera à ce que son appétit soit toujours satisfait avec modération et sa nourriture devra être particulièrement substantielle. C'est surtout à cette époque que la fréquence des repas s'impose. A la fin de la croissance et au moment de la puberté, une alimentation réparatrice est également indiquée.

La régularité des repas a une grande importance, surtout chez les enfants et les vieillards, mais aussi chez les adultes. Elle assure à l'estomac et à l'intestin leurs habitudes de digestion et facilite le bon fonctionnement de ces viscères. Les gens âgés se trouvent bien de ne faire le soir qu'un repas léger et de rester généralement sobres.

Falsifications principales de certains aliments usuels. — Nous allons très brièvement indiquer les principales falsifications des aliments usuels et les accidents que ces aliments peuvent occasionner quand ils sont de qualité défectueuse.

La *farine* peut être falsifiée par l'addition d'amidon, de fécule provenant de pommes de terre, de haricots, quelquefois de plantes vénéneuses (ivraie), qui la rendent indigeste ou même dangereuse. Le talc a été récemment utilisé par les Méridionaux pour la fraude des farines. L'alun, le plâtre, la silice, la craie sont employés dans le même but. La farine peut contenir des champignons, en particulier de l'ergot (surtout la farine de seigle), difficile à reconnaître quand le grain est moulu et donnant lieu à des accidents d'ergotisme (gangrène, tremblements, etc.). Le pain fait avec de la farine de bonne qualité peut moisir et devient alors mauvais, et même parfois dangereux, suivant la nature de la moisissure.

Le mouillage et l'écrémage sont les falsifications principales du *lait*. Sur 700000 litres consommés journellement à Paris, 500 000 proviennent de l'extérieur : c'est le plus sophistiqué. Le récoltant le livre au dépositaire qui prélève 2 à 4 grammes de crème par litre, c'est-à-dire tout ce qui excède le taux moyen fixé par les règlements de police. Le livreur continue l'écrémage et pratique un premier mouillage. Certains livreurs gagnent 20 000 francs par an à ces manipulations. Le détaillant à son tour augmente encore le mouillage. L'addition de matières solides (cervelle, etc.) pour augmenter la densité du lait mouillé n'est plus usitée, si elle l'a jamais été. On ajoute au lait ainsi étendu d'eau du bicarbonate de soude, du borax ou même de l'acide salicylique, pour qu'il ne tourne pas.

La principale falsification du *beurre* est l'addition du produit connu sous le nom de margarine. C'est une fraude, mais le beurre ainsi falsifié n'est pas malsain ; il devient simplement un mélange de graisse et de beurre.

On falsifie encore un grand nombre de denrées usuelles : café, thé, chicorée, sucre en poudre, épices, etc.

La principale falsification du *vin* est le mouillage. Le vin est étendu d'eau, puis viné, c'est-à-dire additionné d'alcool pour relever le titre alcoolique. Comme l'alcool qu'on ajoute est presque toujours de mauvaise qualité (alcool industriel non rectifié, impur), le vin se trouve alors additionné de produits toxiques.

Le vin peut encore être l'objet du sucrage. On ajoute à la vendange du sucre, non pas du sucre pur, mais des glucoses impures du commerce, dégageant pendant la fermentation des alcools nuisibles. Ces vins de sucre sont donc souvent mauvais.

On colore parfois artificiellement les vins (en Espagne, ils le sont avec le suc des baies de sureau). Il y a des matières colorantes dérivées de la houille (fuchsine) qui sont dangereuses et doivent être proscrites.

Le plâtrage consiste à mettre dans la cuve, au moment de la vendange, des couches de plâtre alternées avec le raisin dans la proportion de 2 à 8 kilogrammes pour 100 kilogrammes de raisin. Le vin plâtré se clarifie, se dépouille et ainsi se conserve mieux, mais il contient, par suite de la transformation du plâtre par le tartre du vin, un sulfate de potasse qui est toxique, qui donne des maux d'estomac, des accidents gastriques et intestinaux. Tout vin qui contient plus de 2 grammes de sulfate de potasse est considéré comme mauvais. L'adjonction d'acide salicylique au vin pour le conserver est interdite par la loi.

On fait avec du raisin sec du vin qui n'est pas un produit malsain ; ce qui est une fraude, c'est de le vendre comme vin de raisin frais. Enfin on fabrique encore du vin de toutes pièces, c'est-à-dire sans qu'il y entre une goutte de jus de raisin, frais ou sec. A base d'eau et d'alcool, ce produit est additionné d'acide tartrique, de matière colorante, d'extrait sec, et de toutes les substances chimiques qui existent normalement dans les vins de bonne nature (glycérine, etc.). On conçoit que l'analyse chimique soit désarmée vis-à-vis de cette fraude, puisque le vin ainsi fabriqué contient chimiquement tout ce que contient du vin naturel. Faits avec des produits chimiques et de l'alcool impur, ces vins sont très dangereux.

La falsification des aliments est un mal ancien, mais qui va constamment en s'aggravant. Les progrès de la science fournissent chaque jour de nouvelles armes aux fraudeurs. Le public n'a qu'une ressource : c'est de faire faire, toutes les fois qu'il a des doutes sur la bonne qualité d'un produit, l'analyse de l'échantillon suspect, dans un des laboratoires d'État qui viennent d'être créés en application de la loi de 1907 sur les fraudes, ou, à Paris, au laboratoire municipal, qui depuis près de trente ans, sous la direction de Ch. Girard, a rendu des services inestimables à la santé publique.

CINQUIÈME LEÇON

Hygiène de l'Alimentation (suite)

Viandes dangereuses : parasitisme et microbes infectieux (trichinose, ladrerie, charbon, tuberculose, etc.) ; viandes putréfiées (toxines, intoxication par la viande de porc, les saucisses). — Des boissons : vins, cidres, bières ; alcool. — L'alcoolisme. — Inconvénients du tabac.

Dangers de certaines denrées alimentaires.

S'il est bon de mettre le public en garde contre la possibilité de certaines falsifications, il est non moins important qu'il connaisse les dangers que peut entraîner la consommation de certains aliments avariés, dangers réels que nous allons rapidement passer en revue (1).

Dangers des viandes infectées. — Les *viandes* peuvent être dangereuses, lorsqu'elles contiennent des parasites ou quand on les consomme alors qu'elles sont altérées.

Les viandes peuvent contenir des œufs de vers intestinaux, de ténias ou vers solitaires, qui sont le *ténia inerme* (fig. 13 et 14) pour la chair du bœuf, et le *ténia arme* (fig. 15 et 16) pour la viande du porc (porc ladre). La chair du porc peut également contenir des *trichines* (fig. 17 et 18).

(1) Les aliments les plus sains peuvent devenir dangereux par suite de manipulations ou d'habitudes malpropres. Nous signalerons en particulier l'usage, courant à Paris, qui consiste à poser le matin le pain à la porte des appartements de chaque étage, *sur les paillassons*, sans les envelopper de papier.

Les ténias sont des hôtes incommodes, mais peu dangereux, de l'intestin de l'homme; il n'en est pas de même de la trichine, qui peut occasionner des accidents mortels rappelant ceux de la fièvre typhoïde.

Pour éviter le ténia du bœuf, il suffit de manger la viande de bœuf rôtie ou grillée à point et non pas violette ou rouge, très saignante. Lorsque, par prescription du médecin, les malades ou les convalescents mangent de la viande crue hachée ou pulpée, il vaut mieux choisir les

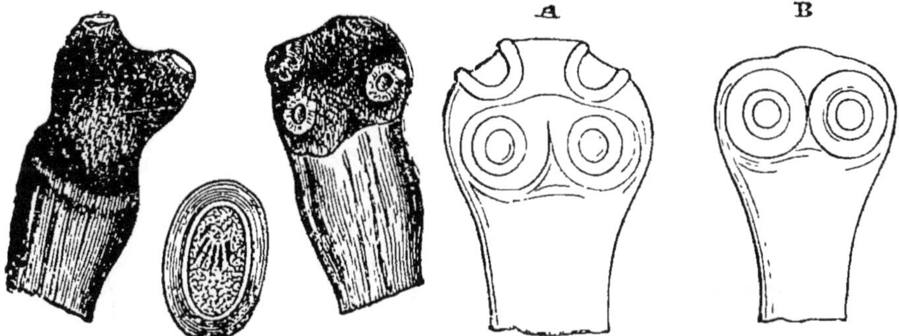

Fig. 13. — Tête du ténia inerme (grossie 5 fois); ovule du même ténia.

Fig. 14. — Tête grossie du ténia inerme en A, vue un peu penchée en avant et montrant la disposition des 4 ventouses. — En B, la tête est vue de profil.

viandes de mouton ou de cheval qui sont exemptes de tout danger, plutôt que la viande de bœuf qui peut contenir le ténia.

Le jambon cru expose au ténia armé et à la trichine. Son emploi doit donc être proscrit.

Les viandes peuvent encore provenir d'animaux malades et atteints d'affections microbiennes communes aux animaux et à l'homme (charbon, tuberculose, morve). Ce n'est que par suite d'un défaut de surveillance (viandes foraines) que l'on peut mettre clandestinement en vente pour la boucherie des animaux charbonneux ou morveux, dont la dépouille doit légalement être enfouie profondément et dans de la chaux. Pour ce qui est de la tuberculose, il est reconnu que la chair des bovidés tuberculeux ne contient pas de bacilles. On tolère donc la mise en vente de ces animaux, si l'animal n'est pas atteint de lésions trop généralisées. Les foies de volailles sont souvent tuberculeux et, quand ils sont consommés à peine cuits, roses, ils peuvent contenir des milliers de bacilles encore vivants. Leur ingestion peut donc être très dangereuse (Thoinot).

Dangers des aliments putréfiés. — La putréfaction, ou un commencement de putréfaction, détermine, dans

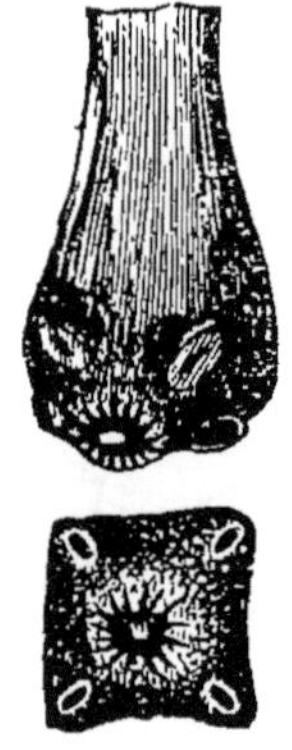

Fig. 15. — Tête du ténia armé (grossie 12 fois).

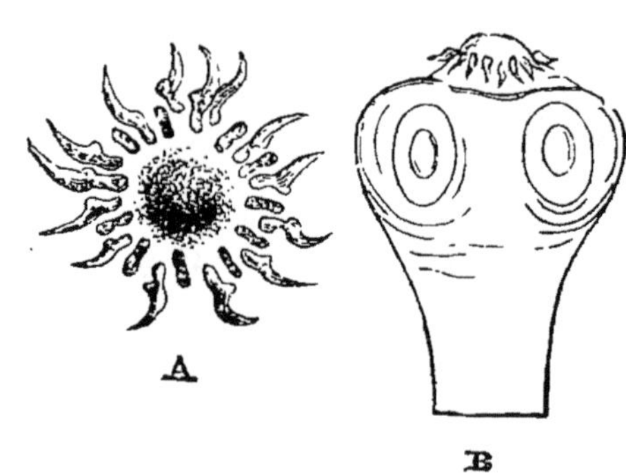

Fig. 16. — A, milieu de la tête du ténia armé, très grossie, vue de face par le haut et montrant la double couronne de crochets ; B, tête grossie du tenia armé.

les viandes des animaux en décomposition, le développement de substances chimiques appelées ptomaïnes et dont certaines sont de violents poisons qui peuvent produire des intoxications graves.

Tout ce qui n'est pas d'une rigoureuse fraîcheur doit être rejeté, qu'il s'agisse de viande de boucherie ou surtout de charcuterie, le degré de fraîcheur et la bonne qualité de celle-ci étant plus difficiles à apprécier. L'œil et l'odorat pour les viandes peuvent renseigner à ce sujet. C'est surtout en été que surviennent des accidents, souvent mortels, dus à l'ingestion de viandes altérées. Le veau, le veau piqué, les saucisses, le boudin, le canard au sang (dangereux de juin à septembre), les conserves trop anciennes ou mal préparées, déterminent des accidents terribles, rappelant le choléra, qui frappent et déciment souvent toute une famille. Cependant ces aliments avariés ne présentent parfois ni à la vue, ni au goût, ni à l'odorat, le moindre symptôme d'altération. La viande de veau doit particulièrement être l'objet de surveillance pendant l'été.

Les blancs d'*œufs* altérés peuvent causer des accidents mortels, quand ils sont employés par des pâtissiers peu scrupuleux. Certains gâteaux (Saint-Honoré, choux à la crème) doivent leur toxicité à ce fait, ainsi qu'à la mauvaise qualité de la crème employée.

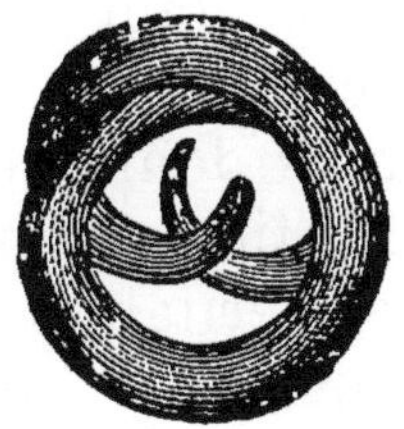

Fig. 17. — Trichine déroulée de son kyste et enroulée sur elle-même.

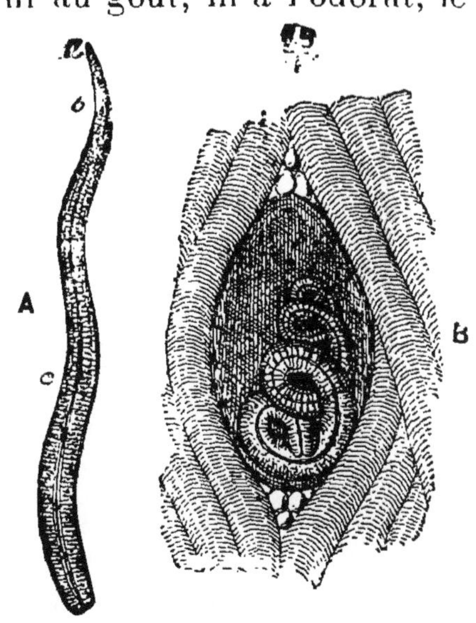

Fig. 18. — A, Trichine spiralée. B, larve enkystée dans un muscle de porc.

Infections et intoxications produites par les poissons, les crustacés et les mollusques. — Certains *poissons* peuvent donner un ver (bothriocéphale, fig. 19) analogue au ver solitaire. Ce sont les poissons du lac de Genève surtout qui contiennent des larves de ce parasite, qui est rare en France. Le poisson porteur de ces larves est inoffensif lorsqu'il est bien cuit.

Certains poissons frais, sous les tropiques, sont toxiques. En Europe, les œufs de brochet et de barbeau passent pour indigestes et peuvent occasionner un peu de diarrhée.

Les poissons avariés déterminent les mêmes accidents que les viandes altérées. La morue rouge contient un microbe qui donne cette coloration à la chair de la morue salée et détermine des accidents toxiques. Les conserves de poissons, thon, saumon, sardines, mal préparées sont dans le même cas.

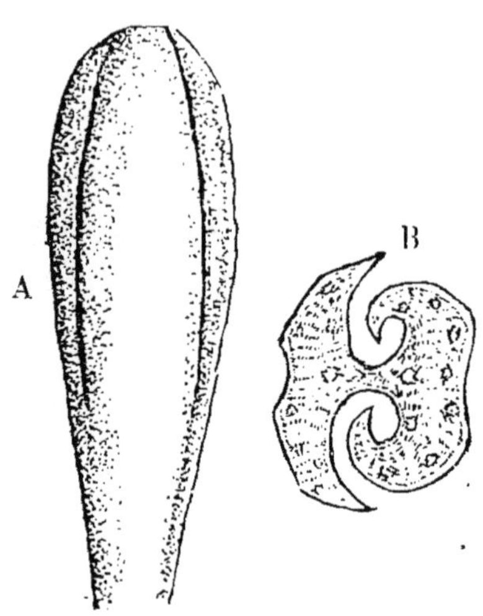

Fig. 19. — A, tête de *bothriocéphale*. B, la même en coupe transversale.

Les homards, langoustes, crevettes et crabes, à l'état frais ou conservé, donnent assez rarement lieu à des accidents. Cependant chez certaines personnes l'ingestion de *crustacés* donne régulièrement de l'urticaire. On observe même de véritables empoisonnements, avec diarrhée, vomissements, etc. Il y eut, il y a quelques années, à Amiens une épidémie dans 350 familles provoquée par des crevettes avariées.

Les *moules* déterminent des empoisonnements parfois mortels. C'est un fait qui est connu de tous. Cela tient surtout à la qualité nocive des eaux dans lesquelles les moules ont vécu, ou aussi à une maladie des moules que ces eaux produisent, et qui amène, dans le foie du mollusque, la formation d'un poison appelé mytilotoxine. Les moules peuvent encore donner la fièvre typhoïde.

Il en est de même des *huîtres*, lorsque les parcs où ces huîtres se sont développées sont souillés par des eaux d'égout contenant le bacille de la fièvre typhoïde, ou, comme cela arrive peut-être plus fréquemment encore, lorsqu'en dehors des parcs on rafraîchit ces huîtres, au moment de la vente ou un peu avant, en les maintenant dans des eaux souillées.

En Amérique, elles ont déterminé le choléra dans les mêmes conditions. Il vaut mieux, surtout pour les enfants, se passer d'huîtres quand on n'est pas sûr de leur origine.

Le remède à l'infection des huîtres, qui est loin d'être générale en France, mais seulement limitée à certains parcs, est d'autant plus facile à appliquer, dit M. Mosny, que la situation et l'aménagement de la grande majorité des parcs de notre pays peuvent être maintenus dans l'état actuel, sans aucun inconvénient pour la santé. Il suffirait de prémunir les parcs salubres contre toute cause à venir de contamination, et d'interdire la vente d'huîtres provenant d'endroits notoirement contaminés jusqu'à ce que les causes de contamination (égouts) aient été supprimées.

Les huîtres mises en réserve chez les marchands au détail doivent être l'objet d'une surveillance particulière ; c'est là surtout le grand danger; car des huîtres, retirées des parcs parfaitement saines, peuvent être contaminées ultérieurement par de l'eau souillée dans laquelle on les conserve.

Dangers du lait. — Les fraudes les plus habituelles du *lait*, mouillage et écrémage, ne peuvent pas déterminer d'accidents (sauf dans les cas où l'eau ajoutée au lait contient des germes morbides). Il n'en est pas de même pour les laits qu'on a additionnés de substances « conservatrices » (soude, borax); une consommation prolongée de ces laits est nuisible, surtout pour les jeunes enfants et les personnes soumises au régime lacté, en particulier dans les maladies des reins.

Il est admis maintenant que c'est souvent par le lait de vaches tuberculeuses pris au premier âge ou dans l'enfance qu'on devient tuberculeux. Or la fréquence de la tuberculose chez les vaches est incontestable. Le lait virulent, tuberculeux, que la mamelle de la vache soit tuberculeuse ou non, est extrêmement répandu, et constitue un véritable danger public. En Angleterre, grâce à l'application d'une série de mesures hygiéniques portant sur la salubrité des habitations et des ateliers, on est arrivé à réduire considérablement la tuberculose chez les adultes. Par contre, chez les enfants qui consomment beaucoup de lait, le nombre des cas de tuberculose a au contraire augmenté dans de fortes proportions. C'est la tuberculose des vaches qui en est cause.

Il faut donc éliminer les vaches tuberculeuses, ce qui est possible, puisqu'on peut faire le diagnostic à l'aide d'une injection de tuberculine. C'est ce qui se pratique à Nice et à Arcachon où le bureau d'hygiène donne après inoculation des vaches une attestation aux laitiers, certifiant que les animaux sont sains. Les effets de cette mesure ont été des plus heureux, et pour les commerçants qui ont vu s'accroître leurs affaires, et pour les clients dont la sécurité se trouve ainsi assurée.

A Paris, et presque partout ailleurs, le lait arrive jusqu'au consommateur sans aucune garantie. Il y a cependant parfois dans une étable la moitié des vaches laitières qui sont tuberculeuses. Dès lors, pour supprimer le danger, il faut, *et cela est indispensable pour les nourrissons et pour les jeunes enfants*, le faire bouillir, ou prendre du lait de chèvre ou d'ânesse, ces animaux étant réfractaires à la tuberculose.

Le lait peut encore transmettre la fièvre aphteuse ou cocotte à l'homme. Les vaches qui ont la cocotte donnent du lait dangereux, mais que l'ébullition rend inoffensif. Il y a eu également un grand nombre de cas de fièvre typhoïde et même de choléra et de dysenterie, transmis par du lait contaminé. La contamination se fait par les mains des personnes qui traient et qui ont soigné des malades, ou par des mouches infectées, ou par de l'eau souillée qui a servi, soit à laver les vases qui ont contenu le lait, soit à mouiller celui-ci. Il semble que la scarlatine et peut-être la diphtérie puissent aussi être propagées par le lait. L'ébullition du lait suffit encore à parer à tous ces dangers.

Boissons alcooliques. — Alcoolisme.

L'alcool comme aliment d'épargne. — La question de l'innocuité ou de la nocivité de l'alcool, et la question de savoir si c'est ou non un aliment d'épargne, ont fait l'objet, dans ces dernières années, de vives polémiques. Duclaux, s'appuyant sur les expériences d'Atwater et de Benedict, est arrivé aux conclusions suivantes qui ont fait grand bruit : « On peut sans inconvénient remplacer du beurre, des légumes ou autres aliments analogues par de l'alcool sous forme de vin ou d'eau-de-vie. Ces remplacements et ces alternances ne dépendent pas de l'état de repos ou de travail ni d'aucune circonstance relative au consommateur. L'aliment reste physiologiquement le même si la substitution se fait en tenant compte de ces coefficients, et quand on supprime le vin dans un repas il faut le remplacer par quelque chose ».

On sait le bruit qui se fit autour de ces propositions, qui ne reposaient sur aucune recherche personnelle, qui n'étaient d'ailleurs que le commentaire des expériences d'Atwater et dont s'emparèrent tous les gens intéressés à la consommation de l'alcool. Cependant Atwater et Benedict concluaient eux-mêmes de la façon suivante : « Ces études n'ont pas tranché la question de l'introduction souhaitable de l'alcool dans le régime du travail musculaire. Il y a une différence très essentielle entre la transformation de l'énergie potentielle de l'alcool en énergie utile au point de vue musculaire et les avantages ou les désavantages de la présence de l'alcool dans le régime des ouvriers qui se livrent à un travail musculaire. Même pour une consommation d'alcool à doses faibles, nos expériences ont fourni l'indication que les sujets au régime ordinaire ont travaillé dans des conditions un peu meilleures qu'au régime de l'alcool. »

L'idée que l'alcool et les boissons alcooliques sont indispensables aux travailleurs est une idée qui est malheureusement universellement admise parmi les ouvriers européens. Cette idée erronée est fondée sur la stimulation incontestable que donne, dès les premières minutes, l'ingestion de l'alcool. Les faits ne confirment nullement cette nécessité, et un aliment autre que l'alcool, et de pouvoir calorifique égal, produit une action identique.

Lorsque l'homme est déprimé, une petite quantité d'alcool prise à jeun a, il est vrai, une influence favorable sur son activité musculaire. Ce fait a été mis scientifiquement en évidence par deux médecins suisses, sur eux-mêmes. Aussi sera-t-il malaisé d'obtenir la suppression de l'alcool dans certaines conditions, comme par exemple chez des ouvriers qui, par un grand froid et de bon matin, font un travail pénible de terrassement. L'alcool les réchauffe immédiatement et les stimule. Cependant une tasse de bon café chaud produirait le même effet.

Il est bien établi que l'usage constant de l'alcool dans tout travail manuel enlève l'endurance et coupe l'entraînement. Les gens qui s'adonnent à tous les sports violents le savent bien et suppriment complètement l'alcool. Les débardeurs turcs du Bosphore ont une endurance double et triple de celle des débardeurs chrétiens (Roumains, Valaques, Slaves) qui boivent de l'alcool et ne peuvent travailler que trois ou quatre heures contre les onze à quatorze heures que fournissent les Mahométans abstinents. Il est vrai qu'il y a là aussi une affaire de race et de force musculaire spéciale.

Boissons alcooliques. — Passons rapidement en revue les différentes boissons alcooliques.

On appelle boissons fermentées toutes celles chez lesquelles s'est produite la fermentation alcoolique. Les plus usitées en France sont le vin, le cidre et la bière. Elles contiennent en proportion variable de l'alcool. Cet alcool, introduit dans l'organisme, y est brûlé presque totalement, sauf une petite proportion (4 p. 100) qui est éliminée telle quelle par l'urine, l'haleine, la sueur, etc.

La distillation de liqueurs fermentées donne de l'alcool. L'eau-de-vie de vin est la meilleure et la moins insalubre.

Les marcs de raisin fournissent en France également une grande quantité d'eau-de-vie ainsi que divers fruits (cerises, prunes, etc.). Dans les pays à canne à sucre, la distillation des jus de canne ou des mélasses donne le rhum et le tafia.

L'eau-de-vie ordinaire renferme environ 30 à 40 p. 100 d'alcool, le rhum 70 p. 100. Cet alcool est l'alcool de vin ou éthylique, mélangé à des alcools dits supérieurs parce qu'ils bouillent à une température supérieure à celle de l'alcool vinique ; ils sont plus toxiques que ce dernier; le goût des eaux-de-vie leur est donné par des éthers, des aldéhydes, dont une, le furfurol, est fort toxique.

Une grande partie de l'alcool est consommée sous forme de liqueurs, c'est-à-dire avec addition d'essences ou de principes aromatiques. Ces liqueurs se boivent pures (eau de mélisse, vulnéraire, liqueurs de table) ou étendues d'eau (apéritifs). La plus toxique des essences est celle de l'absinthe. L'usage prolongé de ces boissons conduit à l'alcoolisme chronique d'une façon sûre, d'autant que la plupart de ces liqueurs sont très riches en alcool. L'absinthe pèse 75 p. 100 d'alcool.

Alcoolisme. — L'alcoolisme est un empoisonnement chronique dû à l'usage habituel et prolongé de l'alcool, alors même que celui-ci ne produirait pas l'ivresse. Il n'y a guère de différence entre l'alcoolisme chronique produit par l'abus des eaux-de-vie et l'absinthisme. On observe dans les deux cas des troubles nerveux : insomnie, cauchemars, paralysie progressive symétrique, déchéance de l'intelligence ; des crises convulsives et des attaques épileptiformes, enfin le delirium tremens et la folie. Les troubles de la sensibilité prédominent dans l'absinthisme.

En dehors du système nerveux, divers organes (estomac, foie, reins) sont gravement altérés par l'abus de l'alcool, qui prédispose tout particulièrement à la tuberculose. Enfin l'alcoolisme aggrave singulièrement les maladies aiguës, notamment la pneumonie et l'érysipèle.

Chez le buveur, l'organisme n'est pas seul atteint ; sa

valeur morale s'amoindrit chaque jour et on a dit avec raison que l'habitude de boire entraîne la désaffection de la famille, l'oubli de tous les devoirs, le dégoût du travail, la misère, le vol et le crime. Si l'alcoolique est fatalement atteint, sa descendance est rarement épargnée. Ses enfants, s'ils ne meurent pas en bas âge, sont menacés par la tuberculose ou restent des dégénérés, individus chétifs qui à vingt ans ont l'air d'en avoir douze et sont inintelligents, bornés ou même idiots. La Normandie et la Picardie sont malheureusement peuplées de ces dégénérés à tel point que dans certains départements les conseils de revision refusent 50 p. 100 et plus des conscrits pour défaut de taille. Dans ces pays, des habitudes invétérées d'alcoolisme, entretenues par le déplorable usage de régler une partie du salaire des ouvriers en eau-de-vie, n'ont pas peu contribué à cet effondrement d'une race jadis célèbre pour sa vigueur et sa beauté.

75 p. 100 des enfants internés dans les maisons de correction sont des descendants d'alcooliques. Dans la Seine-Inférieure, un des départements où l'on boit le plus, il y a un condamné par 130 habitants. Dans la Creuse, un des départements où l'on boit le moins, on n'en compte qu'un pour 1501 habitants.

Toutefois, si l'alcoolisme constitue un danger public incontestable, tel que les autorités s'en sont inquiétées dans tous les pays, au point d'édicter diverses lois spéciales à ce sujet, il faut éviter toute exagération. Entre le buveur d'eau et le buveur d'alcool, il y a place pour le buveur de boissons fermentées telles que le vin, le cidre, la bière, qui, pris à doses modérées, constituent des boissons hygiéniques par excellence, et qui sont utiles à ceux qui ont à faire un travail fatigant.

Il ne faut donc pas pousser les choses à l'extrême. S'il est certain qu'aucune boisson alcoolique n'est indispensable, qu'on peut, en ne buvant que de l'eau, se livrer à un travail physique ou intellectuel considérable dans d'aussi bonnes conditions qu'en buvant du vin ou des boissons fermentées, il n'en est pas moins vrai que ces boissons peuvent faire partie de l'alimentation habituelle sans aucun inconvénient pour l'organisme. Il faut bien dire que le problème a été mal posé, qu'en hygiène, comme en biologie, il n'y a pas de théorèmes, que presque toutes les questions sont des questions d'espèces ; dans le cas qui nous occupe, ces remarques s'appliquent au suprême degré. La tolérance est éminemment variable, suivant les cas, suivant qu'il s'agit d'un individu à occupation sédentaire, ou d'un ouvrier manuel. Encore, dans cette dernière catégorie, y a-t-il cent cas différents à considérer. Pour un homme ayant un travail dur, exigeant un effort musculaire considérable de huit à dix heures par jour, nous considérons qu'un litre et demi de vin naturel par jour, soit une bouteille de 75 centilitres par repas, est une dose normale et qui sera tolérée toute la vie sans aucun dommage pour la santé.

Vin. Cidre. Bière. — La vigne est cultivée depuis deux mille ans en France Le raisin frais, fermenté naturellement, produit le *vin*. L'usage du vin est habituel aux Français depuis les temps les plus reculés et, à doses modérées, n'a jamais produit sur la race aucun effet nocif, au contraire. Le vin fait partie inhérente depuis vingt siècles de l'alimentation française, et il n'est pas téméraire de croire que certaines de nos qualités nationales : esprit, gaieté, bonne humeur, vivacité, élan et enthousiasme, ont été entretenues par l'usage des vins de France.

Les dangers que, depuis vingt ans environ, l'on a découverts aux vins de France sont donc, d'après nous, absolument illusoires. Certes, depuis l'invasion du phylloxera, l'usage de vins fraudés a fait augmenter dans une proportion considérable les maladies d'estomac et le nombre des dyspeptiques. Mais cela est dû à ce fait que la consommation du vin n'a jamais baissé, tandis que la production diminuait dans des proportions énormes. L'écart entre les quantités nécessaires à la consommation courante et le vin récolté en trop petite quantité était considérable. La fraude pendant vingt ans s'est chargée de combler cet écart au grand détriment de la santé publique. Beaucoup de personnes, surtout dans les classes aisées, ont reproché au vin naturel les méfaits des vins fraudés. C'est là une conception fausse, et contre laquelle nous ne saurions trop réagir.

Le vin contient de l'alcool, de la glycérine, des acides, du sucre, du tanin, des tartrates alcalins, des matières colorantes, des chlorures, des sulfates, des phosphates et enfin certains éthers qui constituent le bouquet.

Le vin blanc diffère du vin rouge par une moindre teneur en tanin et en principes aromatiques.

La teneur des vins en alcool est variable. Ceux qui en contiennent moins de 8 p. 100 sont d'une conservation difficile. Tous les vins qui ont un degré alcoolique supérieur à 15° ont été additionnés d'alcool, c'est-à-dire ont subi le *vinage*. Ainsi les vins alcooliques secs (madère, porto, malaga, xérès), qui pèsent 18°,5, sont additionnés d'alcool.

Le vin, comme l'alcool, excite le tube digestif et les centres nerveux. Par ses sels (4 à 5 grammes par litre), il peut contribuer à réparer les pertes de l'organisme.

Dans certains départements de France, en Picardie, en Normandie, en Bretagne, les populations consomment comme boisson de table presque exclusivement du *cidre*, jus de pommes ou de poires fermenté. Le cidre contient 5 à 8 p. 100 d'alcool ; le poiré, de 6 à 9 p. 100. Moins riches en alcool que le vin, les cidres contiennent encore du tanin et se conservent mal. On leur reproche de carier les dents et, d'après certains médecins normands, de prédisposer au cancer de l'estomac, très fréquent en Normandie, ainsi qu'à l'albuminurie. Par contre, les calculs vésicaux sont rares chez les buveurs de cidre.

La *bière* est une liqueur alcoolique produite par l'action de la levure de bière sur une décoction d'orge germée. On y ajoute du houblon pour en relever le goût. La bière contient, outre l'alcool et l'acide carbonique, des sels, de la dextrine et des substances azotées. La teneur en alcool des bières est variable. Les bières en France contiennent de 1 à 4 p. 100 d'alcool; les bières anglaises de 4 à 8 p. 100. Un litre de bière renferme 40 à 50 grammes d'extrait sec, ce qui en fait un aliment réel.

Inconvénients du tabac. — L'usage du tabac est encore plus répandu que celui de l'alcool, d'autant que son innocuité apparente, la lenteur avec laquelle se développent les différents désordres provoqués par son usage en font généralement méconnaître les inconvénients.

La fumée de tabac contient un poison, la nicotine, et un grand nombre de produits volatiles, qui sont très toxiques. Les pipes usagées, dont le fourneau est doublé à l'intérieur d'une couche de charbon, dégagent même de l'oxyde de carbone. Aussi, est-il très dangereux d'avaler la fumée, comme le font beaucoup de fumeurs. Le fait de fumer dans un local clos et surtout de dormir dans une chambre où l'on a fumé, sans qu'elle ait été aérée ensuite, prolonge beaucoup l'action nuisible du toxique sur l'organisme. Le séjour habituel dans une pièce où l'on fume expose d'ailleurs également les personnes qui ne fument pas à tous les inconvénients du poison.

Les accidents provoqués par l'abus du tabac se traduisent par la perte de la mémoire, de l'inappétence, des maux d'estomac, de l'affaiblissement de la vue et surtout des troubles douloureux du côté du cœur (palpitations et angine de poitrine). L'abus du tabac conduit parfois à l'alcoolisme; car la fumée dessèche la bouche et la gorge et provoque la soif.

Fumer est une mauvaise habitude qui devient malsaine dès qu'on fait un usage immodéré du tabac.

SIXIÈME LEÇON

Les Maladies contagieuses

Qu'est-ce qu'une maladie contagieuse ou transmissible? — Exemple : une maladie type, dont la transmission est expérimentalement facile : le charbon; expériences de Pasteur. — Moustiques et impaludisme. — Indications rapides des principales maladies contagieuses de l'homme ; voies de transmission : l'air, l'eau, la respiration, la digestion. — Fièvres éruptives, tuberculose, etc. — Maladies transmises par les déjections humaines.

Ce qu'il faut entendre par maladies contagieuses. — Les maladies contagieuses ont pour caractère d'être produites, dans l'organisme de l'homme et des animaux malades, par la présence d'un parasite qui s'y multiplie.

Ce parasite crée la maladie. Il crée aussi la contagion, en passant de l'individu malade à l'individu sain ou de son cadavre à l'individu sain. Il y a différents modes de passage que nous étudierons plus loin.

A chaque maladie contagieuse correspond un parasite spécial qui possède des caractères et une individualité propres, qu'il s'agisse de maladies microbiennes, c'est-à-dire causées par des microbes proprement dits, ou de maladies parasitaires, provoquées par des parasites autres que les microbes.

Les microbes sont des végétaux microscopiques, ayant la forme de points ou de bâtonnets. Il n'y a, à l'heure actuelle, qu'un petit nombre de maladies contagieuses dont on ne connaisse pas l'agent causal. Les fièvres éruptives, variole, scarlatine et rougeole, sont dans ce cas. Ces lacunes seront sans doute rapidement comblées, si l'on réfléchit que depuis 1880 on a découvert presque tous les microbes actuellement connus.

La façon dont se fait la contagion n'est pas non plus élucidée dans tous les cas, et l'on en est réduit, pour un certain nombre de maladies, à des hypothèses. Il n'en est pas moins vrai qu'en appliquant les règles usitées pour combattre les maladies où le mécanisme intime de la contagion est connu, on arrive à établir des mesures préventives suffisantes pour entraver le développement de ces affections.

Les agents des maladies contagieuses sont pour la plupart des infiniment petits, des microbes qui, habituellement, reposent à la surface de la terre, leur habitat normal. La partie la plus superficielle de la croûte terrestre, terre végétale, est l'endroit le plus riche en microbes qui soit connu. De là ils sont soulevés, soit par le vent, soit par les mouvements des animaux et de l'homme, et voltigent dans l'air avec les poussières. Comme, malgré leur extrême petitesse, ils ont une pesanteur spécifique, ils retombent au bout d'un certain temps à la surface de la terre. C'est le plus souvent durant leur séjour dans l'air, ou lorsqu'ils se sont déposés sur l'homme ou sur ses aliments, rarement par les voies respiratoires, qu'ils pénètrent dans l'organisme et déterminent la contagion.

Le charbon et les expériences de Pasteur. — Pour faire comprendre le mécanisme de la contagion dans les maladies transmissibles, on ne saurait mieux faire que de prendre pour exemple une maladie type, dont la transmission a été démontrée expérimentalement une des premières, par les immortelles expériences de Pasteur ; nous voulons parler du charbon.

Le charbon est une maladie qui frappe quelques herbivores, mais plus spécialement les moutons qu'elle décimait autrefois, imposant ainsi à l'agriculture des pertes considérables, avant que Pasteur ait trouvé le moyen de préserver les animaux au moyen de la vaccination charbonneuse.

Le sang d'un animal qui a succombé à cette affection contient une infinité de petits bâtonnets longs de quelques millièmes de millimètre (fig. 20). Ces bâtonnets ne sont

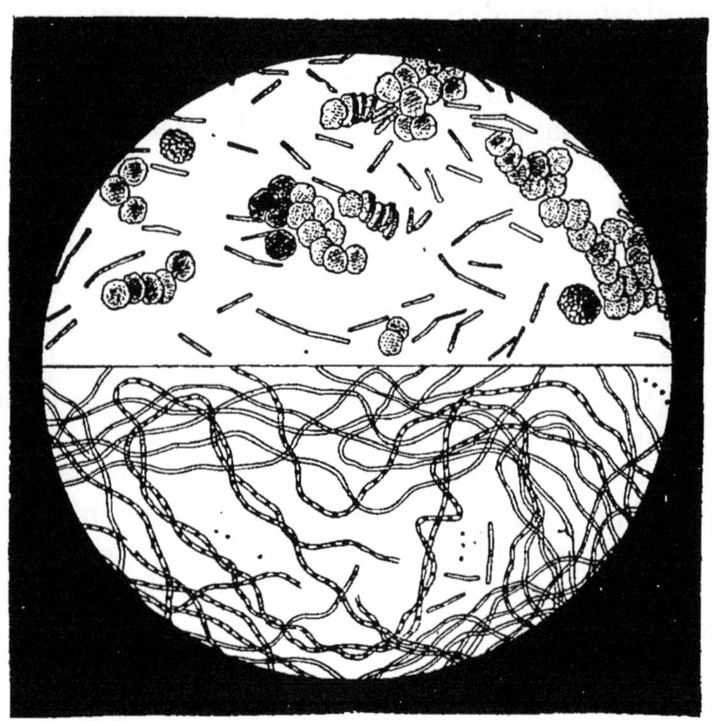

Fig. 20. — Bactéridie du charbon : en bas, cultivée dans du bouillon ; en haut, dans le sang d'un animal mort charbonneux.

autres que les microbes du charbon découverts en 1850 par Davaine.

Ce sang d'animal charbonneux injecté sous la peau d'un animal sain reproduit chez celui-ci tous les signes du charbon et le sang de l'animal qui a succombé à cette inoculation expérimentale contient aussi des bâtonnets identiques à ceux qu'on a constatés chez le premier animal. C'est là déjà une preuve que ce sont bien ces bâtonnets qui déterminent la maladie charbonneuse. Mais Pasteur a donné encore une preuve que ces bâtonnets sont bien la cause du charbon.

Il a en effet pu, en transportant une goutte de sang, pris sur un animal ayant succombé au charbon, dans du bouillon stérilisé, constater que les bâtonnets se multipliaient énormément dans ce milieu et qu'une goutte de ce bouillon inoculée sous la peau à un mouton sain lui donne la maladie charbonneuse. Le sang de ce mouton contient encore une quantité de microbes du charbon, lorsque l'animal est mort. Voilà donc un exemple de contagion directe du charbon artificiellement provoqué.

Les expériences de Pasteur ont aussi démontré un autre mode de contagion, la transmission indirecte du charbon. Si, en effet, on conserve un certain temps le bouillon, dans lequel une goutte de sang charbonneux a provoqué le développement des bâtonnets, ceux-ci se placent bout à bout et forment de longs filaments enchevêtrés ; puis des espaces clairs, réfringents, arrondis, apparaissent à l'intérieur de ces filaments et enfin les filaments disparaissent, il ne reste que ces corps ronds, appelés spores, véritables graines des bactéries charbonneuses. En effet, si on place à l'étuve à 37° du bouillon stérilisé neuf ensemencé avec du bouillon ne contenant plus que ces spores, on voit bientôt pulluler les bâtonnets du charbon. Ceux-ci se placent à leur tour en filaments, qui présentent ensuite des spores ; les filaments disparaissent, les spores restent seules, mais peuvent encore reproduire la bactérie charbonneuse et ainsi de suite indéfiniment. Ce qui caractérise ces spores, c'est qu'elles sont bien plus résistantes que les bactéries elles-mêmes, et survivent bien plus longtemps qu'elles lorsqu'elles sont soumises à l'action des agents physiques tels que la chaleur, le froid, l'insolation, la dessiccation. Elles peuvent ainsi attendre longtemps, des mois, des années même, une occasion favorable pour germer, donner naissance à des bactéries charbonneuses et répandre la maladie. Pasteur a reproduit expérimentalement ce mode de contagion, en arrosant du fourrage avec du bouillon contenant des spores charbonneuses et en faisant manger ce fourrage à des moutons. Ceux-ci succombèrent bientôt au charbon, après en avoir présenté tous les symptômes. Leur sang contenait des quantités de bactéries charbonneuses.

Cette expérience aide à comprendre ce qui survient dans un troupeau dont une bête est atteinte du charbon. L'animal succombe, perdant du sang par les naseaux et dans ses déjections ; il en souille le pâturage autour de lui. Les bactéries, que contient ce sang, disparaissent bientôt, mais les spores subsistent sur le sol et sur les brins d'herbe. D'autres moutons en broutant s'infectent au contact de ces spores ; ils répandent à leur tour le germe infectieux, qui fait de plus en plus de victimes.

Pasteur a pu de même expliquer par quel mécanisme étaient décimés les troupeaux qui venaient pâturer sur ces terres, si justement dénommées *champs maudits*. Il s'agissait d'endroits où avaient été enfouis longtemps auparavant des moutons charbonneux. Les vers de terre dans ce sol absorbaient des spores charbonneuses et venaient les rejeter à la surface, où elles souillaient les herbes. Dès lors les moutons, en venant pâturer dans ces champs, ne tardaient pas à s'infecter et à succomber au charbon.

Les expériences de Pasteur ont ainsi permis de préciser le rôle des microbes dans la propagation d'une maladie qu'il était possible de reproduire expérimentalement. Elles ont ouvert la voie aux recherches qui ont élucidé les différents modes de contagion dans nombre de maladies infectieuses.

Moustiques et impaludisme. — Un autre exemple, celui de la transmission de l'impaludisme, est également utile à connaître pour bien saisir combien les modalités de la contagion peuvent être variées. On pensait autrefois que l'impaludisme n'était pas une maladie contagieuse et que son germe se trouvait disséminé dans l'atmosphère des contrées marécageuses. De fait, l'impaludisme ne se transmet pas directement d'homme à homme. Mais depuis que Laveran a découvert en 1880 le parasite de cette maladie dans le sang des malades atteints de fièvres intermittentes, on a pu établir qu'une espèce de moustique (*Anopheles*) (fig. 21) des pays marécageux, vient puiser le parasite du paludisme dans le sang des malades et inocule ensuite ce contage par piqûre à des sujets sains, qui contractent ainsi la maladie. La contagion de l'impaludisme existe donc bien ; mais elle ne peut se faire qu'indirectement, par l'intermédiaire d'un insecte.

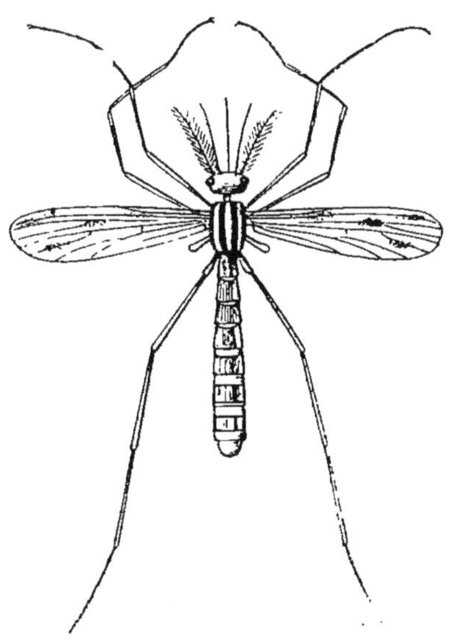

Fig. 21. — Anopheles claviger.

Voies de transmission. — Les modes de pénétration des agents de contagion dans l'organisme sont au nombre de trois principaux :

1° Par une solution de continuité de la peau (piqûre, coupure, écorchure). C'est ce qu'on appelle l'inoculation accidentelle : par exemple, un ouvrier en brosses se pique avec un poil provenant d'un animal mort du charbon et portant dans son sang le microbe du charbon, la bactéridie charbonneuse. Il contractera une pustule maligne, manifestation cutanée du charbon chez l'homme. La tuberculose, le tétanos, se contractent fréquemment aussi par une solution de continuité de l'épiderme, par inoculation accidentelle.

C'est par la même voie, par le même mécanisme que peuvent se contracter vraisemblablement presque toutes les autres maladies infectieuses. Nous voulons parler des piqûres non accidentelles, de celles qui sont faites par les insectes. Le rôle des insectes dans la propagation des maladies infectieuses devient de plus en plus évident. Il a été démontré pour un grand nombre d'entre elles, surtout pour les maladies des pays chauds. On sait que ce sont les moustiques qui inoculent la malaria ainsi que la fièvre jaune. Les puces provenant de rats pesteux inoculent la peste à l'homme. On peut grouper les faits déjà bien établis sur ce point de la façon suivante :

1. Transmission par les insectes parasites de l'homme : peste (puce), typhus récurrent (punaise), typhus exanthématique, lèpre (puces, punaises, parasites de la gale).

2. Transmission par les moustiques : paludisme, fièvre jaune, filariose.

3. Transmission par les mouches : maladie du sommeil, choléra, filariose, tuberculose.

En dehors de ces maladies où le mécanisme de la contagion par un insecte a été bien démontré, il est certain que les autres maladies contagieuses peuvent se communiquer par cet intermédiaire. Une puce peut aussi bien infecter son suçoir avec le parasite de la rougeole, de la scarlatine ou de la fièvre typhoïde, par exemple, qu'avec celui de la peste. Ce mode de propagation explique bien des cas restés mystérieux ou incompréhensibles, et, bien que non encore démontré, il doit être admis sans hésitation. La propreté des locaux et la destruction de la vermine mettent à l'abri de ces agents de contagion.

2° Par les voies respiratoires. On respire par la bouche ou le nez de l'air contenant un microbe dangereux qui va se fixer dans les bronches ou dans les poumons. Ce mode de contagion est particulièrement fréquent dans la tuberculose.

3° Par les voies digestives. On absorbe par la bouche un aliment ou de l'eau contenant un germe contagieux. Celui-ci pénètre dans l'intestin, y pullule, passe dans le sang et infecte l'individu.

Il est d'autres modes de contagion accessoires qu'il faut connaître. En déposant sur les muqueuses, même non écorchées ni ulcérées, un microbe virulent, on peut contagionner l'organisme. C'est ainsi que l'œil, ou plutôt la conjonctive, s'infecte fréquemment (ophtalmie).

Nous allons maintenant passer en revue les principales

maladies contagieuses et la façon de les combattre.

Variole, petite vérole. — La variole est la plus grave des fièvres éruptives. Elle est caractérisée par l'apparition successive (après quatre jours environ d'une période d'invasion marquée par de la fièvre, un violent mal de reins, de forts maux de tête et des vomissements) de boutons qui, pleins d'abord, se remplissent d'un liquide qui devient purulent et forment une croûte en se desséchant. C'est surtout au visage que l'éruption est le plus marquée. Les croûtes tombent et laissent une marque indélébile qui dure toute la vie. La *varioloïde* est une variole atténuée où les boutons n'arrivent pas à suppuration.

La variole est contagieuse à toutes les périodes de son évolution. Elle l'est surtout au début de l'éruption et au moment où les croûtes se dessèchent. Ces croûtes contiennent le contage et disséminent la maladie. Il en est de même du pus des boutons.

Le virus varioleux est très tenace et reste longtemps fixé dans une pièce (aux murs, sur les meubles, etc.) sans rien perdre de sa virulence.

L'incubation de la variole, c'est-à-dire le temps qui s'écoule depuis le moment où le germe variolique a pénétré dans l'organisme et celui où la maladie éclate, est d'environ douze jours. Il semble que la variole se propage par les voies aériennes, à la suite de l'inspiration de particules très fines venant des croûtes ou du pus desséché.

La variole se transmet d'une façon indirecte, lorsque le germe variolique a été transporté loin du lit du malade par une personne restée indemne parce qu'elle était vaccinée ou qu'elle avait eu la variole antérieurement. Les mains, les vêtements de cet individu servent d'intermédiaire entre le varioleux et des personnes qui contractent ainsi la maladie sans avoir approché le malade. La contagion indirecte se fait aussi, loin des locaux infectés, par l'intermédiaire des linges souillés par le varioleux. Les blanchisseuses prennent assez souvent la variole de cette façon.

Les sujets de race blanche n'ont la variole qu'une fois,

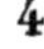

sauf exceptions très rares. On sait cependant que le roi Louis XV succomba à une deuxième atteinte de variole. Au contraire, chez certaines peuplades nègres et chez les Chinois, elle récidive souvent.

La préservation de la variole s'obtient à l'aide de la vaccine.

Scarlatine. — La scarlatine s'accompagne le plus souvent d'une éruption cutanée comme la rougeole ; elle frappe avec une fréquence et surtout une gravité particulière, les races anglo-saxonnes. En France, elle est moins grave.

Elle débute par de la fièvre et un violent mal de gorge suivis, au bout d'un jour, d'une éruption couleur de pourpre, rouge vif, qui couvre toute la surface du corps.

L'éruption passée, la peau du malade pèle sous forme d'écailles qui aux pieds et aux mains forment des rouleaux de peau morte. Cette période, appelée desquamation, dure fort longtemps et se prolonge jusqu'à la convalescence.

On n'a qu'une fois la scarlatine, sauf exception très rare.

On ne connaît pas le microbe de la scarlatine, mais on sait que cette fièvre est très contagieuse, et que le contage en est très subtil et très résistant. Le scarlatineux est dangereux dès le début de la maladie, au moment de l'éruption et pendant la desquamation. Il est admis que ce sont les produits épidermiques, les petites écailles recouvrant la peau, qui propagent surtout la scarlatine. Le linge qui a servi aux malades, les draps, les effets sur lesquels ces écailles se sont déposées, peuvent propager la maladie d'une façon indirecte. Mais le contage peut certainement être transmis aussi par les produits de sécrétion de la bouche et du pharynx. Le scarlatineux est donc dangereux pendant tout le temps de la maladie, c'est-à-dire pendant six semaines environ.

Il y a des cas où la maladie a été transmise par des lettres écrites par des scarlatineux ou dans leur chambre. Des livres ont dans certains cas également transporté le contage. Un assez grand nombre d'observations montrent que le lait de vache peut transmettre la scarlatine.

Rougeole. — La rougeole est une des maladies les plus connues et les plus répandues en France. Peu de personnes ne l'ont pas eue pendant leur enfance. Le microbe de la rougeole ainsi que le mécanisme intime de la contagion sont encore inconnus. On sait seulement que la rougeole est très contagieuse, surtout pendant sa première période. Celle-ci, après une incubation de quatorze à quinze jours, débute par du larmoiement, de la toux, des éternuements et de la fièvre. Cela dure quatre ou cinq jours, après quoi se montre l'éruption (seconde période) sous forme de placards de rougeole, de petites taches rouges, qui apparaissent sur tout le corps. Le rougeoleux est donc capable de transmettre la maladie dès le début, avant l'éruption, et c'est une notion d'autant plus utile à connaître que souvent, quand la rougeole est bénigne, le malade ne montrant encore que les signes d'un enchifrènement, d'un rhume de cerveau, va et vient, semant l'affection tout autour de lui. A la fin de la maladie, le malade desquame, la peau se couvre de fines écailles farineuses, reliquat de l'éruption.

On n'a en général la rougeole qu'une seule fois.

On pense que l'agent contagieux de la rougeole réside dans les sécrétions des yeux, les crachats, le jetage muqueux qui sort du nez. Les écailles épidermiques de la desquamation, le mucus nasal et les larmes répandus sur le linge ou les vêtements, les crachats desséchés doivent également jouer un rôle important dans la propagation de la maladie.

L'agent contagieux de la rougeole peut être transporté loin du malade par des personnes ou des objets sortant de sa chambre. Si quelque enfant entre en contact avec ces objets ou ces personnes, qui n'ont aucun symptôme de rougeole, il est exposé à gagner la maladie. C'est ce qu'on appelle la contagion indirecte, c'est-à-dire par le fait d'intermédiaires. Elle est beaucoup plus rare pour la rougeole que pour la variole et la scarlatine.

C'est vraisemblablement par les voies respiratoires, par le nez, peut-être par les conjonctives que pénètre le virus rougeoleux, sous forme de poussière ténue et impalpable. Les fosses nasales sont en effet prises les premières.

Coqueluche. — La coqueluche est presque aussi répandue que la rougeole. Elle débute par une période de catarrhe, de bronchite, à laquelle succède la période des quintes de toux. Ces quintes, plus ou moins répétées et séparées par une reprise caractéristique, constituent l'accès. La durée de la coqueluche est très longue. L'agent infectieux semble être contenu dans les sécrétions bronchiques.

La coqueluche est éminemment contagieuse dès le début de la maladie, et le contage en est subtil. Le contact d'un enfant sain avec un coquelucheux détermine presque fatalement la contagion. La coqueluche récidive très rarement, c'est-à-dire qu'on n'a guère deux fois la coqueluche dans sa vie.

Oreillons. — Les oreillons, qu'on observe chez l'adulte aussi bien que chez les enfants, sont constitués par le gonflement de glandes salivaires situées derrière l'angle de la mâchoire, au-dessous de l'oreille, sur les côtés du cou.

Cette affection est très contagieuse dès le début de la maladie. Son microbe et le mécanisme de la contagion sont encore inconnus. L'incubation dure trois semaines.

Diphtérie. — Commune à tous les âges de la vie, mais fréquente surtout dans l'enfance, la diphtérie se manifeste sous forme d'angine couenneuse ou angine diphtérique, et de *croup* ou laryngite diphtérique. L'arrière-gorge dans le premier cas, le larynx dans le second se tapissent de fausses membranes, blanches, grises ou noires. L'obstruction du larynx amène la suffocation et l'asphyxie si les membranes ne disparaissent pas, ou ne sont pas rejetées dans un effort de toux.

La diphtérie est très contagieuse. Son microbe est connu.

C'est un petit bâtonnet microscopique (fig. 22) qui siège dans les membranes. Souvent, au début, la diphtérie est bénigne, passe inaperçue et permet au petit malade de sortir et de semer la contagion. Il est rare que, dans une famille de plusieurs enfants, un seul soit atteint. Le plus souvent le premier pris contagionne ses frères et sœurs ou ses parents.

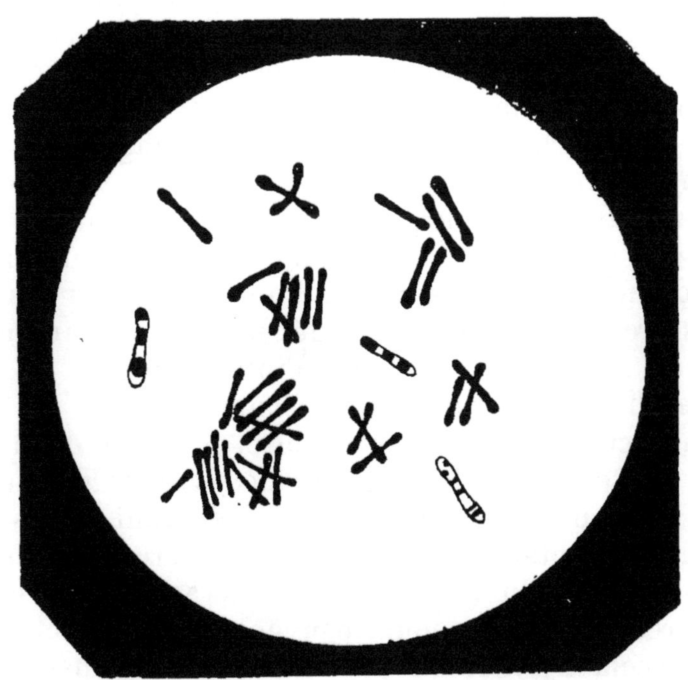

Fig. 22. — Bacilles de la diphtérie.

L'agent contagieux est dans les fausses membranes, dans les produits d'expectoration. Il persiste assez longtemps sur les muqueuses, même après disparition de la fausse membrane, en particulier dans la bouche et dans le nez. Il faut donc isoler longuement et rigoureusement les petits malades (Voy. p. 121).

Le bacille de la diphtérie est très tenace et conserve longtemps son pouvoir virulent. Dans les locaux (une salle d'école, par exemple) où il y a eu des élèves atteints de diphtérie, s'il n'a pas été fait de désinfection, on peut voir éclater de nouveaux cas au bout d'un temps très long, après des mois et des années même. La désinfection est donc indispensable.

Tuberculose. Phtisie pulmonaire. — La tuberculose est une maladie extrêmement répandue sur toute la surface du globe, puisqu'elle tue un septième de l'humanité. Un individu sur 7 meurt de la poitrine (phtisie pulmonaire)! C'est une maladie commune aux animaux et à l'homme. Le lait des vaches tuberculeuses est, d'après les plus récentes données, l'agent de contagion le plus fréquent. Mais l'homme tuberculeux contagionne aussi l'homme sain.

Un individu atteint de phtisie pulmonaire maigrit, perd ses forces, devient pâle, crache le sang, et est atteint au début d'une petite toux sèche. A mesure que la maladie fait des progrès, le poumon se détruit, la toux augmente ainsi que les crachats, et si on n'intervient pas, la mort arrive au bout d'un temps plus ou moins long.

La tuberculose est très contagieuse, et l'agent de la contagion, contenu dans les produits de sécrétion des tuberculeux, est un bacille (fig. 23) très résistant. Le séjour prolongé, le contact répété avec un tuberculeux, même au début, lorsqu'il tousse et qu'il crache, exposent à la tuberculose. Les époux peuvent se transmettre la maladie ; cela arrive fréquemment. Ils peuvent aussi contagionner leurs enfants. Les domestiques tuberculeux contaminent trop souvent les enfants laissés à leurs soins, le plus souvent en les embrassant.

Le mécanisme de la contagion est très simple. Il se fait fréquemment par l'intermédiaire des crachats desséchés qui contiennent le bacille, et qui, très résistants, très vivaces, voltigent dans l'air avec les poussières et sont respirés par les personnes bien portantes. En outre, les gens atteints de la poitrine, quand ils toussent, quand ils éternuent, quand ils parlent, projettent à distance des particules de salive qui contiennent des bacilles tuberculeux ;

si ces particules arrivent sur la figure ou les mains d'une personne saine, il y aura danger de contagion. C'est de même par la salive que le baiser peut contagionner.

Il y a des milliards de bacilles dans l'expectoration quotidienne d'un tuberculeux. Aussi doit-on strictement l'empêcher de cracher par terre, surtout dans un lieu fermé et fréquenté par beaucoup de monde (salles publiques,

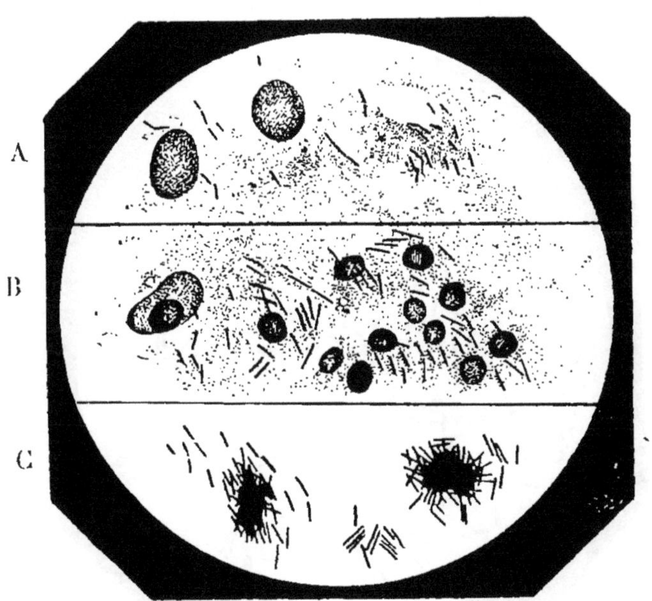

Fig. 23. — A et B, bacilles tuberculeux dans les crachats ; C, dans les cultures.

voitures, omnibus, wagons). Cette prescription est, on le sait, souvent méconnue, et il existe tellement de bacilles dans les villes qu'on peut affirmer que tout le monde a inhalé une fois ou l'autre un ou plusieurs bacilles tuberculeux. Fort heureusement l'organisme se défend contre cette invasion, sans quoi tout le monde serait poitrinaire. Pour que la graine germe, il faut que le terrain lui soit favorable ; or il est nécessaire qu'il y ait une prédisposition pour que, sur le terrain que représente l'organisme humain, le bacille tuberculeux fructifie. L'alcoolisme joue ici un rôle prépondérant. Il prédispose, de la façon la plus notoire, à la tuberculose. A tous les méfaits de l'alcool il faut encore ajouter celui-là.

Maladies infectieuses transmises par les déjections humaines. — La *fièvre typhoïde* est très répandue en France. C'est une maladie grave de durée assez longue, avec de fréquentes complications et dont le microbe siège dans l'intestin de l'individu malade. Le contage per-

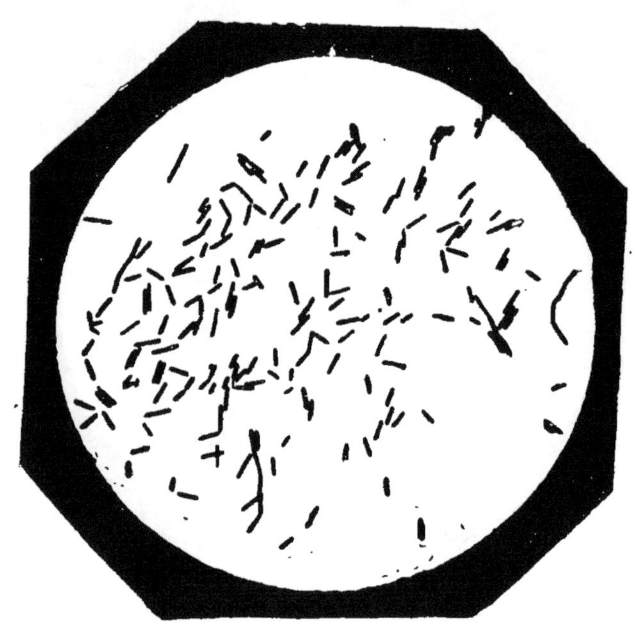

Fig. 24. — Bacilles typhiques.

siste même souvent très longtemps dans l'intestin du convalescent Les garde-robes, les selles contiennent donc l'agent de la contagion qui est connu sous le nom de bacille typhique (fig. 24). C'est en introduisant dans sa bouche, puis dans son estomac et dans son intestin le bacille de la fièvre typhoïde qu'un individu sain contracte la maladie. Ceux qui soignent les typhiques se salissent les doigts au contact des matières fécales, des draps, du linge souillés du malade. Ces doigts, non lavés ou mal lavés, sont les agents directs ou indirects de contagion. Le contact des convalescents peut aussi être dangereux. La souillure de l'eau potable par les infiltrations des fosses d'aisance est la cause la plus commune de cette maladie (quatre-vingt-dix fois sur cent). Les grandes épidémies aussi bien que les épidémies de village, de hameau, reconnaissent généralement cette même cause.

Il est de règle qu'on n'ait la fièvre typhoïde qu'une fois.

Tout ce que nous venons de dire de la propagation de la fièvre typhoïde s'applique à la transmission de la *dysenterie*. Cette maladie, dans nos pays, est due à un bacille qui se multiplie dans le gros intestin et est expulsé avec les selles. La contagion directe est rare. Presque toutes les épidémies sont dues à l'ingestion d'eau contaminée par des matières fécales de dysentériques.

La fatigue, la misère, l'insuffisance de l'alimentation, les refroidissements brusques de la température, l'abus des fruits, des viandes salées, des corps gras, prédisposent à cette maladie. Contrairement à ce qui se passe pour la fièvre typhoïde, les récidives de la dysenterie sont très fréquentes.

Le *choléra asiatique* est également une maladie qui se propage par l'eau, souillée par les matières fécales des cholériques. On sait qu'un des principaux symptômes du choléra est, avec les vomissements, la diarrhée. Cette diarrhée aqueuse, extrêmement abondante, contient le bacille du choléra, qui est fixé au niveau de l'intestin grêle, où il pullule et d'où il est entraîné au dehors par le flux de ventre.

Les draps, le linge du cholérique sont donc souillés par la diarrhée, et ceux qui soignent le malade, s'ils ne prennent pas des précautions rigoureuses au point de vue de la propreté des mains, pourront contracter la maladie en portant leurs doigts souillés à leur bouche ou simplement en touchant leur pain avant de le manger. C'est de cette façon que le microbe du choléra pénètre souvent dans le tube digestif. Mais c'est surtout par l'eau de boisson souillée par des matières cholériques que l'on contracte le choléra. Les grandes épidémies ne reconnaissent pas d'autre cause. Les puits infectés ont très souvent donné lieu à de petites épidémies de maison ou de famille. L'éclosion et l'extension de ces épidémies varient suivant le nombre de personnes qui ont bu l'eau infectée. L'eau propage d'autant mieux le choléra que le microbe du choléra vit fort bien dans l'eau et y reste longtemps virulent.

Tétanos. — Le tétanos est une maladie fort grave qui

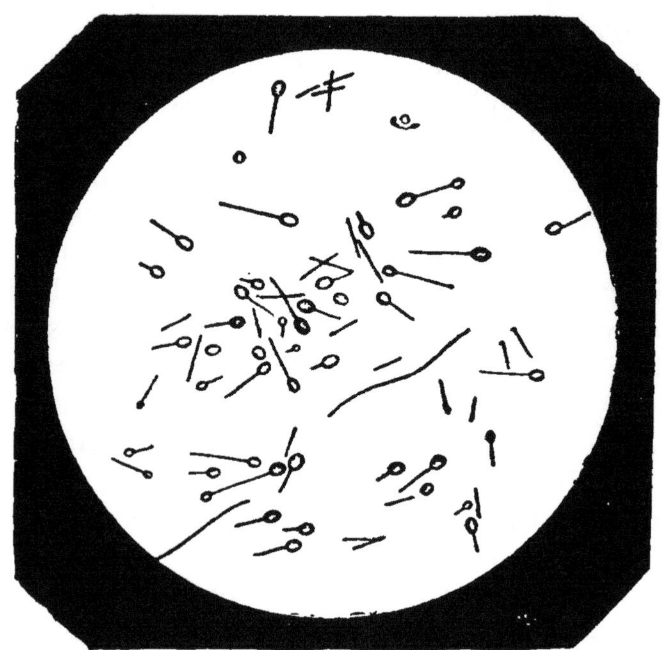

Fig. 25. — Bacilles du tétanos.

se contracte à la suite d'une plaie (écorchure, piqûre, etc.) souillée par le bacille du tétanos (fig. 25). Il faut savoir que ce bacille existe normalement dans la terre. Les plaies souillées par de la terre sont donc particulièrement dangereuses. Nous indiquons plus loin les mesures spéciales à prendre à ce sujet. Les blancs sont, fort heureusement, peu réceptifs au tétanos.

Maladies parasitaires non microbiennes. — La *gale* est une affection de la peau déterminée par la présence d'un parasite animal, l'*acarus* de la gale (fig. 26). La gale détermine des démangeaisons très vives et des éruptions sur la peau. Elle débute par les mains, les interstices des doigts, les poignets et de là gagne tout le corps si on n'intervient pas, car la multiplication de l'acare est extrêmement rapide. La gale se gagne surtout par le contact et la cohabitation avec une personne galeuse.

Il y a deux espèces de *teignes* : la teigne tonsurante, la teigne faveuse. Les deux variétés sont contagieuses.

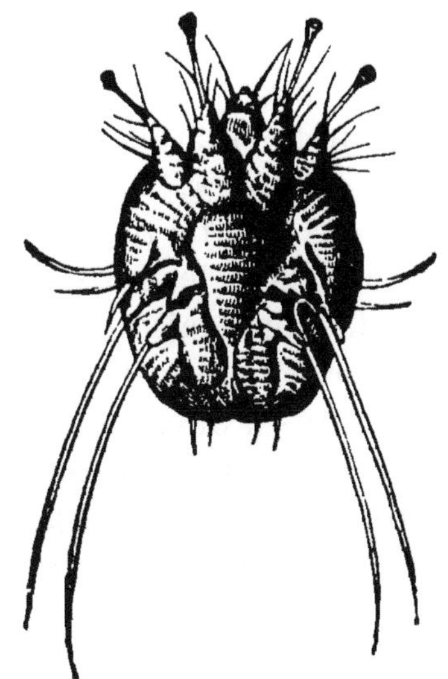

Fig. 26. — Acare de la gale.

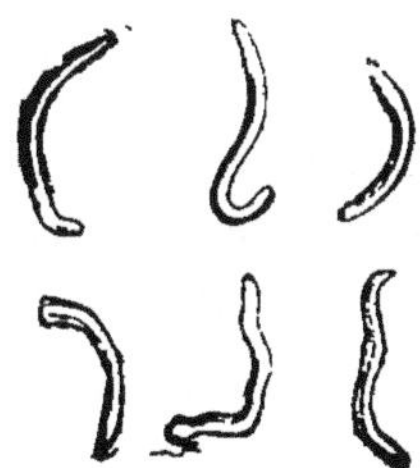

Fig. 27. — Ankylostome duodénal (d'après R. Blanchard).

Les agents de la contagion sont des parasites, des champignons, sortes de moisissures qui attaquent le cheveu et se logent dans la cavité d'où le cheveu prend racine. C'est par les coiffures, les tondeuses, les ciseaux, les peignes et les brosses que s'opère la transmission des différentes variétés de teigne. Les rayons X guérissent la teigne tonsurante et ce traitement a singulièrement abrégé la durée de la maladie et simplifié sa prophylaxie.

Dans les maladies de nos pays provoquées par la présence de *vers intestinaux* dans l'organisme humain, le parasite est toujours introduit par des aliments (sauf parfois l'ankylostome duodénal, comme nous le verrons plus loin).

Les larves qui se développent dans l'intestin de l'homme sous forme de *vers solitaires* y ont été introduites par l'ingestion de viande de porc ladre (ténia armé), de viande de bœuf ladre (ténia inerme) ou de chair de certains poissons d'eau douce tels que le brochet, la lotte, la perche, le saumon, etc. (bothriocéphale).

La *trichinose* est une maladie qui se montre chez l'homme à la suite de l'absorption de viande crue et fraîche de porc trichiné. Cette viande contient les larves enkystées d'un ver minuscule, la trichine spirale (fig. 17), qui se développe dans l'intestin de l'homme, où elle produit des larves qui vont s'enkyster à leur tour dans les muscles.

L'*anémie des mineurs* est due à la pénétration, dans le tube digestif, des larves d'un petit ver, l'ankylostome duodénal (fig. 27), qui s'introduisent dans l'organisme soit par ingestion avec les aliments, soit par inhalation, soit même à travers la peau, et gagnent le duodénum, où elles prennent la forme adulte, se fixent et aspirent incessamment le sang du malade.

Dans d'autres cas, ce sont les œufs des parasites qui pénètrent dans le tube digestif de l'homme avec l'eau de boisson, les légumes crus ou les fruits. C'est ainsi qu'apparaissent dans l'intestin les *lombrics* et différents petits vers blancs (*oxyures* et *trichocéphales*). C'est de cette façon que l'œuf du ténia armé provoque la ladrerie de l'homme (*cysticercose*), que l'œuf du ténia échinocoque du chien ou du chat produit chez l'homme les kystes hydatiques (*échinococcose*).

SEPTIÈME LEÇON

Prophylaxie des Maladies contagieuses.

Mesures de préservation. — Vaccination ; revaccination. — Loi du 15 février 1902. — Mortalité par la variole. — Déclaration et isolement des maladies contagieuses.

Prophylaxie spéciale.

On appelle prophylaxie la manière de prévenir une maladie et de se préserver contre elle. La connaissance des causes des maladies contagieuses a fait faire un progrès immense à leur prophylaxie. Nous allons passer successivement en revue les principales maladies que nous venons d'examiner et étudier leur prophylaxie spéciale.

Prophylaxie de la variole. — La variole, qui paraît avoir été importée en Europe vers le VIe siècle par les Sarrasins, était désignée par les médecins arabes sous le nom de « la grande maladie ». Elle s'est montrée en effet plus meurtrière que la peste. Au XVIIe et au XVIIIe siècle on la considérait en Europe comme une véritable calamité publique. Elle n'épargnait ni la fortune, ni le rang. Toute la descendance directe de Louis XIV succomba aux premières atteintes de cette maladie, sauf celui qui devait être plus tard Louis XV et qui d'ailleurs mourut lui-même à l'âge de soixante-quatre ans d'une seconde atteinte de variole.

« Dans les pays où elle faisait apparition pour la première fois et qui étaient vierges jusque-là d'infection variolique, ses ravages étaient grands encore. Lorsque la variole fut importée au Mexique par les compagnons de Narvaez, il mourut 3 millions et demi d'habitants! et il en périt encore 300 000 dans une autre épidémie qui eut lieu quelque temps après. Plus que les cruautés des Espagnols et de l'Inquisition, plus que l'eau-de-vie et l'invasion anglo-saxonne, la variole a contribué à la destruction des populations indigènes des deux Amériques. » (Proust.)

Au début du XIXe siècle un médecin anglais pouvait encore écrire sans exagération : la variole attaque la moitié du genre humain et fait mourir un malade sur six ; elle en défigure un autre, sans compter ceux qu'elle frappe de surdité, de cécité, ceux qu'elle prédispose à la scrofule, à la phtisie, etc.

Cependant la variole est une maladie contagieuse qu'on peut éviter à coup sûr. Grâce à la vaccine jennérienne, les populations doivent en effet être désormais mises à l'abri de la variole. La vaccination et les revaccinations obligatoires, conformément aux prescriptions de la loi du 15 avril 1902, aboutiront fatalement à l'extinction de la variole en France, si la loi est rigoureusement appliquée.

Le varioleux est contagieux à toutes les périodes de la maladie, aussi bien lorsqu'il est couvert de papules et de pustules que lorsque les croûtes se sont formées. Ces croûtes peuvent être emportées grâce à leur légèreté à une certaine distance (50 mètres) du lit du malade lorsqu'un courant d'air les soulève et les fait voltiger dans l'air. La désinfection soigneuse du malade, de sa chambre et de tous les objets qui y sont contenus, pendant le cours de la maladie, est donc une mesure essentielle qu'on renouvellera plusieurs fois. La maladie terminée, on enverra les objets de literie à l'étuve et on fera une dernière et complète désinfection.

Toutes ces mesures sont excellentes, mais restent insuffisantes si elles ne sont pas complétées par des vaccinations et des revaccinations multipliées sur toutes les personnes de la région où s'est déclaré un cas de variole.

Vaccine, vaccination et revaccination. — Lorsqu'on inocule à un être humain la sérosité d'un bouton provenant d'une génisse atteinte d'une maladie appelée *cowpox* (et qui est spéciale à la race bovine), il se produit au point d'inoculation un bouton qui dure huit jours environ. A la suite de cette éruption, le sujet vacciné ne peut plus contracter la variole pendant une dizaine d'années environ, et souvent beaucoup plus.

Tel est le principe de la vaccination qui fut découverte par Jenner il y a un siècle.

La vaccination est obligatoire actuellement dans la plupart des pays civilisés. Elle avait été précédée par la *variolisation*, qui consistait à inoculer une croûte ou du pus varioleux, provenant d'une variole légère ou varioloïde, aux personnes saines. Cette variolisation, encore usitée chez les Arabes et les Chinois, rendit de grands services, mais elle avait comme principaux inconvénients de provoquer parfois des varioles graves ou même mortelles et de créer de nouveaux foyers de la maladie.

En France, la loi du 15 avril 1902 prescrit la vaccination chez les nouveau-nés et deux revaccinations, une à la dixième année et l'autre à la vingtième année.

La vaccination du nouveau-né peut se faire dès la naissance; c'est la pratique courante dans les maternités de Paris. On fait les scarifications au bras ou à la cuisse, en faisant à chaque membre deux scarifications espacées de 2 centimètres. On a soin, lors du bain de l'enfant, d'éviter le contact des pustules vaccinales avec l'eau.

On attend souvent l'âge de deux mois pour pratiquer la vaccination. Sauf en temps d'épidémie où l'inoculation doit se faire dès la naissance, cette pratique n'a pas d'inconvénient.

La première revaccination se fait au cours de la dixième année, pendant que l'enfant est à l'école, ce qui assure un contrôle efficace de cette mesure hygiénique. Ce contrôle est encore exercé, pour la deuxième revaccination, chez les hommes à la vingtième année, lors de leur premier appel sous les drapeaux. Il n'existe pas pour la portion féminine adulte de la population ; c'est une lacune de la loi.

En dehors de ces vaccinations obligatoires de par la loi, il est prudent de se faire revacciner systématiquement tous les six ans et de ne pas attendre ce terme, en cas d'épidémie. Il ne faudrait pas croire, comme beaucoup de personnes le pensent à tort, qu'une revaccination restée sans résultat indique nécessairement que l'organisme ne soit pas susceptible de contracter la variole. Au cours des épidémies de variole, on en observe des cas chez des sujets qui ont été récemment revaccinés sans succès. Il ne faut donc pas hésiter à se faire revacciner chaque fois qu'il survient un cas de variole dans la localité où on habite ou dans son voisinage, alors même qu'on se serait soumis à une revaccination, restée sans résultat, quelques mois auparavant.

Autrefois, on vaccinait de bras à bras, c'est-à-dire qu'on prélevait du vaccin sur les pustules d'un enfant en pleine éruption vaccinale, et on inoculait séance tenante ce vaccin à d'autres enfants ou à des adultes. Ce procédé, outre qu'il présente certains dangers, est incommode ; il exige en effet un grand nombre d'enfants vaccinifères. Il a cédé la place à l'usage exclusif de la *vaccine animale*.

On obtient cette vaccine en inoculant à des génisses du vaccin, au moyen de nombreuses scarifications sur la peau préalablement rasée et aseptisée. Ces scarifications donnent le sixième jour autant de pustules de *cowpox* artificiel. On les gratte avec une curette tranchante et on les inocule à l'homme, séance tenante, ou bien on les conserve en broyant les produits enlevés, en les mêlant à la glycérine et en les mettant dans de fins tubes de verre fermés à la lampe; on peut ainsi les garder pendant six semaines ou deux mois. Des boutons de vaccine de la génisse servent en outre à en inoculer d'autres, et l'on entretient ainsi, dans des Instituts vaccinaux, en série indéfinie, le *cowpox* artificiel ou, en d'autres termes, la vaccine animale. Ces

Instituts vaccinaux sont sous le contrôle de l'Académie de médecine.

Nécessité de la vaccination. — Il arrive tous les ans, à Paris (et nous avons été souvent témoins de ce fait), que dans une maison où il y a eu un cas de variole, mortel ou non, une personne refuse, à l'encontre de tous les autres habitants, de se faire revacciner. Elle contracte la variole, et elle en meurt. Cela arrive surtout à des personnes âgées, qui disent qu'elles ont été vaccinées à plusieurs reprises sans résultat, que cela ne servirait à rien, et que d'ailleurs leur âge les met à l'abri de l'affection. Ce fait est l'exemple le plus frappant que l'on puisse donner de l'utilité de la vaccine. On perd la vie après une maladie douloureuse faute d'avoir pris une précaution des plus simple. Il faut avouer cependant que les préjugés contre la vaccine ont beaucoup diminué en France et que, surtout en temps d'épidémie, il est peu de personnes qui hésitent à se faire revacciner avec toute leur famille. Il n'en a pas toujours été ainsi. et la variole, *qui est la maladie évitable entre toutes*, a causé en France des morts innombrables, depuis la découverte de Jenner. En 1870-1871, l'armée française a perdu, de ce fait, 23469 hommes. Pendant cette même période, l'armée allemande, où la vaccination était obligatoire, n'en perdait que 314.

Si l'on compare la mortalité annuelle moyenne par variole pendant la période s'étendant de 1890 à 1898, d'une part à Paris, où la vaccination et les revaccinations étaient pratiquées assez régulièrement, sans que l'obligation en fût imposée par la loi, et de l'autre en Allemagne où la vaccination et les revaccinations étaient obligatoires depuis 1874, on constate que cette mortalité s'élevait à 28,11 pour 1 million d'habitants pour Paris, tandis qu'elle n'était que de 1,13 pour 1 million d'habitants dans tout l'empire d'Allemagne.

On ne doit pas mourir de la variole, quand on a pour la combattre et la prévenir une arme aussi efficace que la vaccination. Il est permis d'espérer qu'en France l'application de la nouvelle loi amènera l'extinction de cette redoutable maladie et que bientôt, comme en Allemagne, la variole ne figurera plus chez nous sur les statistiques mortuaires.

Prophylaxie de la rougeole, de la scarlatine, de la coqueluche. — La meilleure façon d'empêcher un enfant atteint de rougeole, de scarlatine ou de coqueluche, de propager l'affection dont il est atteint, c'est d'éviter qu'il n'ait de contact avec d'autres enfants. L'isolement est la mesure qui est pratiquement la plus efficace; il devra être assuré aussitôt que les premiers symptômes de la maladie ont été constatés. Cela est surtout important dans les milieux scolaires. Tout enfant doit être écarté de l'école, au premier signe de fièvre éruptive ou de coqueluche. Il est aisé de reconnaître ces maladies dès que l'éruption ou les quintes ont apparu.

L'enfant atteint de rougeole a les yeux rouges et larmoyants, le visage couvert d'un petit piqueté de taches rouges ; — le scarlatineux est couvert d'une éruption en nappe rouge, à teinte foncée, uniforme ; il a en même temps un fort mal de gorge ; — le varioleux a des boutons saillants, durs, rouges, disséminés au front et sur la face. Lorsqu'un enfant se présente un matin avec une de ces manifestations, alors que la veille il était indemne et ne montrait aucune éruption, il faut le renvoyer sur-le-champ et prévenir le médecin. L'isolement devra durer jusqu'après la convalescence, et être prolongé pour les scarlatineux durant quarante à quarante-cinq jours.

La désinfection dans la rougeole et la coqueluche est surtout efficace contre les germes de certaines complications de ces maladies, notamment de la broncho-pneumonie. Elle doit être appliquée dans la scarlatine pour détruire dans les locaux infectés ou sur les objets souillés le contage longtemps persistant de cette affection.

Prophylaxie de la diphtérie. — Si, pour combattre une épidémie de rougeole, de scarlatine ou de coqueluche, on est réduit à des mesures générales, et, il faut l'avouer, médiocrement efficaces dans l'état actuel de la science, il n'en est pas de même de la diphtérie. Il existe en effet un remède spécifique de la diphtérie qui est à la fois curatif et préventif. Ce remède, c'est le sérum antidiphtérique de Behring, vulgarisé en France par M. Roux. Ce sérum a une double propriété : 1° inoculé dès le début à un enfant atteint de diphtérie, il le guérit, et cela d'une façon d'autant plus sûre que l'injection aura été faite d'une façon plus précoce ; 2° inoculé à des enfants qui n'ont pas encore la diphtérie, mais qui pourraient la contracter au contact d'un diphtérique, il *prévient* la maladie. De tous les sérums préventifs que l'on a préconisés, c'est celui de Behring qui a le mieux fait ses preuves. La vaccination préventive antidiphtérique de tous les enfants qui ont été en contact avec un diphtérique est donc devenue une mesure courante. et c'est à elle qu'est dû l'avortement de centaines d'épidémies depuis quinze ans.

L'isolement et la désinfection doivent lui être associés. Il faut se rappeler que le germe de la diphtérie est tenace, qu'il vit longtemps dans les locaux où les malades l'ont disséminé, et qu'une désinfection rigoureuse s'impose dans ces cas, plus que pour toute autre maladie infectieuse.

Prophylaxie des maladies infectieuses transmises par les déjections humaines. — Nous avons vu que ce sont les matières fécales des malades et même des convalescents qui contiennent l'agent de contagion de la *fièvre typhoïde*. Il faut donc les désinfecter avec le plus grand soin. Tout ce qui a pu être en contact avec ces matières fécales, les récipients, les draps, le linge, les matelas, les mains des gardes-malades devront être également désinfectés. Ce sont les doigts des personnes qui ont soigné les malades qui présentent le plus de danger : 1° soit pour ces personnes elles-mêmes qui peuvent gagner la maladie en portant involontairement leur main à leur bouche ou en touchant un aliment (le pain, par exemple) avec ces doigts souillés ; 2° soit pour d'autres personnes mangeant ces aliments qu'ont manipulés ces doigts souillés. Le lavage, la désinfection la plus rigoureuse des mains s'imposent donc pour toutes les personnes qui approchent un typhique. Nous savons aussi que l'eau potable est le véhicule ordinaire du bacille de la fièvre typhoïde. C'est l'eau qui dissémine rapidement une épidémie. Donc, toutes les fois qu'une eau est suspecte, ou en temps d'épidémie, il faut filtrer l'eau potable sur un bon filtre ou mieux la faire bouillir.

Il faut également faire bouillir ou filtrer l'eau avec laquelle on fait la toilette de sa bouche et de ses dents.

En temps d'épidémie, il faut s'abstenir de légumes consommés à l'état cru, et surtout de cresson et de salades, de radis et de fraises.

Il faut être circonspect sur le choix des huîtres, certains parcs pouvant être contaminés et les huîtres qui en proviennent pouvant transmettre la fièvre typhoïde.

En voyage, il convient de ne boire que du thé ou des eaux minérales, quand on n'est pas sûr de la pureté de l'eau, et d'éviter de manger des légumes crus. De même on ne consommera pas d'huîtres d'origine inconnue ou suspecte.

La *dysenterie* se transmettant presque exclusivement par l'eau potable contaminée, le mieux, en temps d'épidémie, est de ne consommer que de l'eau bouillie ou de l'eau minérale. On proscrira les fruits, les légumes crus et les aliments qui peuvent favoriser l'apparition de la maladie. La désinfection rigoureuse des selles dysentériques et des objets souillés par le malade, celle des mains des personnes qui le soignent, compléteront les précautions à prendre en pareil cas.

Le *choléra asiatique* se propage exactement de la même façon que la fièvre typhoïde. Il faudra donc prendre les mêmes mesures préventives. La désinfection des selles et des vomissements cholériques, des vêtements, linges et objets souillés par les malades, le lavage rigoureux des mains, pour toutes les personnes qui auront touché à ces objets, ou qui auront soigné le malade, sont rigoureusement indiqués. Il en est de même de l'ébullition de l'eau destinée à la boisson. De plus, on se rappellera qu'en temps de choléra, beaucoup de personnes saines portent dans leur intestin le microbe du choléra sans éprouver aucun symptôme. C'est ce qu'on a appelé le microbisme latent. Sous l'influence de la moindre cause de congestion de l'intestin, ce microbe peut pulluler et déterminer le choléra. Il faudra donc éviter toute cause de fatigue ou d'irritation de l'estomac et de l'intestin, ne faire aucun excès, ne pas trop boire, ni boire glacé, ni manger trop de fruits, ni prendre aucun aliment susceptible d'amener une indigestion.

Prophylaxie de la tuberculose. — La prophylaxie de la tuberculose est un des problèmes les plus importants et malheureusement un des plus difficiles que puisse soulever l'hygiène sociale. On sait la fréquence extrême de cette maladie, qui est répandue sur toute la surface du globe, où elle tue un septième de l'humanité. Chaque crachat que les poitrinaires sèment autour d'eux sans précaution aucune contient des millions de bacilles. Ceux-ci se dessèchent, se fragmentent, voltigent avec les poussières et contaminent d'autres individus. La précaution de ne pas cracher à terre, mais dans un crachoir ou dans un linge dont le contenu sera ébouillanté ou désinfecté, est donc la mesure prophylactique la plus importante. En effet, si l'on supposait qu'elle fût observée d'une façon idéale par tout le monde, le nombre des bacilles circulant à l'état vivant sur la surface de la terre serait diminué dans des proportions prodigieuses. C'est surtout dans les endroits clos (chambres, omnibus, cafés) que la dégoûtante habitude de cracher par terre peut faire courir des dangers à la santé publique ; on ne saurait trop insister sur ce point. Le public a d'ailleurs fait des progrès depuis quelques années à cet égard.

Il ne faut pas s'imaginer cependant que le fait de cracher dans un crachoir de poche, où les bacilles seront stérilisés, rende le tuberculeux complètement inoffensif pour son entourage. Car lorsqu'il tousse, ou qu'il éternue, lorsqu'il parle, il projette hors de sa bouche des particules bacillifères qui peuvent encore contagionner les personnes voisines Il est donc de première importance de ne pas s'approcher trop près du visage d'un tuberculeux lorsqu'on lui parle. Laisser embrasser les enfants par eux constitue une coupable imprudence.

Chez des personnes soupçonnées ou menacées de tuberculose, enfants ou adultes, le séjour prolongé à la campagne, au grand air, est une mesure préventive de la plus grande valeur.

Nous avons déjà indiqué (p. 31) qu'inversement c'est dans les logements encombrés, sombres et humides, insuffisamment aérés et éclairés, que sévit surtout la tuberculose. Les Anglais sont parvenus à réduire considérablement la tuberculose chez les adultes, en s'attachant à assurer la salubrité des habitations ouvrières et des ateliers.

Prophylaxie du tétanos. — Une asepsie rigoureuse au cours des opérations chirurgicales est la mesure préventive la plus efficace à opposer au tétanos. Mais les plaies accidentelles des mains ou des pieds, lorsqu'elles sont profondes et anfractueuses, se compliquent souvent de tétanos ; la maladie est particulièrement fréquente dans les régions tropicales. En pareil cas, l'emploi préventif du sérum de Behring-Kitasato donne de bons résultats. L'injection de ce sérum est indiquée chaque fois que le siège ou la nature de la blessure semblent favorables à l'éclosion du tétanos. En campagne, surtout pendant les expéditions coloniales, il serait très utile de pouvoir faire une injection préventive à tout blessé ou à toute personne devant être soumise à une opération.

Prophylaxie des maladies parasitaires non microbiennes. — On évitera la cohabitation avec une personne atteinte de *gale* tant qu'elle ne sera pas guérie et que ses vêtements n'auront pas été soigneusement désinfectés.

Un enfant atteint de *teigne* doit être isolé, tant que le

médecin ne le considère pas comme guéri depuis six semaines. Encore est-il nécessaire qu'au bout d'un mois un examen microscopique des cheveux confirme à nouveau la guérison.

Pour éviter les maladies qui sont la conséquence de l'ingestion des larves ou des œufs des différents *vers intestinaux*, dont nous avons parlé plus haut (p. 108), il faut ne manger les viandes de porc (pouvant donner la trichine, le ténia armé) ou de bœuf (pouvant contenir le ténia inerme) ou la chair des poissons d'eau douce (pouvant transmettre le bothriocéphale), qu'après cuisson suffisante; on ne doit consommer à l'état de crudité aucun fruit, aucun légume, qui n'ait été préalablement soigneusement lavé et surtout ne pas boire d'eau qui n'ait été longuement bouillie ou mieux filtrée (1), de peur d'avaler des cysticerques, échinocoques, lombrics, oxyures, ou trichocéphales. Dans les mines où sévit l'ankylostomiase, on n'admettra pas d'ouvrier déjà atteint, on veillera à ce que les matières fécales ne soient déposées que dans des latrines, qui seront désinfectées chaque jour; on habituera les travailleurs à observer une propreté rigoureuse, surtout à se laver les mains avant chaque repas, et à ne jamais déposer leurs aliments à terre.

Prophylaxie générale.

La prophylaxie générale comprend les mesures d'ensemble destinées à préserver les populations contre les maladies transmissibles. Les principales mesures de prophylaxie générale à opposer à l'extension de ces maladies, l'*isolement* et la *désinfection*, ne sont applicables qu'à la condition que l'autorité compétente, qui veille à leur

(1) Il est à remarquer que, contrairement à ce qui se passe pour les microbes, les œufs des vers intestinaux, étant très résistants, peuvent ne pas être détruits par une courte ébullition de l'eau qui les contient, tandis qu'ils sont toujours retenus par les filtres usuels.

application, ait d'abord connaissance des cas de maladies contagieuses. De là la nécessité primordiale de la *déclaration* de ces maladies.

Déclaration. — En application de l'article 4 de la loi du 15 février 1902, et dans le but d'arrêter l'extension des maladies transmissibles, le décret du 10 février 1903 a fixé ainsi qu'il suit la liste des maladies soumises à la déclaration :

I. — *Maladies pour lesquelles la déclaration est obligatoire ainsi que la désinfection* : 1° fièvre typhoïde ; 2° typhus exanthématique ; 3° variole et varioloïde ; 4° scarlatine ; 5° rougeole ; 6° diphtérie ; 7° suette miliaire ; 8° choléra et maladies cholériformes ; 9° peste ; 10° fièvre jaune ; 11° dysenterie ; 12° infections puerpérales et ophtalmie des nouveau-nés ; 13° méningite cérébro-spinale épidémique.

II. — *Maladies pour lesquelles la déclaration est facultative* : 14° tuberculose pulmonaire : 15° coqueluche ; 16° grippe ; 17° pneumonie et broncho-pneumonie ; 18° érysipèle ; 19° oreillons ; 20° lèpre ; 21° teignes ; 22° conjonctivite purulente et ophtalmie granuleuse.

Pour les maladies à déclaration facultative, le bénéfice d'une intervention sanitaire administrative est réservé aux cas dans lesquels le médecin juge qu'elle serait à la fois opportune et efficace.

Lorsqu'elle est obligatoire, la déclaration reste à la charge exclusive des médecins, officiers de santé ou sages-femmes.

Il est de toute nécessité que la déclaration soit précoce, c'est-à-dire qu'elle soit faite dès que le médecin a reconnu la nature de la maladie, afin qu'on puisse opposer immédiatement à la contagion des mesures prophylactiques efficaces.

Il ne s'agit pas seulement de signaler les maladies lorsqu'elles sévissent à l'état épidémique. Il faut encore faire la déclaration de tout cas isolé, qui peut devenir le point de départ d'une épidémie ; celle-ci sera d'ailleurs d'autant mieux enrayée à ce moment qu'il est plus facile de circonscrire l'extension du contage lorsqu'il n'est pas encore largement répandu.

Au reçu de la déclaration, le maire fait appliquer les mesures prophylactiques prescrites par le règlement sanitaire de sa commune ; après entente préalable avec le médecin traitant, il fait appel, s'il y a lieu, aux services de désinfection ou de vaccination ; il facilite, dans la mesure de ses moyens d'action, l'isolement du malade et prend les mesures d'assainissement nécessaires.

La déclaration est faite non seulement au maire, mais encore au sous-préfet ou au préfet, qui intervient dans le cas où le maire négligerait de prendre les mesures prophylactiques nécessaires, ou surveille avec le concours du médecin des épidémies les foyers de maladies contagieuses s'étendant sur plusieurs communes.

La déclaration devient ainsi la base du bon fonctionnement du service des épidémies. Sans déclaration, ce service n'est plus guidé que par des communications plus ou moins précises des représentants de l'autorité ou de la force publique locale, des instituteurs ou institutrices, voire même par la rumeur publique. On comprendra sans peine combien de telles indications sont sujettes à caution.

La loi du 30 novembre 1892 stipule que la déclaration « n'engage pas le secret professionnel », du moins en ce qui concerne les maladies pour lesquelles la déclaration est légalement obligatoire. Le médecin qui néglige de se conformer à cette exigence de la loi sanitaire s'expose à une amende de 50 à 200 francs.

Isolement. — L'isolement du malade est destiné à éviter la transmission directe de la maladie. C'est un acte de préservation sociale, sans lequel toutes les mesures de désinfection deviennent inutiles.

Chaque fois que cela sera possible, on devra toujours de préférence évacuer au plus tôt sur un hôpital tout malade atteint d'une affection contagieuse, puis faire désinfecter de suite le logement du malade avec les objets qui lui ont servi. Si le transport à l'hôpital est impossible, ou n'est pas accepté, on devra immédiatement instituer l'isolement à domicile, qui portera sur le malade et les personnes qui le soignent, sur les objets à proximité du malade, aussi bien que sur ceux qui auront été souillés par lui.

Pour réaliser l'isolement dans les meilleures conditions, il faut pouvoir disposer de deux pièces, communiquant entre elles. L'une, spacieuse, bien aérée et ensoleillée, munie d'une cheminée, servira de chambre pour le malade. L'autre, qui sera l'unique entrée par laquelle on pourra accéder dans la chambre du malade, sera utilisée comme cabinet de toilette.

On enlèvera des deux pièces tout meuble inutile, tentures, rideaux, tapis, meubles capitonnés, tableaux, objets d'art. Les murs devront être débarrassés de tout ornement, être *absolument nus*. S'il existe des meubles qu'on ne puisse déplacer, on les recouvrira d'une cotonnade grossière qu'on pourra, si cela est nécessaire, arroser d'une solution antiseptique. Mêmes précautions s'il y a des tapis cloués.

S'il n'y a pas de tapis, on mettra du linoléum ou des toiles cirées sur le parquet.

Le mobilier de la chambre du malade, limité au strict nécessaire, se composera d'un lit en fer sans rideau, placé comme lit de milieu, c'est-à-dire loin des murs, de façon qu'on puisse circuler tout autour, facilement, sans déranger le malade. Le matelas, le traversin et l'oreiller du lit du malade seront recouverts d'une toile caoutchoutée ou au moins de papier imperméable (papier vernissé, journaux) pour les mettre à l'abri des déjections et autres souillures. On évitera souvent ainsi la nécessité de faire pratiquer une désinfection profonde des objets de literie, opération très difficile et compliquée là ou on ne peut disposer d'étuves à vapeur.

Il y aura une table, un guéridon, une ou deux chaises cannées, en bois, facilement nettoyables. On peut y joindre, pour le garde-malade, un fauteuil, à condition de le recouvrir d'une housse en toile. Il y aura également, dans cette chambre, une cuvette avec un broc, un seau, un vase de nuit et un bassin, au besoin un urinal.

On ne laissera dans le cabinet de toilette que les objets nécessaires : seaux, cuvettes, brocs à solution antiseptique, le tout en porcelaine ou en grès, grosses brosses à mains en chiendent, savons et cure-ongle.

La brosse à dents, la brosse et le peigne du malade tremperont dans une solution antiseptique. Sur une table spéciale recouverte de linges on placera les serviettes et le linge de rechange pour le malade et son lit. Les sarraus, les blouses destinés au médecin ou au garde-malade seront pendus à des crochets.

Il y aura également les instruments de nettoyage : balai (de crin de préférence), des morceaux de toile de coton pour garnir le balai, des brosses et éponges (le tout ne devra jamais être porté hors de la chambre du malade ou du cabinet de toilette) ; deux seaux, contenant un antiseptique liquide, seront destinés, l'un au linge, l'autre aux déjections du malade.

Il y aura aussi des chaussures de chambre pour la garde. Elle les mettra en même temps que son sarrau et que le bonnet couvre-tête, avant de pénétrer dans la chambre d'isolement. Tout linge, tout objet sortant de la chambre et du cabinet de toilette devront être désinfectés. De même les latrines devront être désinfectées tous les jours. On placera dans les cabinets d'aisance des brocs remplis d'une solution antiseptique forte dont on versera une bonne quantité dans le seau contenant les matières. On attendra un quart d'heure avant de vider le seau dans la cuvette des cabinets.

On affichera dans le cabinet de toilette une instruction pour la garde-malade, qui, lorsqu'elle viendra du dehors, ne devra entrer dans le cabinet de toilette qu'après avoir quitté tout vêtement superflu (manteau, chapeau, etc.). Là elle devra tout d'abord quitter ses chaussures de ville, les placer sur un retable élevé où elles ne pourront pas être contaminées, mettre des chaussures de chambre restant à demeure dans le local infecté, puis passer un sarrau ou une grande blouse fermée au col et aux poignets. Les femmes se couvriront les cheveux d'un bonnet. Les hommes porteront un calot. Avant d'entrer, la garde-malade se lavera les mains soigneusement, avec du savon antiseptique, et se curera les ongles.

A la sortie de la chambre d'isolement, la garde-malade quittera le sarrau, le bonnet et les chaussures de chambre, puis se lavera soigneusement les mains.

Un garde-malade devra se laver la barbe et passer une brosse imbibée d'une solution antiseptique dans ses cheveux.

Les dents seront également lavées et la bouche soigneusement rincée avec une solution antiseptique telle que le thymol. Les chaussures de ville, semelles et empeignes, seront essuyées avec un chiffon imbibé d'une solution antiseptique. Cette recommandation est essentielle. Nombre d'épidémies de dysenterie ont été propagées par les semelles de souliers ayant touché à des matières fécales dysentériques. Les gardes-malades devront sortir une à deux heures par jour pour que leur santé ne souffre pas d'une claustration trop prolongée. Ils ne prendront aucun aliment ni aucune boisson soit dans la chambre du malade, soit dans le cabinet de toilette attenant.

Toute visite devrait être proscrite. En tout cas, il y aura le moins possible de visiteurs. Ceux-ci, comme le médecin, devront quitter leurs vêtements de dessus ainsi que leurs chapeaux et leurs gants avant de pénétrer dans le cabinet de toilette. Ils revêtiront un sarrau dans le cabinet de toilette et ne toucheront à rien dans la chambre. En sortant, ils prendront les mêmes soins que les gardes, se lavant la figure et les mains et se rinçant la bouche. On passera un chiffon mouillé sur leurs chaussures, particulièrement sur les semelles.

Ces précautions, qui semblent fastidieuses et qui sont cependant nécessaires, réduiront au minimum les chances de contagion et de propagation de la maladie.

L'isolement est autrement difficile à réaliser quand le domicile se compose d'une pièce unique. Dans ce cas, si fréquent à la ville et à la campagne et qui constitue un problème en apparence insoluble, on peut faire un isolement relatif *et il faut le faire quand même.*

Voici comment on doit procéder. On éloigne les enfants, dans la mesure du possible, en les envoyant chez des parents ou chez des voisins. On place le lit en dehors des allées et des venues et on l'isole du reste de la chambre, en tendant des cordes tout autour, à hauteur d'homme. On dispose sur ces cordes des draps tombant jusqu'à terre ; le lit est ainsi placé dans une petite chambre intérieure. La literie est recouverte de papier imperméable.

S'il y a deux lits on pourra asperger d'une solution antiseptique les draps qui les sépareront. Dans la chambre intérieure, il y aura un seau et un broc rempli d'une solution antiseptique. Une seule personne de la famille doit rester pour soigner et veiller le malade. Si la maladie dont il s'agit est une de celles où la récidive est très rare ou exceptionnelle (fièvres éruptives, coqueluche, fièvre typhoïde), on choisira de préférence, comme garde, une personne ayant déjà eu cette maladie. Elle revêtira une blouse par-dessus ses vêtements, qu'elle quittera quand elle sortira. Elle se lavera les mains dans une solution antiseptique chaque fois qu'elle les aura infectées ou au moment de sortir.

Aucune provision de bouche ne devra rester dans la chambre. Les vases contenant des liquides, tels que bouillon, tisanes, destinés au malade, seront bouchés avec un tampon d'ouate ou une rondelle de carton renouvelée tous les jours.

Il faudra que personne, en dehors du malade, ne mange ou ne boive dans la chambre, et on n'y fera pas cuire d'aliments.

Toutes ces pratiques, si minutieuses et compliquées en apparence, mais toujours exécutables, demandent une conscience et une attention de tous les instants. Elles ont trait à ce qui entoure le malade. Les soins donnés au malade, la désinfection des germes contenus dans ses sécrétions (déjections, crachats) compléteront l'œuvre de préservation et empêcheront la maladie de se propager. Le malade sera donc lavé au réveil. On lui fera rincer la bouche avant et après chaque repas. L'anus et le siège seront nettoyés après chaque selle, avec une solution antiseptique. On se servira de tampons d'ouate hydrophile, que l'on jettera aux cabinets après immersion dans une solution antiseptique. Si on se sert d'une éponge, ce qui est beaucoup moins pratique, elle sera désinfectée après chaque usage.

Le plancher sera lavé au moins une fois par jour en passant dessus un balai recouvert d'un torchon imbibé d'une solution antiseptique. Comme partout, le balayage à sec devra être proscrit. Un bon procédé de balayage consiste à répandre de la sciure de bois mouillée ou de l'herbe verte coupée menue et imbibée d'une solution antiseptique ; on met les balayures au feu. Sur les murs, on passe une éponge imbibée de même.

Les crachoirs, les vases de nuit seront tenus dans un état de propreté parfaite et garnis d'une solution antiseptique. Le malade ne devra jamais cracher dans un mouchoir.

S'il n'y a pas de fosses d'aisances dans la maison, on devra se garder d'aller jeter les déjections à la fosse à fumier. Il faudra se procurer un récipient rempli d'une solution antiseptique, où les matières séjourneront au moins un jour avant de les enfouir dans la terre loin des habitations, des sources et des puits.

La *durée* de l'isolement est variable, suivant les maladies. Les soins de désinfection devront, dans certains cas, être prolongés pendant la convalescence, surtout pour les selles des typhiques qui devront être mises à part et désinfectées avant d'être déversées dans les latrines communes, longtemps même après que le malade est sorti du lit.

Un isolement de cinquante jours pour un scarlatineux

semble un minimum. Un individu atteint de diphtérie porte encore après guérison le bacille de la diphtérie dans sa gorge et son nez : aussi ne doit-on cesser de l'isoler que quand l'examen bactériologique montre qu'il n'a plus de bacilles dans la gorge ou le nez.

La période de contagiosité pendant la convalescence est d'environ sept semaines pour la variole, la scarlatine, la diphtérie et la fièvre typhoïde, de deux à trois semaines pour le choléra, les oreillons et la rougeole.

HUITIÈME LEÇON

Prophylaxie des Maladies contagieuses (suite).

Désinfection. — Siège habituel des germes morbides à détruire. — Substances désinfectantes. — Pratique de la désinfection. — Désinfection sans appareil. — Désinfection avec appareils.

Désinfection. — La désinfection a pour but la destruction des germes des maladies contagieuses. Tandis que l'isolement du malade est destiné à éviter la transmission directe, la désinfection s'oppose à la contagion indirecte en arrêtant la diffusion des agents pathogènes contenus dans les sécrétions ou les excrétions morbides.

Les procédés de désinfection appliqués, les appareils destinés à la désinfection doivent être approuvés par le ministère de l'Intérieur, après avis du Conseil supérieur d'hygiène publique de France.

Dans tous les cas, la désinfection peut être pratiquée indifféremment par un service public, par l'industrie privée ou par les intéressés eux-mêmes, pourvu que les conditions requises par la loi soient scrupuleusement observées et que l'efficacité des mesures prises puisse être vérifiée par un contrôle officiel.

Siège habituel des germes morbides à détruire. — Avant d'étudier les procédés de désinfection, il convient d'indiquer le *siège habituel des germes morbides à détruire* dans chacune des maladies transmissibles.

Ce sont les matières fécales qui contiennent et diffusent

l'agent pathogène du choléra et des maladies cholériformes, de la dysenterie et de la fièvre typhoïde. De plus, les matières vomies dans le choléra, les urines et parfois les crachats dans la fièvre typhoïde servent aussi de véhicule au contage.

Dans un groupe important de maladies, la transmission se fait par l'intermédiaire des sécrétions des voies respiratoires : tel est le cas pour la tuberculose pulmonaire, la coqueluche, la grippe, la pneumonie et la broncho-pneumonie, la peste pneumonique, la diphtérie, la scarlatine, la rougeole, la suette miliaire, les oreillons et la méningite cérébro-spinale.

Ajoutons que l'agent infectieux se retrouve encore dans les matières fécales et les produits de suppuration des tuberculeux; dans les squames épidermiques des scarlatineux. Ce mode de transmission par les squames épidermiques se retrouve dans l'érysipèle et dans les teignes.

C'est par les produits de suppuration que se propagent la variole, la peste bubonique, les infections puerpérales, l'ophtalmie purulente des nouveau-nés et la conjonctivite purulente. La transmission de l'ophtalmie granuleuse se fait également par l'intermédiaire des sécrétions oculaires.

Enfin, dans certains cas, les petits animaux, hôtes habituels des habitations humaines, ou des insectes parasites transportent le contage dans leur organisme même et deviennent ainsi des agents de diffusion de quelques maladies transmissibles. C'est ainsi que les rats, atteints de peste, provoquent des épidémies humaines, par l'intermédiaire de puces, qui, après avoir aspiré le sang des rongeurs malades, l'inoculent par piqûre à l'homme.

C'est de même en transportant et en inoculant du sang infecté que les moustiques transmettent la fièvre jaune et la fièvre palustre ; que les puces, les punaises et les poux provoquent le typhus exanthématique, la peste, le typhus récurrent et très probablement la lèpre.

Les produits morbides que nous avons énumérés plus haut restent pour la plupart longtemps dangereux à la surface des objets qu'ils souillent et sur lesquels ils se fixent : le corps du malade en est presque toujours infecté en quelque partie et plus spécialement au niveau des régions pileuses difficiles à nettoyer, et de la cavité buccale, où les germes se conservent longtemps à l'état virulent et sont facilement projetés au dehors.

Le linge du malade (chemises, mouchoirs, etc.); sa literie (draps, matelas, couvertures, oreillers, traversins, sommiers); ses objets de toilette (éponges, linge, brosses, peignes, etc.); ses pièces de pansement; ses vêtements; ses ustensiles de ménage (verres, tasses, cuillers, fourchettes, assiettes); les objets qu'il a fréquemment en mains (livres, jouets, etc.), conservent aussi et transmettent le contage. La contamination des objets par les excrétions ou les sécrétions infectées peut encore s'étendre plus loin : au mobilier de la chambre du malade, surtout au lit, aux tentures, aux rideaux, aux tapis et aux parois (murs, boiseries, planchers, etc.). C'est ainsi que peut se produire l'infection des sièges des cabinets et des fosses d'aisances, des fosses à fumier ou à purin, sur lesquelles sont déversées les déjections des malades. Les souillures contaminent aussi fréquemment les mains, la figure, la barbe, les cheveux des personnes qui se trouvent en contact avec les malades, ainsi que leurs vêtements : de là une source de transmission nouvelle des germes de la maladie.

Substances désinfectantes. — La désinfection peut être réalisée par des agents physiques ou chimiques. Ils doivent avoir une action antiseptique rapide et certaine; il ne faut pas qu'ils détériorent les objets soumis à leur action, et il serait désirable qu'ils ne soient ni caustiques, ni toxiques (les désinfectants chimiques réalisent rarement cette dernière condition); enfin leur emploi ne doit pas être coûteux et leur maniement doit être très aisé.

La *désinfection par les agents physiques* se confond dans la pratique avec la désinfection par la chaleur humide, qui est le seul désinfectant en profondeur réellement efficace. L'aération, l'insolation, la dessiccation sont des procédés de désinfection que la nature met à notre disposition ; mais ils sont trop lents pour suffire à eux seuls et ne peuvent guère être utilisés qu'à titre d'adjuvants.

La chaleur sèche, qu'il faut porter à 150° ou 160° pour obtenir une simple désinfection de surface, détériore la plupart des objets. Le feu est un moyen radical de purification, qu'on ne peut guère appliquer qu'à des objets sans valeur.

On obtient aisément une chaleur humide suffisante pour désinfecter dans un temps plus ou moins long par l'immersion dans de l'eau à 100°. Il suffit de maintenir l'eau à cette température de quinze minutes à une heure, suivant l'épaisseur de l'objet à désinfecter. Malheureusement un grand nombre d'objets ne peuvent séjourner sans inconvénient dans l'eau bouillante.

Aussi est-ce la chaleur humide de la vapeur d'eau qui constitue le mode le plus sûr et le plus pratique de désinfection profonde.

En employant la vapeur sous pression, on la porte aisément à 110° ou 115° et on obtient ainsi une stérilisation beaucoup plus rapide.

Les *désinfectants chimiques* ne paraissent pas avoir de propriété antiseptique bien efficace à l'état solide. Ce n'est guère qu'à l'état liquide ou gazeux qu'ils acquièrent un pouvoir stérilisant marqué.

Nous n'indiquerons ici que les *solutions désinfectantes* dont l'efficacité est éprouvée, et, en première ligne, les substances qu'on se procure le plus facilement. D'une façon générale, ces solutions (1) ont une action antiseptique bien plus forte quand elles sont employées à chaud (40° ou 50°).

Les solutions de soude ou de potasse sont, grâce à leur alcalinité, des antiseptiques très énergiques. La lessive de soude en solution aqueuse à 10 p. 100 est très efficace

(1) Il est prudent de colorer légèrement les solutions désinfectantes pour ne pas les confondre avec de l'eau.

pour la désinfection des crachats, spécialement ceux des tuberculeux. Les lessives de ménage à la cendre de bois ou au carbonate de soude (à 2 p. 100), les solutions de savon (à 3 ou 4 p. 100) sont d'excellents désinfectants du linge, des vêtements, des objets de literie, des ustensiles de ménage lorsqu'elles sont employées à chaud. L' « eau seconde » des peintres, dans les proportions de 5 à 10 parties de potasse d'Amérique pour 100 d'eau, nettoie parfaitement à froid les planchers et parois peintes sans les altérer et les désinfecte en même temps d'une façon très satisfaisante. L'eau de Javel (hypochlorite de soude) s'emploie étendue de 50 fois son poids d'eau pour la désinfection des produits sécrétés ou excrétés par les malades, pour celle de leur linge, de leurs vêtements, de leurs ustensiles, des parois, des planchers et des meubles.

Il en est de même pour les solutions savonneuses de crésol ou crésylol. Les crésols (1) sont des phénols supérieurs doués de propriétés désinfectantes très énergiques, qui constituent la meilleure partie (75 p. 100) de l'acide phénique brut. En solution savonneuse, le crésol présente une activité au moins aussi grande que l'acide phénique; il est à la fois moins toxique et moins cher; il doit donc lui être toujours préféré. Il ne présente qu'un inconvénient, c'est son odeur phéniquée. Sa valeur antiseptique est assez grande pour qu'il puisse remplacer tous les autres désinfectants liquides. On emploiera de préférence le crésylol sodique en solution aqueuse forte à 4 p. 100 et en solution faible à 1 p. 100. Sa formule est :

Crésylol officinal...........................	1 000 gr.
Soude caustique liquide..................	1 000 —

Le mélange se fait dans un récipient de grès ou de métal, car la réaction dégage beaucoup de chaleur et pourrait provoquer la rupture de récipients en verre épais.

(1) Les produits commerciaux connus sous les noms de créoline ou crésyl, solutol, solvéol, lysol, ne sont que des solutions ou des émulsions de crésols.

On peut également appliquer aux mêmes cas la solution commerciale d'aldéhyde formique (formol à 40 p. 100) en ajoutant 40 grammes de cette solution par litre d'eau. Mais il faut éviter de l'employer dans un local où l'on doit séjourner immédiatement après l'opération, car l'application de cette solution donne lieu à un dégagement de vapeurs de formol, très irritantes pour les muqueuses, dont on ne peut se débarrasser que par une large ventilation longtemps prolongée.

Le lait de chaux (1) fraîchement préparé à 20 p. 100 constitue le désinfectant par excellence du sol, des parois qui ne sont recouvertes ni de papiers, ni de peintures, ni de plâtre. Le badigeonnage des murs avec ce produit se fait très rapidement et à peu de frais. De plus, les produits de sécrétion et d'expectoration, ainsi que les déjections, après addition de 5 à 7,5 p. 100 de lait de chaux, sont fort bien désinfectés.

La solution usuelle de sublimé à 1 p. 1 000 est assurément un antiseptique très énergique, mais il présente de nombreux inconvénients. Même en solution faible, il reste caustique pour la peau et surtout les muqueuses ; sa toxicité

(1) Pour préparer du lait de chaux très actif, on prend de la chaux de bonne qualité, on la fait se déliter en l'arrosant petit à petit avec la moitié de son poids d'eau. Il faut avoir soin de ne pas ajouter l'eau trop rapidement, car on « noicrait » la chaux, qui ne se déliterait plus. Quand la délitescence est effectuée, on met la poudre ainsi obtenue dans un récipient bien bouché qu'on conserve dans un endroit sec et exempt d'acide carbonique (ne pas placer cette poudre dans une cave). Il faut que le lait de chaux soit toujours fraîchement préparé, car, même lorsqu'il est enfermé dans un vase soigneusement bouché, il s'altère au bout de quelques jours. On le prépare donc au fur et à mesure des besoins. Comme 1 kilogramme de chaux qui a absorbé 500 grammes d'eau pour se déliter a acquis un volume de 2^{lit},200, il suffit de délayer cette dernière quantité d'hydrate de chaux dans le double de son volume d'eau, soit 4^{lit},400, pour obtenir un lait de chaux qui soit environ à 20 p. 100.

A défaut de chaux vive, on peut préparer le lait de chaux avec de la chaux éteinte, comme celle dont se servent les maçons, et la mélanger à l'eau dans la proportion de 1 litre de chaux (2 kilogrammes) pour 1^{lit},500 d'eau.

est considérable et il est imprudent de le laisser entre des mains inexpérimentées; il attaque aussi les objets métalliques. Enfin, mis en contact avec les matières organiques riches en albumine, il détermine une coagulation de cette substance, ce qui enferme les microbes dans une enveloppe protectrice et les met à l'abri de l'action antiseptique de la solution mercurielle. On diminue, il est vrai, cet inconvénient en ajoutant à chaque litre de la solution soit 10 grammes de chlorure de sodium, soit 1 gramme d'acide tartrique ou chlorhydrique. Il n'en reste pas moins acquis que le sublimé ne peut plus être considéré comme le meilleur désinfectant des matières fécales, des matières vomies, des produits d'expectoration qui constituent les principales causes de souillure des planchers et des parois de locaux, ainsi que des téguments des malades et de leur entourage.

Le chlorure de chaux fraîchement préparé à 2 p. 100 peut servir à désinfecter les déjections et les produits de sécrétion et d'expectoration.

Le sulfate de cuivre (vitriol bleu) à 5 p. 100 est employé pour la désinfection des matières fécales, ainsi que des produits de sécrétion et d'expectoration. La solution de sulfate de cuivre sus-indiquée est connue sous le nom d'« eau bleue »; sa faible toxicité, son prix minime, ses qualités désodorisantes en font un des antiseptiques les plus couramment employés pour la désinfection des matières fécales; on verse deux ou trois grands verres d'eau bleue dans un litre de déjections. On l'emploie aussi pour la désinfection du sol.

On recommande, pour stériliser un terrain fortement souillé ou des matières animales en décomposition, de pratiquer des arrosages avec une solution contenant de 2 à 5 p. 100 d'un mélange à parties égales d'acide phénique impur du commerce et d'acide sulfurique du commerce.

Parmi les substances chimiques, on n'utilise guère comme *désinfectants gazeux* que les vapeurs d'acide sulfureux sulfurique et les vapeurs d'aldéhyde formique.

On a beaucoup utilisé autrefois pour la désinfection des locaux les vapeurs d'acide sulfureux sulfurique provenant de la combustion du soufre. Mais il est certain que l'acide sulfureux ne détruit pas toujours les germes des maladies contagieuses. En revanche, il tue parfaitement les petits animaux et les insectes.

Au contraire, la puissance antiseptique de l'aldéhyde formique sous forme gazeuse est beaucoup plus marquée ; ses gaz ne détériorent aucun objet et ne présentent aucune toxicité. Ils ont l'inconvénient de persister, malgré la plus large aération, en assez grande quantité dans les locaux désinfectés, pour que ceux-ci demeurent inhabitables pendant vingt-quatre heures au moins, et souvent plus, à cause des propriétés irritantes qu'ont les vapeurs de formol sur les muqueuses (picotement très marqué des yeux et du nez). De plus, le formol n'est qu'un désinfectant de surface et n'offre aucune garantie pour la désinfection tant soit peu profonde des matelas, couvertures, tapis, tentures et vêtements. Il reste le désinfectant par excellence des parois des locaux, de la surface des meubles, aux conditions expresses qu'on puisse laisser les locaux désinfectés inhabités pendant tout le temps nécessaire pour que les vapeurs irritantes soient complètement chassées par la ventilation, et qu'on ait recours aux étuves ou aux lavages antiseptiques appropriés pour les objets qui par leur conformation exigent une désinfection plus profonde.

Pour abréger le temps de l'aération nécessaire, on a bien conseillé de projeter dans la pièce, immédiatement après que le temps nécessaire à la désinfection est écoulé, des vapeurs d'ammoniaque (8 centimètres cubes d'une solution à 25 p. 100 par mètre cube du local) ; ces vapeurs se combinent à celles du formol pour former un composé inerte et inodore. La vaporisation d'ammoniaque demande vingt minutes. On attend ensuite trente minutes que la combinaison soit terminée, puis on aère. Les résultats n'ont pas été aussi satisfaisants dans la pratique qu'on pouvait l'espérer, l'odeur incommodante de l'ammoniaque persistant encore très longtemps.

Pratique de la désinfection. — L'entourage du malade peut à lui seul considérablement simplifier les opérations de désinfection en disposant, dès le début de la maladie, la chambre du malade de façon que la désinfection en soit facilitée le plus possible (Voy. p. 122).

On ne doit jamais, avant désinfection, jeter, secouer ou exposer aux fenêtres aucun linge, vêtement, objet de literie, tapis ou tenture ayant servi au malade ou provenant des locaux occupés par lui.

Les opérations de désinfection seront instituées par le médecin traitant, dès qu'il aura reconnu un cas de maladie transmissible. Tout retard apporté dans l'exécution des désinfections nécessaires permet aux germes nuisibles de se répandre et de créer des cas nouveaux.

C'est également le médecin seul qui pourra déterminer dans chaque cas quel est le degré d'infection des objets à désinfecter, si les opérations d'une désinfection de surface suffisent à écarter tout danger de contamination, ou s'il faut au contraire faire pénétrer profondément l'action des agents désinfectants sur tout ou partie des objets souillés.

Les opérations de désinfection diffèrent suivant que la maladie est en cours ou qu'elle est terminée, suivant qu'on dispose d'appareils de désinfection, ou qu'on se trouve réduit à opérer sans le concours si précieux d'une étuve ou d'un appareil formolateur. Ce dernier cas étant encore très fréquent en dehors des grandes villes, c'est lui que nous envisagerons en première ligne et sur lequel nous insisterons le plus.

Désinfection sans appareil, au cours de la maladie. — Dans ces conditions : la désinfection doit porter, 1° sur les produits morbides ; 2° sur les objets de pansement, linges, vêtements du malade et sur tous les objets qu'il a maniés ; 3° sur la chambre ; 4° sur le malade lui-même et son entourage ; 5° dans certains cas, sur des parasites, capables de transporter le contage.

1° *Désinfection des produits morbides.* — Les selles, les vomissements, les urines des malades, tout particulièrement dans la fièvre typhoïde, la dysenterie, le choléra et les maladies chololériformes, la tuberculose, doivent être reçus dans des vases dans lesquels on aura préalablement versé deux ou trois grands verres d'une des solutions désinfectantes à l'eau de Javel, au chlorure de chaux, au lait de chaux, au crésylol sodique à 4 p. 100 ou au sulfate de cuivre, dont nous avons donné plus haut les proportions. On laissera ces produits en contact avec les substances désinfectantes deux ou trois heures avant de les jeter dans les cabinets d'aisances ou de les enfouir dans le sol, à distance des puits, des sources ou des conduites d'eau potable. Les vases seront ensuite soigneusement nettoyés avec l'une des solutions désinfectantes précitées.

Les crachats, les produits de sécrétion de la bouche et de la gorge, les fausses membranes doivent être recueillis dans des récipients contenant une petite quantité de lessive de soude en solution à 10 p. 100, de façon que ces produits morbides ne puissent se dessécher. Cette prescription est particulièrement utile dans la tuberculose pulmonaire, la coqueluche, la grippe, la pneumonie et la broncho-pneumonie, la peste pneumonique, la diphtérie, la scarlatine, la suette miliaire, les oreillons et la méningite cérébro-spinale épidémique. Toutes les vingt-quatre heures les récipients et leur contenu seront placés dans un grand vase plein d'eau qu'on fera bouillir pendant une heure ou plongés pendant deux ou trois heures dans une solution de lessive de soude à 10 p. 100 ou dans une des solutions désinfectantes sus-indiquées : crésylol sodique à 4 p. 100, eau de Javel, eau de chaux, sulfate de cuivre, chlorure de chaux. L'eau bouillante ou la solution employées pour cette désinfection seront enfin jetées aux latrines ou enfouies dans la terre loin des habitations, des sources et des puits.

D'une façon génerale, les pièces de pansement ayant servi, les squames cutanées, les croûtes, les sécrétions, le sang et les matières purulentes qu'on aura préalablement recueillis ou enlevés au moyen de tampons d'ouate imbibés d'une des solutions antiseptiques recommandées plus haut, seront jetés au feu ou brûlés après avoir été arrosés d'alcool ou de pétrole. Dans le cas où ces produits morbides ont souillé le plancher, un meuble ou une paroi, on lavera soigneusement avec une des solutions désinfectantes sus-indiquées la surface contaminée qu'on laissera, si c'est possible, baigner dans le liquide antiseptique pendant deux ou trois heures. Ce mode de désinfection s'applique plus particulièrement aux squames de la scarlatine ou des teignes, aux croûtes de la variole, aux sécrétions purulentes ou non de l'infection puerpérale, de l'ophtalmie des nouveau-nés, de la conjonctivite purulente ou granuleuse, des suppurations chirurgicales tuberculeuses ou non, des matières provenant des ulcérations ou des bubons dans la peste.

Il n'est pas inutile de rappeler ici que l'emploi du sublimé n'est pas indiqué pour la désinfection des produits morbides que nous venons de passer en revue.

2° *Désinfection du linge, des vêtements, des différents objets qu'a manipulés le malade.* — Le linge ayant servi aux malades ne doit jamais être envoyé aux lavoirs ou aux blanchisseries avant d'avoir été désinfecté. Le linge de corps, de toilette et de table sera désinfecté en le faisant bouillir pendant une heure dans une lessive ou dans de l'eau savonneuse. On peut encore le laisser séjourner douze heures au moins dans une solution désinfectante (crésylol sodique à 4 p. 100, formol), en le faisant tremper ensuite pendant une ou deux heures dans l'eau pure ; mais si le coton ou la toile sont colorés, les couleurs peuvent être altérées par un long séjour dans les solutions antiseptiques.

Les vêtements de drap ou de laine, souillés, peuvent être maintenus pendant une heure dans l'eau bouillante ; mais alors ils sont le plus souvent déformés et parfois déteignent. Cet inconvénient serait encore bien plus marqué, si on utilisait des solutions antiseptiques. Les objets en laine non décatis, les chemises de laine, les gilets ou les ceintures de flanelle se rétrécissent beaucoup après immersion dans l'eau bouillante; on se contentera de les laver à l'eau tiède légèrement savonneuse et additionnée d'une petite quantité d'ammoniaque (un verre à liqueur d'ammoniaque pour une grande cuvette d'eau); de plus, on ne tordra pas ces objets pour les essorer.

Lorsque les vêtements de laine ou de drap ne sont souillés que superficiellement, on peut les désinfecter suffisamment en les exposant aux vapeurs de formol dans une petite pièce ou une armoire bien close, en suivant la technique que nous donnons à propos de la désinfection des locaux sans appareil (voy. p. 145). On aura soin préalablement de les suspendre en les étalant pour que toute leur surface se trouve en contact avec les gaz désinfectants. On traitera de même les chapeaux en soie ou en feutre, les tissus délicats de soie, de velours, de peluche, les fourrures et les plumes qui ne supportent pas l'eau bouillante. Il sera prudent de détruire par le feu les vêtements trop profondément souillés.

Les chaussures, les objets en cuir ou en caoutchouc seront nettoyés avec un linge imbibé d'une solution désinfectante.

Les ustensiles de table des malades (assiettes, verres, tasses, cuillers, fourchettes) seront maintenus une demi-heure dans l'eau bouillante, ou deux ou trois heures dans une solution désinfectante (eau de Javel, formol), puis bien rincés à l'eau pure.

Les objets de toilette doivent être désinfectés différemment suivant leur nature. Les peignes et les brosses seront lavés à l'eau savonneuse, puis maintenus pendant trois heures dans une solution antiseptique. Les instruments métalliques, comme les ciseaux ou les rasoirs, seront plongés pendant un quart d'heure dans l'eau bouillante. Les éponges de toilette, les brosses à ongles et à dents seront lavées dans de l'eau à 50°, puis maintenues trois heures dans une solution antiseptique, à la condition de les rincer à grande eau avant d'en faire usage de nouveau.

Les autres objets qu'a manipulés le malade (fournitures

de bureau, porte-monnaie, jouets) peuvent être désinfectés à l'aide d'un linge imbibé d'une substance antiseptique. Les livres seront exposés aux vapeurs de formol en local clos, en ayant soin d'écarter le mieux possible les feuillets les uns des autres. Il est toujours beaucoup plus sûr de détruire ces objets par le feu. On fera de même pour les aliments ayant séjourné dans la chambre infectée.

3° *Désinfection de la chambre du malade.* — Si on éloigne de la chambre une certaine quantité de meubles et de tentures, pour en réduire le nombre au strict nécessaire et faciliter plus tard les opérations de désinfection, les meubles enlevés seront lavés avec une solution désinfectante ; les rideaux, tentures ou tapis seront maintenus pendant trois heures dans l'eau bouillante ou exposés aux vapeurs d'aldéhyde formique en local clos, si leur tissu est trop délicat pour résister à l'ébullition. On passera chaque jour sur tout le plancher, sur tous les meubles et sur les parois, au voisinage immédiat du malade, un linge imbibé de solution antiseptique (eau de Javel, crésylol sodique à 4 p. 100).

On peut aussi balayer le plancher avec de la sciure de bois imbibée de la même solution et détruire ensuite les balayures par le feu. Si des produits morbides, tels que déjections, crachats, pus, sang, etc., ont souillé le plancher, les parois, un meuble ou tout autre objet, on arrose la surface contaminée avec une solution désinfectante et on essuie ensuite avec des linges imbibés de la même solution.

4° *Désinfection du corps du malade et de son entourage.* — Il faut tenir les malades très proprement et veiller à la désinfection immédiate de toutes les parties du corps qui ont pu être souillées. Le mieux est dans ce cas de pratiquer des ablutions soigneuses et répétées avec une solution savonneuse tiède, et de plonger ensuite les linges qui auront servi à ce lavage dans une solution désinfectante pendant une heure.

Comme il a été déjà dit à propos de l'isolement, les personnes qui approchent ou qui soignent les malades ne pénétreront dans la chambre qu'après avoir revêtu une longue blouse de toile destinée à protéger leurs vêtements, et après avoir mis des chaussures spéciales, de préférence des caoutchoucs faciles à nettoyer et à désinfecter.

Chaque fois qu'il y aura eu contact avec le malade ou des objets souillés, ces personnes savonneront leurs mains puis les tremperont dans une solution désinfectante (sublimé). Elles ne prendront jamais aucun aliment ni aucune boisson dans la chambre du malade. Avant de quitter celle-ci, elles déposeront à la porte leur blouse et leurs caoutchoucs, savonneront et désinfecteront leurs mains et leur visage ainsi que leurs cheveux et leur barbe.

5° *Destruction des parasites.* — Les mouches pouvant transporter les germes contenus dans les produits d'expectoration et de sécrétion ainsi que dans les déjections du malade, il sera prudent de placer dans sa chambre et dans les cabinets d'aisances des papiers ou des appareils destinés à détruire ces insectes. La projection dans la fosse d'aisances d'huile de schiste (1 kilogramme par mètre superficiel) détruit les larves des mouches.

Les petits animaux, hôtes habituels de l'habitation, et les insectes parasites de l'homme peuvent jouer un grand rôle dans la propagation de certaines maladies (peste, typhus exanthématique, lèpre, fièvre jaune, fièvre palustre). On les détruit dans les locaux fermés en employant des gaz asphyxiants, notamment l'acide sulfureux. Une petite quantité de pétrole, répandue à la surface des eaux stagnantes se trouvant dans le voisinage de l'habitation, empêche le développement des larves de moustiques.

Désinfection sans appareil quand la maladie est terminée ou que le malade est transporté ailleurs. — Si, au cours de la maladie, les prescriptions que nous venons d'indiquer ont été scrupuleusement observées, il suffira, quand la maladie sera terminée ou que le malade aura été transporté ailleurs, de désinfecter le malade lui-même, sa literie et le local contaminé. Mais trop souvent, surtout chez les indigents, le médecin n'a été appelé que lorsque la maladie était déjà avancée ; les mesures de désinfection n'ont pu être prises que tardivement et sont restées incomplètes ; de sorte que dans bon nombre de cas il faut encore désinfecter du linge, des vêtements, des tentures et des tapis, les cabinets et les fosses d'aisances, les amas de fumiers sur lesquels on a déversé des déjections non aseptisées, des éviers, des vidoirs, des dalles, des caniveaux qui auront été infectés de façon analogue. Pour le linge, les vêtements, les tentures, les tapis, les meubles, on se rapportera à ce que nous avons déjà indiqué plus haut.

1° *Désinfection du convalescent.* — Les convalescents de maladies transmissibles, et particulièrement ceux qui ont été atteints de variole, scarlatine, fièvre typhoïde, diphtérie ou rougeole, conservent des germes de la maladie qu'ils viennent d'avoir. Dès leur sortie de la chambre infectée ils doivent donc prendre un grand bain savonneux, ou tout au moins faire des ablutions savonneuses générales, comprenant la face, la barbe et les cheveux. Ils pratiqueront aussi des lavages répétés de la gorge et de la bouche, avec une solution antiseptique (solution d'acide salicylique à 1 p. 1 000 ou encore d'oxycyanure de mercure à 1 p. 1 000). Après ces lavages, les convalescents revêtiront du linge propre et des vêtements qui seront restés à l'abri de l'infection au cours de la maladie, ou tout au moins qui auront été préalablement désinfectés.

2° *Désinfection de la literie.* — On n'enverra qu'après désinfection les matelas au cardage, les objets de literie et les couvertures au blanchissage. La désinfection de la literie (couvertures, matelas, paillasses, oreillers et traversins) est très difficile à réaliser lorsqu'on ne dispose pas d'étuve à vapeur, si leur infection a été profonde. Aussi ne faut-il jamais négliger de protéger les matelas dès le début de la maladie en les recouvrant d'une toile caoutchoutée ou de papier imperméable.

Au contraire, les sommiers sont faciles à désinfecter. Les sommiers métalliques sont lavés avec une solution antiseptique; on procède de même pour le cadre et les ressorts des sommiers d'ancien modèle et on passe leur enveloppe de toile à la lessive.

A défaut d'étuve et dans le cas d'infection profonde, voici comment on peut arriver à désinfecter le reste de la literie. Les couvertures sont plongées dans une solution de savon mou, préparée avec un quart de kilogramme de savon pour 10 litres d'eau et qui est, après deux heures de contact, portée à l'ébullition; on les y remue de manière à déplacer l'air retenu dans les plis du tissu et on les fait bouillir dans le bain recouvert d'un couvercle.

Les enveloppes des matelas, traversins, oreillers, édredons, couvre-pieds, coussins sont décousues après avoir été largement arrosées avec une solution désinfectante (eau de Javel, crésylol sodique à 4 p. 100, formol). Ces toiles sont mises à la lessive ou plongées pendant trois heures dans une solution désinfectante. La laine, le crin ou la plume sont désinfectés au moyen d'un trempage et d'un lavage à froid dans une solution désinfectante (de préférence la solution de crésylol sodique à 4 p. 100); l'action de ce bain est lente, le crin ou la laine devront y rester douze heures au moins, au cours desquelles ils seront fréquemment agités avec un bâton, de manière à déplacer l'air retenu dans leur épaisseur; ils seront ensuite rincés dans de l'eau pure pendant une ou deux heures, puis séchés. Quand il y aura eu infection profonde des parties rembourrées des meubles, il faudra agir comme pour les matelas et désinfecter séparément le crin du rembourrage et l'étoffe qui le recouvre.

Les vieilles couvertures hors d'usage et les paillasses fortement souillées seront de préférence incinérées dans le voisinage après arrosage au pétrole.

Dans le cas d'épidémie et si le nombre des objets de literie à désinfecter était considérable, on pourrait établir, à très peu de frais, une étuve à vapeur fluente sans pression, avec des matériaux qu'on a partout sous la main; il suffit d'une marmite de 80 centimètres de diamètre et d'un tonneau haut d'environ 1^{m},50 et de diamètre un peu supérieur à celui de la marmite. On perce la paroi inférieure du tonneau de trous faits au vilebrequin pour l'entrée de la vapeur, et la paroi supérieure d'un orifice pour la sortie de la vapeur. On fait du feu sous la marmite pleine d'eau, qui devient le générateur de vapeur. Le tonneau chargé des objets à désinfecter a été placé sur la marmite. L'espace entre les bords des deux récipients a été hermétiquement obturé au moyen de terre glaise et de linge mouillé. Dès que l'eau bout dans la marmite, la vapeur d'eau s'élève et traverse le tonneau, y maintenant une température d'environ 100°. A partir du moment où cette température est marquée par le thermomètre qu'on a fixé à l'orifice supérieur du tonneau, on prolonge l'opération pendant une heure au moins. Une étuve ainsi construite ne coûte pas plus de 20 francs, et on peut faire une désinfection avec 0 fr. 75 de charbon seulement. Les résultats obtenus sont suffisants, mais fréquemment les objets soumis à la désinfection sortent trop mouillés par l'eau de condensation.

3° *Désinfection des locaux.* — Après le départ du malade, il est indispensable de désinfecter les locaux où il a séjourné et où il a pu laisser des germes de son affection.

Il est certain que la désinfection est d'autant plus efficace que les souillures les plus grossières auront été préalablement enlevées. On pratiquera donc d'abord un lessivage des planchers, des parois peintes à l'huile, des meubles en bois, avec une solution de potasse d'Amérique à 5 à 10 p. 100 (eau seconde des peintres), en ayant soin de ne pas frotter trop fort pour ne pas enlever la peinture. Si les murs sont blanchis à la chaux, un badigeonnage au lait de chaux les désinfectera parfaitement ; s'ils sont recouverts de papier peint, en renouvelant ce papier ; s'ils sont peints à la colle, en les recouvrant d'une nouvelle couche de peinture, on obtiendra d'une façon satisfaisante l'asepsie des parois. Ces mesures très simples suffisent le plus souvent à la désinfection du local, non compris, bien entendu, le mobilier, les tentures et les tapis ; elles constituent ce que les architectes appellent la « mise en état » et sont généralement appliquées chaque fois qu'un locataire nouveau occupe une maison ou un appartement dont le loyer est suffisamment élevé.

Il est toujours prudent cependant de pratiquer en même temps la désinfection par l'aldéhyde formique. On peut y avoir recours sans appareil fourni par l'industrie. Mais il faut qu'on puisse aérer largement les locaux pendant un ou plusieurs jours après l'opération, car les vapeurs de formol les rendront inhabitables durant ce temps. De plus il est inutile de recourir à ce moyen de désinfection si l'on ne peut obturer hermétiquement les plus petits orifices du local, en les calfeutrant avec de la ouate et des bandes de papier collées.

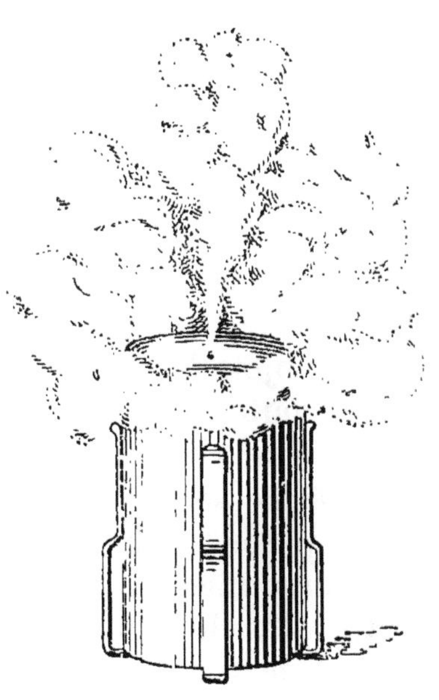

Fig. 28.

On peut obtenir un dégagement suffisant de vapeurs d'aldéhyde formique par la décomposition à chaud du trioxyméthylène, qui se vend dans le commerce en pastilles toutes préparées, qu'on chauffe dans un petit récipient métallique au moyen d'une lampe à alcool. Il faut obtenir, pour que l'opération ait une efficacité suffisante, un dégagement d'au moins 4 grammes d'aldéhyde formique pur par mètre cube du local.

On vend aussi de petits cylindres de cuivre (fig. 28) très minces, remplis d'une substance à base de trioxyméthylène et fermés par un couvercle perforé, avec simple obturation à la paraffine. Le cylindre est enduit, sauf sur le couvercle, d'une pâte spéciale qui, lorsqu'on y met le feu, brûle lentement sans flamme et porte rapidement le trioxyméthylène à une température assez élevée pour le volatiliser. La désinfection de surface est suffisante au bout de sept heures, en brûlant un cylindre renfermant 55 grammes de trioxyméthylène par 13 mètres cubes du local; les cylindres doivent être placés sur une plaque métallique et espacés dans la pièce.

Mieux vaut encore adopter la technique indiquée par Flügge et chauffer, dans un récipient plat et large, une solution composée de la solution d'aldéhyde formique du commerce (formol à 40 p. 100) étendue de trois fois son volume d'eau. Ce récipient est fermé par un couvercle, muni d'ouvertures permettant le dégagement de vapeurs désinfectantes. Pour un local de 50 mètres cubes, il faut vaporiser environ 2 litres de la solution; la dépense ne dépasse pas 5 francs. Il ne faut ouvrir le local qu'après quatorze heures.

Avant de pratiquer le dégagement des vapeurs de formol, on a eu soin de tout disposer dans le local de façon que les objets à désinfecter soient exposés à l'action des gaz par toute leur surface. Le lit et les meubles adossés au mur en sont écartés; les portes des armoires, commodes et placards sont ouvertes; les tiroirs sont complètement tirés et posés sur le plancher.

La personne qui pratique ces opérations a eu soin de revêtir dès le début une grande blouse de toile. Au moment de quitter la pièce à désinfecter et après avoir allumé le foyer qui doit donner lieu au dégagement de vapeurs de formol, elle retire sa blouse et l'étale sur un support. Puis elle se lave les mains, la figure et la barbe avec une solution antiseptique et sort en fermant la porte dont elle obture avec soin les fentes et le trou de la serrure.

Lorsque le temps suffisant pour la désinfection est écoulé, les portes et les fenêtres sont ouvertes et le local largement aéré.

Dans le cas où il est impossible d'avoir recours à l'aldéhyde formique, soit qu'on ne puisse laisser le local inhabité un ou plusieurs jours, soit pour toute autre raison, on pratiquera le lavage des planchers et des parois avec une solution désinfectante (1). Mais ce procédé, très suffisant pour les parois en bois et les parois recouvertes de peinture à l'huile (surtout les peintures vernissées) ou de toiles vernissées, est inapplicable lorsque les murs sont recouverts de papier peint. En effet, les papiers peints couramment en usage ne supportent pas les lavages. Les pulvérisations de liquides antiseptiques sur ces papiers ne donnent qu'une garantie bien faible; mieux vaut changer complètement les papiers après avoir lavé avec une solution antiseptique le papier contaminé, qui se trouvera ainsi sacrifié.

Pour pratiquer convenablement les lavages antiseptiques des parois et des planchers, il faut se munir de deux seaux, l'un pour le liquide désinfectant, l'autre pour l'eau pure destinée à rincer les brosses et les linges employés. Ces lavages s'exécutent méthodiquement à la main. Après avoir passé le linge, la brosse à main ou le pinceau, de haut en bas, sur une partie de la paroi, on les rince dans l'eau pure, puis on les trempe à nouveau dans le liquide désinfectant et l'on passe à la surface voisine. L'eau qui sert à rincer les pinceaux et les brosses doit être renouvelée très souvent; cette eau sale sera recueillie dans un récipient où elle sera additionnée de moitié de son volume de solution de sulfate de cuivre à 50 p. 1000. Apres trois heures de contact, le tout sera déversé dans la fosse d'aisances ou enfoui dans la terre loin des habitations.

Dans certaines habitations de campagne, le plancher ou le carrelage sont remplacés par le sol battu, très difficile à désinfecter convenablement. On l'arrose copieusement avec du lait de chaux, en ayant soin d'en répandre dans tous les angles et les recoins. On gratte ensuite le revêtement sur une épaisseur de plusieurs millimètres et on fait un nouvel arrosage au lait de chaux.

Il est indispensable, dans la plupart des maladies transmissibles, particulièrement dans celles dont le contage est

(1) Le local aura été évacué et restera clos 2 ou 3 heures au moins avant le début des opérations, pour laisser déposer toutes les poussières en suspension dans l'air.

propagé par les matières fécales (fièvre typhoïde, dysenterie, choléra et affections cholériformes), de nettoyer par des lavages à l' « eau seconde », à l'eau de Javel ou au crésylol sodique à 4 p. 100, les parois et le siège des cabinets d'aisances, de désinfecter par des lavages au moyen de solutions antiseptiques (crésylol sodique à 4 p. 100, lait de chaux, sulfate de cuivre) la cuvette et la conduite d'écoulement des déjections. Il sera prudent de prendre les mêmes précautions vis-à-vis des dalles, des éviers, des vidoirs, des caniveaux qui peuvent avoir reçu des eaux infectées par des souillures morbides.

Même après une désinfection complète, il ne sera pas inutile de laisser pénétrer pendant plusieurs jours dans les locaux le soleil et l'air, ces excellents désinfectants naturels, par les fenêtres largement ouvertes.

4° *Désinfection des fosses d'aisances et des fosses à fumier.* — La désinfection des fosses d'aisances et des fosses à fumier sur lesquelles on a déversé des déjections provenant d'un malade atteint de fièvre typhoïde, de dysenterie, de choléra, s'impose, surtout si les selles n'ont pas été régulièrement désinfectées au cours de la maladie. La désinfection des fosses d'aisances est très difficile à réaliser d'une façon satisfaisante. Le moyen le plus pratique, bien qu'il ne donne pas toujours un résultat certain, consiste à déverser dans la fosse d'aisances une grande quantité de lait de chaux, qu'on mélange le mieux possible avec la matière en agitant la masse avec une longue perche. Il faut déverser 5 litres de lait de chaux par mètre cube de matières de vidange. S'il est impossible d'évaluer la quantité de matières contenues dans la fosse, on y versera du lait de chaux, jusqu'à ce que le contenu de la fosse présente une réaction fortement alcaline.

Les fumiers contaminés seront détruits par le feu, si c'est possible, ou sinon largement arrosés de crésylol à 4 p. 100, de lait de chaux ou d'une solution de sulfate de cuivre.

Désinfection avec appareils. — Lorsqu'on dispose

d'appareils appropriés, il est bien plus aisé d'obtenir une désinfection satisfaisante.

La désinfection profonde devient une opération rapide et très simple avec les étuves à vapeur. Les matelas, coussins, couvertures, vêtements, linges, y sont rapidement et complètement aseptisés, quel que soit leur degré de souillure. Les objets désinfectés avec les étuves à vapeur ne subissent pas de dégradation, pourvu que l'opération soit bien conduite et qu'on prenne la précaution, avant de

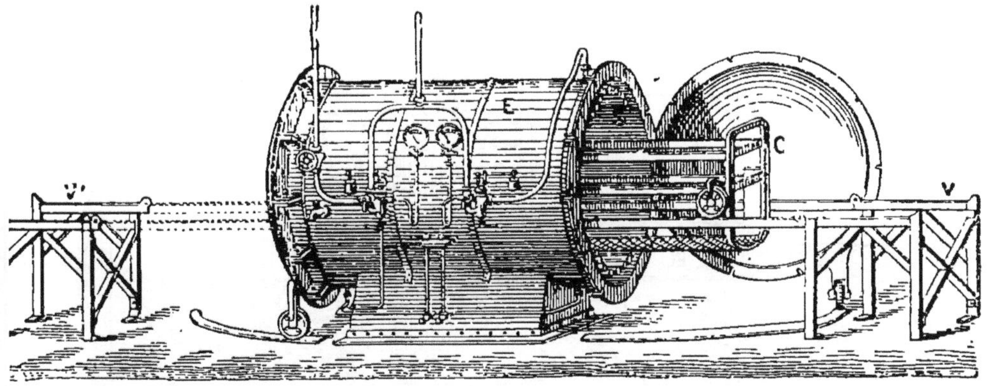

Fig. 29. — Étuve fixe à désinfection par la vapeur sous pression.

les introduire dans l'étuve, de bien imbiber avec une solution antiseptique les taches de déjections, de sang, de pus, de graisse, de vin, qui les souillent, faute de quoi ces taches resteraient indélébiles après leur passage à l'étuve. Aussi a-t-on tout avantage à laisser tremper pendant vingt-quatre heures au domicile du malade le linge sale dans un récipient contenant une solution antiseptique et à le débarrasser ainsi des souillures grossières avant de l'envoyer à l'étuve. Après cette immersion, le linge est placé dans un sac en toile imperméable où il reste bien isolé jusqu'à ce que le désinfecteur le prenne pour le porter à l'étuve. Cependant la vapeur d'eau, comme l'eau bouillante, détériore les objets en cuir, en caoutchouc, en carton, en bois collé, les chapeaux de feutre ou de soie, les plumes, les fourrures, les étoffes délicates.

Les étuves à vapeur d'eau se composent toutes d'un foyer (générateur de chaleur), d'une chaudière (générateur de vapeur) et d'une chambre à désinfection où pénètre la vapeur et qui est obturée par un couvercle. Celui-ci peut être percé d'un orifice qui laisse constamment écouler la vapeur à mesure qu'elle se forme ; on a alors l'étuve à vapeur fluente sans pression dont la température intérieure ne dépasse guère 100°. La désinfection y est lente ; mais l'appareil est

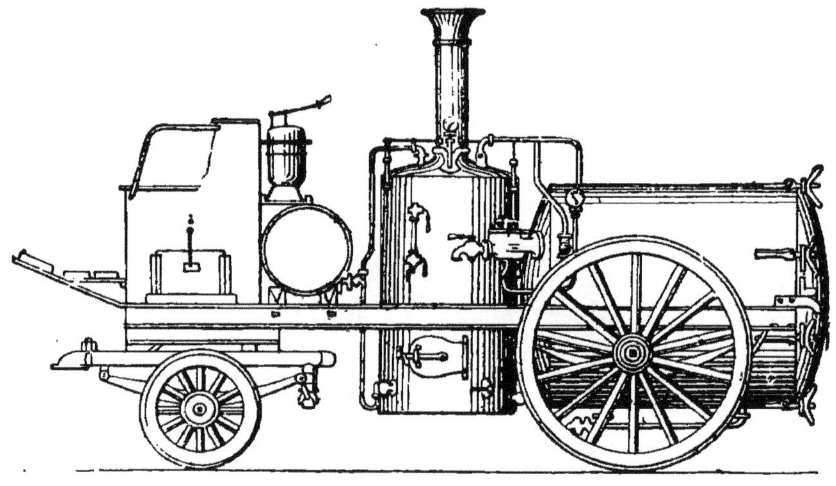

Fig. 30. — Étuve locomobile à désinfection par la vapeur sous pression.

de construction très simple, d'un prix peu élevé et sans risque d'explosion.

Les deux autres types d'étuves à vapeur varient suivant que le couvercle est hermétiquement obturé (étuve à vapeur dormante sous pression, fig. 29 et 30), ou qu'il est percé d'un orifice muni d'un clapet formant soupape (étuve à vapeur fluente sous pression). Ces deux types d'étuves élèvent la température intérieure au-dessus de 100° et assurent très rapidement la désinfection.

Les matelas, les couvertures, les vêtements et tous les objets qui pourraient conserver de la vapeur d'eau dans leurs replis, doivent être secoués et aérés après leur passage à l'étuve afin d'empêcher la condensation de les mouiller.

L'emploi des appareils qui dégagent des vapeurs d'aldéhyde formique est très commode pour la désinfection en surface, particulièrement pour celle des locaux infectés. Plusieurs d'entre eux se placent en dehors des pièces dans lesquelles ils projettent des vapeurs désinfectantes (fig. 31); leur surveillance est donc possible pendant toute la durée de l'opération, ce qui est très avantageux. Dans tous les appareils le gaz désinfectant est fourni par la solution commerciale de formol à 40 p. 100, soit pure, soit associée à divers produits (chloroformol, formacétone, etc.), destinés à empêcher l'aldéhyde formique de se transformer, au moment de sa condensation, en substances beaucoup moins antiseptiques qu'elle (substances polymères).

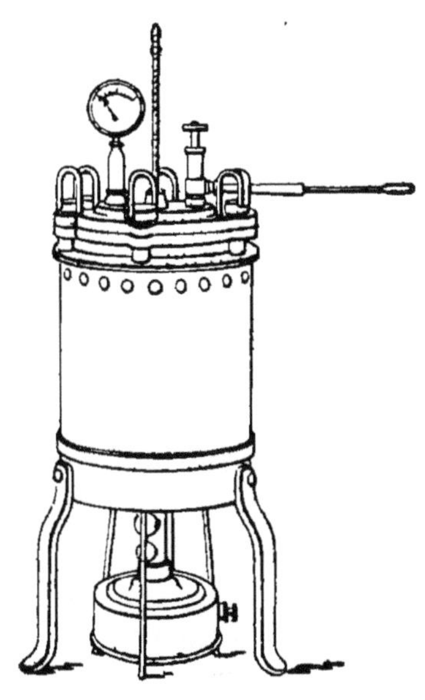

Fig. 31.

On construit des étuves, sortes d'armoires hermétiquement closes dans lesquelles on produit le dégagement de gaz d'aldéhyde formique pour désinfecter des étoffes délicates ou des livres. Pour ces derniers, des tringles sont disposées de façon à tenir les feuillets écartés, afin de permettre la pénétration du gaz désinfectant.

Les appareils qui pulvérisent des solutions antiseptiques (*pulvérisateurs*) ne sont plus guère utilisés que pour la désinfection des objets qui ne supportent pas les lavages, notamment des papiers peints dans les locaux où il est impossible d'employer l'aldéhyde formique. Il ne faut pas craindre de bien mouiller les parois et, pour les humecter d'une façon uniforme, il faut projeter le jet verticalement de bas en haut et de haut en bas, suivant des lignes parallèles assez rapprochées pour couvrir peu à peu toute la surface à désinfecter.

NEUVIÈME LEÇON

Police sanitaire des animaux

Notions de police sanitaire des animaux ; leurs maladies transmissibles à l'homme : la rage, la morve, le charbon, la tuberculose. — Abatage, enfouissement ; loi du 21 juillet 1881 sur la police sanitaire des animaux.

Il est des maladies contagieuses communes aux animaux et à l'homme. Ce sont, en particulier, la *rage*, la *morve*, le *charbon*, la *tuberculose* que nous allons passer en revue.

Rage. — La rage existe, dans nos pays, chez le chien et le chat, surtout le chien, mais d'autres espèces carnassières, le loup, le renard, le blaireau, peuvent en être atteintes. C'est toujours à la suite d'une morsure d'un animal enragé que se développe la rage. Elle ne se développe jamais spontanément, contrairement à l'opinion généralement admise.

C'est par une plaie, morsure, écorchure de la peau ou des muqueuses que le virus de la rage pénètre dans l'économie. Il n'est pas nécessaire d'être mordu pour contracter la rage. Un chien enragé léchant une écorchure (et il faut savoir qu'au début de la rage les chiens sont très affectueux et lèchent volontiers) peut communiquer ainsi par sa salive ou sa bave cette terrible maladie.

Si l'on est mordu par un animal enragé, on ne devient pas forcément enragé, loin de là, soit que les dents de l'animal se soient dépouillées de bave, essuyées pour ainsi dire à travers les vêtements, soit que l'individu mordu présente une résistance spéciale à la rage.

La salive de l'homme enragé est virulente et, injectée à des animaux, leur communique la rage. Néanmoins, dans les trois cas authentiques que l'on connaît dans la science d'individus mordus par des hommes enragés, il n'y eut pas transmission de la rage.

Les moyens de prévenir la rage consistent d'abord en une rigoureuse police sanitaire exercée sur la race canine et dans toutes les saisons. Les propriétaires de chiens en France ont l'habitude déplorable de les laisser vagabonder dans les champs aussi bien que dans les rues. C'est là une des causes les plus communes de la rage. L'application rigoureuse de règlements bien faits a fait cesser presque absolument cette redoutable maladie en Angleterre, en Prusse, en Bavière, et dans la ville de Berlin. En Australie, la rage est et reste inconnue grâce à l'interdiction absolue de l'importation des chiens.

Dès qu'un chien devient suspect de rage, il faut l'abattre, ainsi que tous les animaux qu'il a pu mordre (chiens ou autres).

Si c'est un homme qui a été mordu, le chien doit être enfermé et mis en observation. S'il est possible d'envoyer la tête du chien à un laboratoire spécial pour que le bulbe soit inoculé à un lapin, animal capable de contracter la rage, on saura plus rapidement encore si l'animal est réellement enragé.

Quelle est la durée de l'incubation de la rage? Elle peut être fort longue et durer plusieurs mois, chez l'homme aussi bien que chez les animaux. Aussi la pratique de tuer tout animal mordu par un chien enragé a-t-elle été sanctionnée par la loi. Le propriétaire ne peut plus, comme autrefois, s'opposer à l'abatage de son chien ; on n'a plus le droit de séquestrer pendant plusieurs mois un chien mordu pour le rendre ensuite à son propriétaire.

Il est bon de connaître les symptômes de la rage, chez le chien, sous ses différentes formes et à ses différentes périodes. En voici un tableau tracé de main de maître par Bouley :

« La rage du chien ne se caractérise pas par les accès de fureur dès les premiers jours de sa manifestation.

« Au contraire, c'est une maladie tout d'abord d'apparence bénigne ; mais dès le début la bave est virulente, c'est-à-dire qu'elle renferme le germe inoculable, et le chien est alors bien plus dangereux par les caresses de sa langue qu'il ne peut l'être par ses morsures, car il n'a encore aucune tendance à mordre.

« Au début de la rage, le chien change d'humeur; il devient triste, sombre et taciturne, recherche la solitude et se retire dans les coins les plus obscurs. Mais il ne peut rester longtemps en place ; il est inquiet, agité, va et vient, se couche et se relève, rôde, flaire, gratte avec ses pattes de devant. Ses mouvements, ses attitudes et ses gestes semblent indiquer que par moments il voit des fantômes, car il mord dans l'air, s'élance, et hurle comme s'il s'attaquait à des ennemis réels.

« Son regard est changé; il exprime une tristesse sombre et quelque chose de farouche.

« Mais, dans cet état, le chien n'est nullement agressif pour l'homme. Son caractère est ce qu'il était avant. Il se montre docile et soumis pour son maître, à la voix duquel il obéit en donnant quelques signes de gaieté qui ramènent un instant sa physionomie à son expression habituelle.

« Au lieu de tendances agressives, ce sont des tendances contraires qui se manifestent dans la première période de la rage. Le sentiment affectueux envers ses maîtres et les familiers de la maison s'exagère chez le chien enragé, et il l'exprime par les mouvements répétés de la langue, avec laquelle il est avide de caresser les mains ou le visage qu'il peut atteindre.

« Le chien enragé n'a pas horreur de l'eau ; *au contraire, il en est avide*. Tant qu'il peut boire, il satisfait sa soif toujours ardente, et, quand le spasme de son gosier l'empêche d'avaler, il plonge le museau tout entier dans le vase et il mord pour ainsi dire le liquide qu'il ne peut plus avaler.

« Le chien enragé n'est donc pas *hydrophobe*. L'*hydrophobie* n'est donc pas un signe certain et univoque de la rage du chien.

« Le chien enragé ne refuse pas sa nourriture dans la première période de sa maladie ; souvent même il la mange avec plus de voracité que d'habitude.

« Lorsque le besoin de mordre, *qui est un des caractères essentiels de la rage à une période de son développement*, commence à se manifester, l'animal le satisfait d'abord sur les corps inertes ; il ronge le bois, les portes et les meubles, déchire les étoffes, les tapis, les chaussures, broie sous ses dents la paille, le foin, les crins, la laine, mange la terre, la fiente des animaux, la sienne même, lape sa propre urine, et accumule dans son estomac les débris de tous les corps sur lesquels ses dents ont porté.

« Dans une variété particulière de la rage, que l'on appelle la rage *mue* (ou *muette*), la mâchoire inférieure, paralysée, reste écartée de la supérieure, et la gueule demeure béante et sèche, avec une teinte rouge brunâtre à l'intérieur.

« Le chien affecté de rage mue n'a pas de tendance à mordre ; au lieu d'être agité, il conserve le plus souvent l'immobilité d'un sphinx ; mais, sa bave étant virulente, on peut s'inoculer la rage par des blessures ou des écorchures lorsqu'on introduit imprudemment ses doigts dans la gueule d'un chien affecté de rage mue pour en explorer la profondeur.

« La voix du chien enragé change toujours de timbre, et toujours son aboiement s'exécute suivant un mode complètement différent de son mode habituel ; il est rauque, voilé et se transforme en un hurlement saccadé.

« Dans la variété de rage appelée rage mue, ce symptôme important fait défaut ; la maladie reçoit son nom du mutisme absolu des malades : rage mue ou rage muette.

« La sensibilité est très émoussée chez le chien enragé.

Quand on le frappe, qu'on le brutalise ou qu'on le blesse, il ne fait entendre ni les plaintes, ni les cris par lesquels les animaux de son espèce expriment leurs souffrances, ou même simplement leurs craintes.

« Il y a des cas où le chien enragé se fait à lui-même des blessures profondes avec ses dents, et assouvit sa rage sur son propre corps sans chercher encore à nuire aux personnes qui lui sont familières.

« Le chien enragé fuit souvent le toit domestique au moment où, par les progrès de sa maladie, les instincts féroces se développent en lui et commencent à le dominer; et, après un ou deux jours de pérégrination pendant lesquels il a cherché à satisfaire sa rage sur *tous les êtres vivants* qu'il a pu rencontrer, il revient souvent mourir chez ses maîtres.

« Lorsque la rage est arrivée à sa période furieuse, elle se caractérise par l'expression de férocité qu'elle donne à la physionomie de l'animal qui en est atteint, et par les envies de mordre, qu'il assouvit chaque fois que l'occasion s'en présente; mais c'est toujours contre son semblable qu'il dirige ses attaques de préférence à tout autre animal.

« Les fureurs rabiques se manifestent par des accès, dans les intervalles desquels l'animal tombe dans un état relatif de calme qui peut faire illusion sur la nature de sa maladie.

« Le chien enragé, libre, s'attaque d'abord, avec une très grande énergie, à tous les êtres vivants qu'il rencontre, mais de préférence au chien plutôt qu'aux autres animaux, et de préférence à ceux-ci plutôt qu'à l'homme. Puis, lorsqu'il est épuisé par ses fureurs et par ses luttes, il marche d'une allure vacillante, très reconnaissable à sa queue pendante, à sa tête inclinée vers le sol, à ses yeux égarés et à sa gueule béante, d'où s'échappe une langue bleuâtre et souillée de poussière. Dans cet état, il n'a plus grandes tendances agressives, mais il mord tous ceux, hommes ou bêtes, qui se trouvent ou qui vont se mettre à la portée de ses dents.

« Le chien enragé, qui meurt de sa mort naturelle, succombe à la paralysie et à l'asphyxie. Jusqu'au dernier moment, l'instinct de mordre le domine, et il faut le redouter même lorsque l'épuisement semble l'avoir transformé en un corps inerte. »

La loi du 21 juillet 1881 édicte les prescriptions les plus rigoureuses et les plus précises à l'égard de la rage (article 10) :

« La rage, est-il dit dans cette loi, *lorsqu'elle est constatée* chez les animaux, de quelque espèce qu'ils soient, entraîne l'abatage, qui ne peut être différé sous aucun prétexte.

« Les chiens et les chats *suspects de rage* doivent être immédiatement abattus.

« Le propriétaire de l'animal suspect est tenu, même en l'absence de l'ordre des agents de l'administration, de pourvoir à l'accomplissement de cette prescription. »

Est *suspect de rage* tout chien ou chat mordu ou seulement roulé par un chien enragé.

Le règlement d'administration publique de 1882, pour l'exécution de la loi sur la police sanitaire des animaux, complète et développe les mesures de protection contre la rage.

Le *véritable colporteur de la rage*, le *plus dangereux* entre tous, c'est le *chien errant*, sans maître, dont la provenance est inconnue, qui a été mordu peut-être par un chien enragé, mais qui l'a été à l'insu de tous.

Le règlement d'administration publique de 1882 édicte pour ces animaux les mesures suivantes :

« Tout chien circulant sur la voie publique en liberté, ou même tenu en laisse, doit être muni d'un collier portant gravés sur une plaque de métal les nom et demeure de son propriétaire.

« Les chiens trouvés sur la voie publique sans collier et les chiens errants. même munis de collier, sont saisis et mis en fourrière, Ceux qui n'ont pas de collier et dont le propriétaire est inconnu dans la localité sont abattus sans délai. »

Le règlement édicte encore les sages mesures suivantes :

« L'autorité administrative pourra, lorsqu'elle croira cette mesure utile, particulièrement dans les villes, ordonner par arrêté que tous les chiens circulant sur la voie publique soient muselés ou tenus en laisse.

« Lorsqu'un cas de rage a été constaté dans une commune, le maire prend un arrêté pour interdire, pendant six semaines au moins, la circulation des chiens, à moins qu'ils ne soient tenus en laisse.

« La même mesure est prise pour les communes qui ont été parcourues par un chien enragé. »

Il est absolument regrettable que toutes ces prescriptions légales restent constamment et presque partout en France à l'état de lettre morte.

Alors qu'une police sanitaire bien faite et bien exécutée a, pour ainsi dire, fait disparaître la rage de la ville de Berlin, les cas de rage canine augmentent dans des proportions vraiment terrifiantes à Paris et en France, et les dangers de rage humaine croissent d'autant.

De temps à autre, lorsqu'un malheur retentissant, un cas de rage déclaré chez un homme de notoriété, a rappelé l'attention sur la loi, on en exécute pendant quelques semaines les prescriptions si sages, on saisit et on abat les chiens errants ; les cas de rage diminuent immédiatement d'une façon très remarquable ; puis on cesse d'appliquer la loi, et le taux de la rage canine remonte tout aussitôt.

Par bonheur, les merveilleuses découvertes de Pasteur nous permettent de concevoir une espérance là où autrefois il n'y avait qu'à désespérer.

Sur 100 individus mordus par des animaux enragés, en moyenne 16 devenaient enragés et étaient par conséquent voués à une mort fatale ; aujourd'hui, sur 100 personnes mordues et traitées aussitôt que possible après la morsure suivant l'admirable méthode de Pasteur, soit à l'Institut vaccinal antirabique de Paris, soit à l'un des instituts qui se sont fondés en grand nombre à son modèle en France et dans les pays étrangers, c'est à peine si *une seule* est dans la suite prise de rage. On voit donc combien le *traitement préventif* de la rage *après morsure*, dû à cet illustre savant, est venu modifier la situation des personnes mordues par des animaux enragés. Il est du devoir des gens éclairés d'engager avec insistance toute personne mordue par un animal enragé à recourir dans le plus bref délai aux soins d'un institut vaccinal antirabique.

Toutefois, on peut faire quelque chose aussitôt après la morsure, et en attendant que le traitement antirabique ait pu être commencé à l'Institut Pasteur.

Voici les instructions rédigées à ce sujet par Proust et Bouley :

Soins à donner à une personne qui vient de subir la morsure d'un chien enragé ou suspect. — Doit être considéré comme suspect :

1° Tout chien *connu* qui, contrairement à ses habitudes et à son caractère, est devenu agressif et mord sans motif les personnes qu'il trouve à portée de ses dents. Dans ce cas le chien doit être considéré comme d'autant plus suspect que les personnes qu'il a mordues lui étaient plus familières;

2° Tout chien qui, dans l'intérieur des maisons, s'attaque aux personnes étrangères sans y être excité soit par son rôle de gardien, soit par une agression volontaire ou involontaire;

3° Tout chien divaguant qui, sans aucune excitation, s'attaque aux personnes qu'il rencontre sur son passage, dans les rues, sur les routes, dans les campagnes ;

4° Tout chien inconnu, trouvé errant, qui devient tout à coup agressif pour les personnes qui l'ont accueilli dans leur demeure.

Il faut tout d'abord pratiquer la *cautérisation prompte et complète de la plaie.*

De tous les caustiques, le meilleur est le fer rouge, et la cautérisation est d'autant moins douloureuse que le fer est plus fortement chauffé. A défaut du fer rouge, on pourra se servir du caustique de Vienne ou de l'acide sulfurique.

Pendant que le fer chauffe ou en l'absence de caustique, il sera utile de *comprimer*, au-dessus de la blessure, à l'aide d'un lien fortement serré, le membre mordu, en même temps que l'on cherchera, avec les doigts, à *exprimer* du dedans au dehors les liquides contenus dans la plaie.

D'après l'Institut Pasteur, les cautérisations ont les plus grandes chances d'efficacité quand elles ont été pratiquées au fer rouge, à l'acide azotique, au chlorure de zinc, à l'acide phénique concentré, au nitrate acide de mercure ou au beurre d'antimoine moins d'une heure après la morsure.

Le public doit être mis en garde contre de prétendus spécifiques vantés par les charlatans.

Puis il faut sans délai envoyer le blessé à l'Institut Pasteur.

Quant à la conduite à tenir lorsqu'un animal vient d'être mordu par un chien enragé ou suspect, elle doit être la suivante :

Sauf dans le cas où une personne a été mordue, tout chien enragé ou suspect doit être immédiatement abattu ; il en est de même pour tout chien ou chat mordu par un chien enragé ou suspect.

En cas d'accident grave ou de mort d'homme, le propriétaire du chien enragé pourra être poursuivi d'office, sans préjudice des dommages-intérêts qui peuvent être réclamés par les familles (art. 319, 320, 459 du Code pénal et art. 1385 du Code civil).

Il est important de conserver les cadavres des chiens et de faire pratiquer l'autopsie par un vétérinaire ou par une école vétérinaire qui constateront les altérations dues à la maladie, et qui inoculeront à des lapins le bulbe de l'animal présumé enragé.

Morve et farcin. — La morve et le farcin ne sont, sous deux formes différentes, qu'une seule et même maladie produite par le même bacille (fig. 32), sévissant sur les chevaux, les ânes et les mulets, mais surtout sur les chevaux. La morve est très contagieuse de cheval à cheval. Du cheval elle peut se transmettre à l'homme, chez qui elle est extrêmement dangereuse, sinon toujours mortelle. Les personnes qui s'occupent des chevaux, palefreniers, cochers, etc., et les équarrisseurs surtout y sont exposés.

La loi du 21 juillet 1881 prescrit l'abatage immédiat des animaux reconnus morveux. Tout animal des espèces chevaline et asine qui a été en contact avec un animal

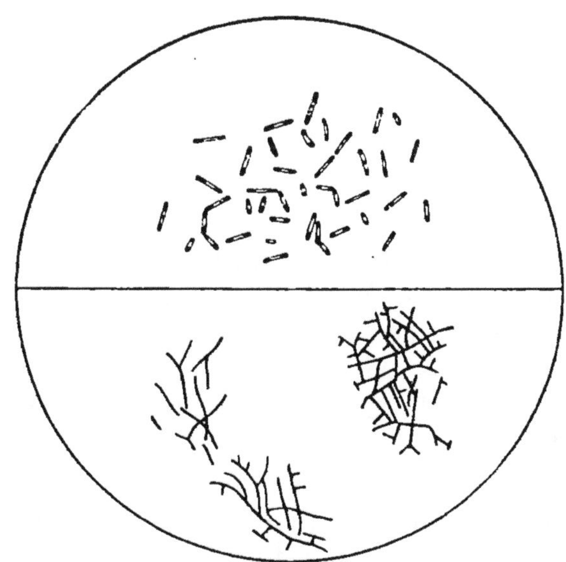

Fig. 32. — Bacilles de la morve.

morveux, et est par cela même suspect de morve, est placé sous la surveillance d'un vétérinaire délégué, et abattu dans la suite, le cas échéant.

La chair des animaux abattus pour morve reconnue ne peut, sous aucun prétexte, être livrée au commerce.

Charbon. — Le *charbon* ou *sang de rate* est une maladie qu'on observe surtout dans les espèces chevaline, bovine et ovine, et cette dernière est la plus frappée. L'homme aussi peut être victime du charbon, et c'est surtout dans la catégorie des ouvriers qui manient les peaux d'animaux morts du charbon qu'on observe cette affection.

La loi du 21 juillet 1881 ordonne l'abatage des animaux charbonneux aussitôt que l'affection est reconnue.

Leur chair ne peut être livrée à la consommation, et les cadavres doivent être enfouis avec la *peau tailladée*, à moins qu'ils ne soient envoyés à un atelier d'équarrissage régulièrement autorisé.

Les cadavres d'animaux charbonneux non livrés à l'équarrissage doivent être enfouis dans un enclos spécial, dans lequel on ne doit sous aucun prétexte faire paître les troupeaux. L'herbe ou la paille provenant d'endroits où ont été enfouis les animaux charbonneux ne doivent pas être utilisées pour la nourriture des animaux. Nous avons montré ailleurs les dangers de l'herbe poussant sur la terre qui recouvre les cadavres d'animaux charbonneux (p. 94).

Les peaux provenant des animaux charbonneux morts ou abattus ne peuvent être livrées au commerce qu'après désinfection dûment constatée.

Tuberculose. — Au cours de la sixième leçon nous avons parlé de la tuberculose chez l'homme, de ses modes de transmission et des moyens de la prévenir. Parmi les animaux, l'espèce bovine est principalement frappée par cette maladie ; les mesures principales que prescrit contre les bovins tuberculeux l'arrêté ministériel de 1888 sont les suivantes :

Isolement et séquestration de l'animal tuberculeux, qui ne peut être déplacé que pour être livré à l'abatage ;

Les viandes provenant d'animaux tuberculeux sont exclues de la consommation, dans certains cas bien déterminés (cas de tuberculose générale) ;

Ces viandes, exclues de la consommation, ainsi que les organes internes (viscères) de l'animal, ne peuvent servir à l'alimentation des autres animaux et doivent être détruites ;

L'utilisation de la peau n'est permise qu'après désinfection ;

La vente et l'usage du lait provenant de vaches tuberculeuses sont interdits.

Loi du 21 Juillet 1881. — La *police sanitaire des animaux* est régie en France par la loi du 21 juillet 1881. Cette loi déclare passibles de certaines prescriptions sanitaires les maladies suivantes :

1° La *peste bovine* dans toutes les espèces de ruminants;

2° La *péri-pneumonie contagieuse* dans l'espèce bovine;

3° La *clavelée* et la *gale* dans les espèces ovine et caprine ;

4° La *fièvre aphteuse* dans les espèces bovine, ovine, caprine et porcine;

5° La *morve*, le *farcin*, la *dourine*, dans les espèces chevaline et asine;

6° La *rage* et le *charbon* dans toutes les espèces.

Un décret plus récent (juillet 1888) a ajouté à cette liste le *rouget* et la *pneumo-entérite infectieuse* dans l'espèce porcine, le *charbon symptomatique* dans l'espèce bovine, la *tuberculose* dans l'espèce bovine.

Les dispositions générales sur lesquelles la loi du 21 juillet 1881 a basé la défense contre les maladies contagieuses sont les suivantes :

1° *Déclaration* de la maladie contagieuse par tout propriétaire ou toute personne ayant, à quelque titre que ce soit, la charge des soins ou la garde d'un animal atteint ou soupçonné d'être atteint de ladite maladie;

2° *Abatage* immédiat dans certains cas de l'animal malade; séquestration et isolement de ceux qui ont été en contact avec lui jusqu'à ce qu'ils soient reconnus parfaitement indemnes.

3° *Enfouissement*, sans aucune utilisation possible, de l'animal abattu ou mort spontanément du mal contagieux; par exception, l'utilisation de la viande ou des peaux des cadavres est permise dans certains cas bien déterminés.

DIXIÈME LEÇON

Hygiène du corps. — Exercices physiques. Hygiène du vêtement

Hygiène du corps : bains et hydrothérapie ; tub ; soins de toilette spéciaux. — Exercices physiques : sports sans accessoires ; gymnastique ; sports avec accessoires ; entraînement. — Hygiène du vêtement : tissus ; dangers de certains vêtements trop serrés ; coiffure ; gants ; chaussures ; choix des vêtements suivant le temps ou la température.

Hygiène du corps.

Jules Simon a dit que les Français sont naturellement sales. Il est incontestable que les soins de propreté, si fort en honneur dans l'antiquité et jusqu'au moyen âge, ne sont entrés à nouveau dans les habitudes que depuis un demi-siècle environ. Encore actuellement, on se heurte à de véritables préjugés tels que celui que les bains, en particulier les bains de pieds, sont dangereux. Cependant on tend à réagir contre ce fâcheux état de choses, et on a créé dans la plupart des grandes villes des établissements de bains-douches qui rendront les plus grands services. Les habitudes de propreté imposées au régiment, et qui sont une révélation pour la plupart des conscrits, ont fait réaliser, depuis vingt ans, de grands progrès à cet égard.

Chez les gens qui travaillent beaucoup physiquement, la sueur et la matière sébacée se combinant avec la poussière encrassent la peau : s'il est vrai qu'une grande partie de cette sueur soit absorbée par le linge et les vêtements, la plus grande quantité doit être enlevée par des lavages. On se contente trop souvent de laver le visage, une partie du cou et les mains. Or il faut savoir que la propreté de toute la peau joue un rôle important dans la santé de l'individu. La peau est un organe d'exhalation et de sécrétion et on a pu dire avec justesse qu'elle était la soupape de sûreté de l'organisme. C'est donc un organe de respiration, qu'il importe de maintenir en état de bon fonctionnement. On y arrive par l'usage de la propreté, et en premier lieu par l'usage des bains.

Bains et hydrothérapie. — Les bains peuvent se prendre à différentes températures. Il est bon de connaître les termes conventionnels et courants correspondant à telle ou telle température.

Bain très froid	5° à 12°
— froid	12° à 16°
— frais	16° à 20°
— tempéré	20° à 26°
— tiède	26° à 30°
— chaud	30° à 40°
— très chaud	Au-dessus de 40°.

L'action des bains froids ou frais est la suivante : ils abaissent la température du corps, diminuent la fréquence du pouls et rendent la respiration plus profonde. De 25° à 30° les bains ne modifient rien. A partir de 35°, 40° et au-dessus ils accélèrent le pouls, augmentent la température et diminuent les combustions respiratoires.

Lorsque le corps est plongé dans l'eau froide, on a une sensation, assez désagréable, de frisson, la chair de poule qui ne dure qu'un moment. L'organisme s'y habitue. Si le séjour dans l'eau froide est trop prolongé, on a le second frisson, qui avertit qu'il faut se retirer de l'eau.

Il faut éviter de se baigner en attendant à peu près nu que la sueur ait séché sur la peau. Il n'y a au contraire aucun danger à se plonger dans l'eau froide lorsqu'on a chaud et qu'on est en sueur. Cette pratique fait partie constante du bain turc (hammam) ou du bain russe.

En sortant de l'eau froide, l'organisme subit une série de phénomènes qu'on appelle la *réaction*. C'est une sensation de réchauffement, que l'on peut aider au moyen de frictions ou d'un exercice modéré.

Les bains tièdes sont sans action sur le pouls et la respiration. Prolongés, ils portent au sommeil et peuvent même débiliter. Leur principal effet est de laver la peau. Leur durée ne doit pas dépasser trente minutes.

L'usage des bains trop chauds est loin d'être exempt d'inconvénients. Au bout d'un quart d'heure, ils congestionnent, donnent de la pesanteur de tête, des bourdonnements d'oreille et peuvent causer des étourdissements ou des syncopes. Ils doivent être employés dans un but thérapeutique seulement. Les affusions très chaudes n'ont pas d'inconvénient, elles donnent une sensation très agréable.

On a peut-être exagéré le danger des bains pris immédiatement après les repas, pendant la durée de la digestion. Cependant les accidents congestifs survenus dans ces conditions sont assez fréquents et il vaut mieux éviter de se plonger dans l'eau pendant les trois premières heures qui suivent un repas copieux.

Les étuves peuvent être à air sec ou à vapeur d'eau. Les étuves font transpirer : on peut, en deux heures, perdre 1 000 à 1 200 grammes de son poids. Suivis d'une immersion dans l'eau froide, après un massage dans l'étuve même, ces bains d'air chaud, quand ils ne sont pas répétés plus d'une fois par semaine, ont un excellent effet chez les gens qui peuvent supporter l'eau froide.

L'hydrothérapie dans ses différentes modalités est un agent hygiénique et thérapeutique de premier ordre. Elle comporte surtout l'usage de l'eau froide sous forme de douches, d'ablutions ou d'immersion de courte durée.

Elle donne du ton à l'organisme, de la souplesse aux membres aussi bien en hiver qu'en été. Faite quotidiennement, elle a l'avantage inappréciable d'aguerrir contre les refroidissements. Aussi les ablutions froides sont-elles une habitude hygiénique de premier ordre à faire prendre aux enfants.

A quel âge doit-on commencer chez eux l'usage de l'eau froide? En Angleterre, on admet que c'est à partir de deux ans, les enfants à la mamelle ne devant être lavés qu'à l'eau tiède.

On peut combiner des mouvements gymnastiques à l'hydrothérapie, soit qu'on les exécute avant de prendre le tub du matin, soit qu'on prenne une douche après une séance d'escrime ou de gymnastique. Cette combinaison constitue une pratique très avantageuse pour développer le système musculaire et prévenir certaines névroses. Toutefois l'eau froide ne convient pas à tout le monde. Les personnes lymphatiques sont celles auxquelles elle rend le plus de services ainsi qu'aux nerveux; les sujets faibles, débiles, en retirent les plus grands avantages. C'est surtout aux enfants qui, héréditairement, sont exposés au rhumatisme, à la goutte, que l'habitude de l'eau froide prise de bonne heure sera salutaire : elle les aguerrira, les endurcira contre les effets du froid humide qui si souvent, chez les prédisposés, détermine des douleurs ou des accès de rhumatisme.

Chez la femme, il y a quelques réserves à faire au sujet de l'emploi de l'eau froide. L'hydrothérapie donne généralement chez elle d'aussi bons résultats que chez l'homme. Mais, à l'époque des règles, il vaut mieux, pour respecter un préjugé enraciné en France, cesser les ablutions froides. Chez les femmes anémiées, l'usage de l'eau tiède est préférable à celui de l'eau froide. Il en est de même pour les nourrices.

Tub. — L'usage du large baquet plat en zinc qu'on appelle le *tub* pour les ablutions générales quotidiennes, est le moyen le plus simple, le plus rapide et le plus économique d'assurer la propreté du corps ; mais il n'est pas suffisant pour bien laver la peau, si on ne se sert que d'eau froide. Il faut y adjoindre de l'eau chaude et employer le savon : la peau sera ainsi plus vite débarrassée des matières sébacées, de la peau morte, de la sueur refroidie, des poussières de toute espèce qui la couvrent. Ces soins sont surtout nécessaires pour les parties pileuses.

La meilleure façon de prendre son tub est de disposer à côté un seau ou un bain de pied qu'on remplit d'eau. On se place dans le tub vide, on se savonne en puisant l'eau dans le seau. On prendra toujours l'eau dans le seau et jamais dans le tub, pour éviter de faire passer sur le corps de l'eau déjà employée et salie.

Soins de toilette spéciaux. — Certaines parties du corps exigent des soins spéciaux. Les *mains* doivent être savonnées et brossées plusieurs fois par jour, les ongles bien curés, car c'est en portant à la bouche des doigts insuffisamment nettoyés qu'on peut contracter une maladie infectieuse ou en touchant, avec ces doigts, porteurs de germes morbides, un aliment tel que le pain. *Il est essentiel d'habituer tous les enfants à se laver les mains avant de prendre quelque aliment que ce soit.* La figure doit être lavée fréquemment à l'eau froide. Les lavages à la vaseline que beaucoup de femmes emploient pour conserver leur teint, qu'elles estiment devoir souffrir du contact de l'eau, ne sont pas hygiéniques. Il en est de même de l'application de pâtes et de fards, qui sont souvent à base toxique et compromettent la souplesse de la peau. Les parties recouvertes de poils (aisselles, organes génitaux), sièges d'une transpiration et d'une sécrétion sébacée considérables, seront savonnées soigneusement tous les jours ainsi que l'anus, qui, en outre, doit être bien lavé après chaque selle. Il en est de même des pieds, où la sueur abondante se mélange à toutes les poussières soulevées par la marche et qui pénètrent jusqu'à la peau à travers les chaussures, les bas ou les chaussettes. Chez ceux qui marchent beaucoup, les ablutions froides répétées des pieds rendent de grands services. Les ongles doivent être coupés avec soin, tenus propres, et ne dépassant pas les orteils. Les oreilles seront chaque jour débarrassées doucement du cérumen. On lavera les yeux, matin et soir, à l'eau chaude. La toilette de la bouche et des dents nécessite des soins particuliers. Après chaque repas il s'accumule dans les interstices des dents et à leur surface des débris pulpeux d'aliments mâchés. La stagnation de ces débris amène la carie des dents. Pour l'éviter, on se brossera matin et soir les dents avec une poudre dentifrice et de l'eau tiède; on curera les dents avec un cure-dent en plume ou en bois, pas en métal, et on se rincera la bouche après chaque repas.

La toilette des cheveux et de la barbe sera faite tous les jours, avec peigne et brosse, et les cheveux lavés tous les huit jours. Une longue barbe et de longs cheveux sont très difficiles à tenir propres. Ceux qui se font raser doivent savoir que les rasoirs employés en commun chez les coiffeurs peuvent donner des maladies contagieuses de la peau. Chacun devrait se raser soi-même. Il faut, chez le coiffeur, proscrire la tondeuse, encore plus que le rasoir commun, car, ainsi que Sabouraud l'a montré, il est très difficile de désinfecter efficacement une tondeuse.

Exercices physiques.

Les exercices physiques sont une des parties de l'hygiène les plus importantes et souvent les plus négligées. L'exercice est indispensable à l'homme, non seulement pendant l'enfance où il est un besoin instinctif et où il favorise le développement du corps, mais pendant toute la durée de la vie. Il entretient l'organisme en bon état, favorise le fonctionnement des viscères et en particulier du tube digestif, prévient l'obésité, repose le cerveau, en un mot il conserve un bon équilibre du corps et de l'esprit jusqu'à la vieillesse. Faire de l'exercice tous les jours est le viatique qui assure la santé et prolonge la vie. Cela est surtout vrai pour les personnes sédentaires, qui ont besoin de recourir aux exercices artificiels pour suppléer à l'exercice naturel qui leur manque. Pour certaines catégories de malades, l'exercice est un véritable remède.

Il existe une très grande variété de manières de faire travailler ses muscles : on peut, suivant ses moyens physiques et le temps dont on dispose, employer n'importe laquelle, en ayant soin de choisir celle qui paraît la plus attrayante ou la moins fastidieuse. Il faut en effet, surtout pour les gens sédentaires, un certain effort de volonté pour faire un exercice physique, si on n'y a pas été habitué dès l'enfance.

Parmi tous les sports, il en est que l'on peut exercer par ses propres moyens, sans l'intervention d'aucun accessoire, d'aucun instrument. Ce sont la marche, la course à pied et le saut, la natation, la gymnastique sans appareils, les sports de défense, tels que la boxe et la lutte.

D'autres sports, tels que la gymnastique aux agrès, l'équitation, le cyclisme, l'automobilisme, les diverses escrimes, différents jeux, le patinage, nécessitent des accessoires.

Nous allons rapidement passer en revue les avantages et les inconvénients de ces exercices.

Sports sans accessoires. — Marcher est le minimum de ce que doit faire comme exercice un individu dont le métier est de rester assis ou enfermé toute la journée. La *marche* constitue un exercice excellent, bien qu'on ne sache généralement pas marcher en France. On ne sait pas poser les pieds ni donner au corps l'attitude correcte. La marche n'a jamais, sauf dans certains milieux sportifs, été l'objet d'aucun enseignement. Marcher, à condition de faire 20 ou 25 kilomètres par jour, soit deux heures et demie le matin et deux heures et demie le soir, est la façon la plus efficace peut-être de réduire l'obésité. On obtient ainsi des résultats surprenants, surtout si on observe en même temps une diète appropriée.

La *natation*, en dehors de son utilité pratique, qu'on semble tenir pour nulle en France, puisque la plupart des marins, officiers et matelots, ne savent pas nager, est en outre un exercice salutaire et hygiénique au premier chef ; il développe les muscles des bras et des jambes et augmente la capacité respiratoire.

La *gymnastique* est cette partie de l'hygiène qui, par un exercice artificiel, régularise les mouvements et développe les muscles. Il existe en effet un art d'exécuter les mouvements ; cet art donne la grâce corporelle et l'harmonie du maintien. Nous développerons plus loin ce qui a trait à la gymnastique.

La *course* modérée est un exercice de premier ordre, à la vitesse de 200 mètres par minute et en s'entraînant progressivement, mais il faut commencer à courir jeune. D'ailleurs, tous les coureurs professionnels qui sont doués exceptionnellement cessent de bonne heure. La course peut être un exercice dangereux ; si on ne se soumet pas à un entraînement très progressif et prudent au lieu de développer les organes thoraciques, et de permettre aux poumons de fournir tout leur travail utile, on arrive à forcer le cœur.

Le *saut* développe le coup d'œil, le sang-froid et l'adresse. Il fait d'ailleurs partie de toute leçon de gymnastique bien entendue.

La *boxe* ne saurait être assez recommandée dans l'éducation des jeunes garçons. C'est un sport très amusant qui développe les muscles extenseurs des bras et des cuisses, augmentant le périmètre de la poitrine. La boxe anglaise n'utilise que les poings, mais avec un travail de jambes très actif pour exécuter les marches en avant ou les retraites. La boxe française utilise les poings et les pieds et, au point de vue du gain des muscles, est un exercice beaucoup plus complet.

La *lutte* gréco-romaine est, avec la gymnastique aux agrès bien comprise, l'exercice typique, qui assure le développement musculaire le plus harmonieux et le plus complet qui soit. Dans l'innombrable variété des coups de lutte, il n'est aucun muscle ou groupe de muscles, de la nuque aux pieds, qui ne soit appelé à se contracter et à donner son maximum d'efforts.

Gymnastique. — La *gymnastique* doit figurer à la base de toute éducation collective ou privée. C'est ainsi que l'ont compris les nations, anciennes ou modernes, chez lesquelles la culture physique a été le plus en honneur.

La gymnastique peut se faire soit sans appareil, soit avec des poids, des appareils élastiques ou des agrès. Dans une bonne éducation physique, des mouvements gymnastiques, c'est-à-dire des mouvements physiologiques rythmés, doivent être combinés avec la gymnastique aux agrès et aux différents exercices de saut. C'est ce qu'on faisait il y a cinquante ans dans tous les bons gymnases de Paris, qui ont d'ailleurs presque tous disparu. La gymnastique aux agrès est en défaveur auprès de la plupart des hygiénistes, qui lui préfèrent la gymnastique sans appareils ou avec appareils élastiques. Si l'emploi de ces derniers peut, au point de vue de l'exercice et de la défense, donner de bons résultats, ceux-ci ne sont pas à comparer à ce qu'obtient un bon gymnaste, bien entraîné, de l'usage de la barre parallèle, de la barre fixe, des exercices à la corde lisse ou à l'échelle et des sauts au tremplin ou sur le terrain. Le fait de tirer un certain nombre de fois sur un caoutchouc ne rendra jamais un individu souple, leste ou hardi devant les obstacles. D'ailleurs la plupart de ceux qui ont condamné la gymnastique aux agrès, sans retour, l'ont confondue avec l'acrobatie et ne la connaissent pas. Un bon professeur de gymnastique sait faire augmenter la taille de ses élèves, dans des proportions notables. Lagrange recommande de ne faire exécuter des exercices aux agrès (trapèze, anneaux, barres parallèles) qu'aux enfants à partir de treize ans. Il nous semble sans inconvénient d'apprendre aux enfants plus jeunes à monter à la perche ou à la corde. La gymnastique suédoise, qui comprend surtout des mouvements rythmés, comporte aussi l'usage d'agrès tels que l'échelle et la poutre. On peut faire cependant sans appareils des mouvements rythmés qui, exécutés plus ou moins vite, tiennent l'appareil musculaire en haleine. La méthode de

Müller « Mon système » (1) est à cet égard excellente et mérite d'être universellement connue. Elle accroît la beauté plastique du corps en développant un véritable corset musculaire, assure l'exercice des muscles qui se contractent rarement dans les mouvements usuels et maintient le bon fonctionnement des organes internes. Cette méthode, combinée à l'hydrothérapie, est très pratique, très efficace et se répand de plus en plus à juste raison. L'habitude de faire chaque matin un certain nombre de mouvements raisonnés de gymnastique, excellente déjà pendant la jeunesse, devrait être considérée comme indispensable quand on prend de l'âge. Elle permet en effet au corps de conserver ses proportions et sa souplesse jusqu'à une période très avancée de la vie. Pour les enfants, Lagrange préfère les exercices des jambes, dont la course est le type, à ceux des bras; les jambes, étant beaucoup plus fortes que les bras, peuvent faire plus de travail sans se fatiguer. Les exercices des jambes font d'ailleurs participer au travail le thorax, le bassin, la colonne vertébrale, les épaules et les bras.

Au point de vue de l'entraînement musculaire, et pour acquérir de la force, il y a deux systèmes en présence : les appareils élastiques et les haltères légères (3 à 5 kilogrammes). C'est à cette dernière méthode qu'il faut donner la préférence. Les appareils élastiques donnent bien du volume au muscle, mais la qualité n'est pas en rapport avec l'accroissement ; tandis que les mouvements faits avec des poids légers durcissent les muscles, leur donnent de la force et surtout de la vitesse, qui est la philosophie de tous les sports de défense. Les haltères à ressort sont très employées en Angleterre dans ce but.

Il est une série de mouvements qui, exécutés avec suite, d'une façon méthodique, chez les enfants surtout, ont une influence capitale sur leur développement et leur santé

(1) « *Mon système* », par J.-P. Müller, traduction française. Paris, J. Gamber.

ultérieure. C'est ce qu'on a appelé la *gymnastique respiratoire* ou rééducation respiratoire (Collignon). De la façon la plus simple, elle consiste à faire, en se levant et avant de se coucher, une série de cinq à dix respirations en allant à fond dans l'inspiration, c'est-à-dire en dilatant la poitrine au maximum, et en expirant également « à fond ». Ces mouvements sont accompagnés d'une contraction énergique des muscles du ventre. Cette pratique si facile donne des résultats excellents. Elle augmente, au bout d'un mois déjà, le périmètre thoracique de plusieurs centimètres. Elle égalise le jeu de toutes les parties du poumon ; celles qui ne fonctionnent que mal dans les respirations brèves fonctionnent et respirent bien durant ces exercices. Les organes abdominaux sont aussi heureusement influencés par cette gymnastique.

Sports avec accessoires. — Les différentes *escrimes*, épée, fleuret, sabre, canne et bâton, augmentent la souplesse, l'agilité et l'adresse. Il est beaucoup plus sain de les pratiquer au grand air que dans une salle. Elles ont l'inconvénient de n'exiger que l'usage d'un bras et d'une jambe, et de développer démesurément un seul côté du corps si l'on n'a pas soin de s'exercer alternativement des deux mains.

L'*équitation* est un exercice excellent qui procure un délassement en même temps que le bénéfice du plein air. Les secousses du trot en particulier massent les viscères et surtout les intestins. L'équitation n'est pas un exercice complet, car il ne préserve pas de l'obésité.

Le *cyclisme* exige des efforts musculaires plus considérables que l'équitation, bien qu'à la suite d'un entraînement modéré, les machines étant arrivées presque à l'état de perfection grâce aux changements de vitesse, l'effort soit réduit à peu de chose, en dehors des grandes vitesses et des côtes abruptes.

Il existe cependant des cas où la bicyclette doit être prohibée ; c'est chez toutes les personnes qui souffrent d'une maladie de cœur, qui ont des palpitations. Chez l'enfant, l'abus de la bicyclette, combiné à une position vicieuse, peut déterminer des déviations de la colonne vertébrale et une attitude voûtée. Il faut veiller à limiter la longueur des courses. Le guidon devra être relevé, de façon que le buste reste droit sur la selle (attitude anglaise).

L'*automobile*, bien que son usage n'exige aucun effort musculaire, exerce cependant des effets salutaires sur la santé par l'absorption prolongée et forcée d'air pur et d'ozone. Monneyrat a récemment établi que le nombre des globules rouges augmente notablement à la suite d'un trajet prolongé en automobile, ouverte bien entendu.

Le *canotage* à l'aviron est un exercice très salutaire, peut-être un des plus complets, qui développe les muscles des bras, des épaules, du tronc et aussi les extenseurs des jambes dans des conditions de plein air idéales. Il doit être pratiqué sans surmenage, car, comme tout exercice violent, il peut amener des désordres du côté du cœur et des poumons, chez les personnes prédisposées.

Le *patinage* est un excellent exercice de plein air, comparable à la marche ou à la course, et qui développe la fermeté de la cheville et des muscles latéraux de la jambe. Nous n'entrerons pas pour finir dans le détail des jeux tels que le tennis, le golf, le hockey, qui constituent autant de façons amusantes de prendre de l'exercice, et qui par là rendent les plus grands services au point de vue de l'hygiène.

Entraînement. — Dans tous les exercices physiques que nous venons de passer en revue, il y a un écueil, commun à tous, qu'il faut éviter, et cette remarque vise surtout les jeunes gens que leur ardeur peut entraîner, là comme ailleurs, à commettre des excès. Cet écueil consiste à négliger l'entraînement, et à faire plus que les forces ou les aptitudes particulières ne le permettent. L'entraînement méthodique, dans tout exercice physique, est indispensable. Il consiste dans l'augmentation progressive du nombre des mouvements, c'est-à-dire de la durée de l'exercice, combinée à certaines règles d'alimentation et d'hygiène générales. Chaque individu arrive ainsi à une limite qu'il ne pourra dépasser, alors qu'un camarade mieux doué aura déjà franchi cette limite depuis longtemps : par exemple, un nombre de kilomètres en un temps donné, à pied ou en bicyclette.

Toutes les fois qu'on dépasse cette limite, c'est-à-dire qu'il y a *surmenage*, on lèse son système nerveux, son cœur, tout le système cardio-vasculaire, et on va précisément à l'encontre de ce qu'on voulait obtenir.

Hygiène du vêtement.

Il y a peu de chose à dire sur l'hygiène du vêtement en ce qui concerne la forme des vêtements et les matières premières, les substances avec lesquelles ils sont faits. Les vêtements d'homme sont à peu près rationnels ; les robes des femmes gagneraient à être encore plus courtes, les robes traînantes emmagasinant et soulevant les poussières.

Tissus. — Les vêtements sont faits de fil, de coton, de chanvre, de soie ou de laine. La préférence doit être donnée, au point de vue hygiénique, au tissu qui conduit le plus mal la chaleur (conservant et absorbant les rayons de chaleur venant du dehors, maintenant d'autre part la chaleur du corps) : c'est la laine qui présente au plus haut degré ces avantages.

On sait que les étoffes noires absorbent tous les rayons lumineux. On range d'ailleurs les couleurs, d'après leur pouvoir absorbant, comme il suit : 1 noir, 2 bleu, 3 vert, 4 rouge, 5 jaune, 6 blanc.

C'est cette dernière couleur qui est préférable par les temps et dans les climats chauds ; le bleu et les couleurs foncées étant préférables en hiver.

La flanelle, que l'on porte sur le corps, et qui est très usitée, est loin d'être indispensable. Il faut s'en passer quand on n'est pas d'une extrême susceptibilité aux refroidissements. On doit en tout cas en changer souvent, car, imprégnée de sueur, elle peut donner lieu à des éruptions désagréables. En dépit d'un préjugé bien établi, les personnes qui ont pris l'habitude de porter de la flanelle peuvent renoncer sans danger à l'employer. Il vaudra mieux attendre les jours chauds, toutefois, avant de mettre directement la chemise de toile ou de coton sur la peau. Les ablutions froides dispensent de la flanelle.

Le coton est moins froid que la toile. Il conduit moins bien la chaleur et se refroidit moins. On fait d'ailleurs des flanelles de coton qui ont une partie des avantages de la flanelle et qui absorbent la transpiration.

Les vêtements de dessous, placés directement sur la peau, doivent être toujours d'une propreté rigoureuse. Il faut en changer très fréquemment et les quitter dès qu'ils ont été mouillés par la transpiration ou la pluie. Il est très utile à la santé de changer complètement de linge pour la nuit, ce qui permet au gilet de flanelle et à la chemise de jour de sécher complètement et de s'aérer.

Dangers de certains vêtements trop serrés. — Au point de vue de la forme des vêtements, on peut adopter la formule suivante : ni trop ample, ni trop serrée. L'enfant surtout ne doit pas être trop serré, ni emprisonné dans des vêtements trop étroits, ni trop lourds. Le *maillot*, en particulier, est un objet contre nature. Son usage se conserve encore malgré les protestations des médecins, mais il est tombé relativement en désuétude. Il produit d'ailleurs des résultats absolument contraires à ceux qu'on en attend, car, loin de fortifier les enfants et de les empêcher de se déformer, ce qui est le but que l'on voulait atteindre, il les fait souffrir et les affaiblit, et même parfois les contrefait.

Il ne faut pas que la ceinture ou le corset portent jusqu'à l'exagération la finesse de la taille.

Il y a une perversion du goût et, disons-le, un coupable attentat contre soi-même dans l'application de beaucoup de femmes, et même de certains hommes, à réduire à un étranglement ridicule et choquant la partie moyenne du corps. La femme mince est loin d'être la femme svelte. Le corset trop serré, trop raidi par des lames de baleines, rend la démarche saccadée, plaque le visage de rougeurs malsaines et surtout, en contrariant le libre jeu des organes respiratoires, paraît pour certains auteurs prédisposer à la phtisie (Proust). De plus, un corset trop serré abaisse le foie, le comprime, compromet la digestion et peut entraîner le déplacement du rein chez certaines personnes.

Ces inconvénients multiples ont fait transformer le corset, et ceux qui sont actuellement en vogue, les corsets dits hygiéniques, sont moins nuisibles à la santé

« Loin de nous cependant la pensée de faire au corset un procès sérieux. Il est indispensable pour assurer le développement régulier des formes, maintenir les jeunes personnes dans l'habitude de se tenir droites et de ne pas s'abandonner à une liberté d'ailleurs nuisible à la beauté. » (Proust.)

Le cou ne doit pas être non plus serré. Les faux cols qui sanglent le cou sont aussi nuisibles que les cravates-carcan de jadis. Ils prédisposent, surtout chez les gens sanguins, aux congestions et aux coups de sang. Il faut s'habituer dès l'enfance à ne porter autour du cou ni foulard, ni cache-nez, afin d'aguerrir la gorge contre les refroidissements.

Actuellement, grâce à l'emploi des tissus élastiques, les bretelles n'ont plus les inconvénients d'autrefois. Il n'en est pas de même des jarretières. Quelque peu serrées et si souples qu'elles soient, elles compriment toujours la jambe, soit au-dessus, soit au-dessous du genou, ralentissent le cours du sang veineux et sont une cause de varices.

Les jarretelles, qui chez la femme s'attachent au bas du corset, n'ont pas d'inconvénient ; chez l'homme, elles prêtent aux mêmes critiques que les jarretières.

Coiffure ; gants ; chaussures. — Aussi légère que possible, surtout chez les enfants dont le crâne est incomplètement formé au point de vue osseux, la coiffure ne doit pas, quand elle est hygiénique, faciliter la transpiration, qui est une cause de chute des cheveux incontestable.

L'aération du sommet de la tête doit toujours y être assurée. Il faut rester tête nue à la maison et au lit.

L'usage des gants bien faits, c'est-à-dire suffisamment larges et souples, est excellent, car il protège les doigts contre les causes de contamination par les microbes qui pourraient être ensuite introduits par la bouche dans l'organisme, pendant les repas. Ils garantissent du froid et préviennent les crevasses et les engelures.

Les chaussures imperméables (caoutchoutées) ou les caoutchoucs, après une longue marche, laissent les pieds en moiteur et sont peu hygiéniques.

La chaussure moderne, en cuir ou en toile, doit être légère, s'adapter parfaitement à la forme du pied et serrer la cheville et le bas de la jambe. La bottine répond à toutes ces exigences, mais sa forme pointue est défectueuse parce qu'elle est symétrique; elle rejette le gros orteil en dehors, les derniers orteils en dedans, les comprime, et c'est ainsi que se forment les cors et les oignons. La forme dite américaine est beaucoup plus rationnelle.

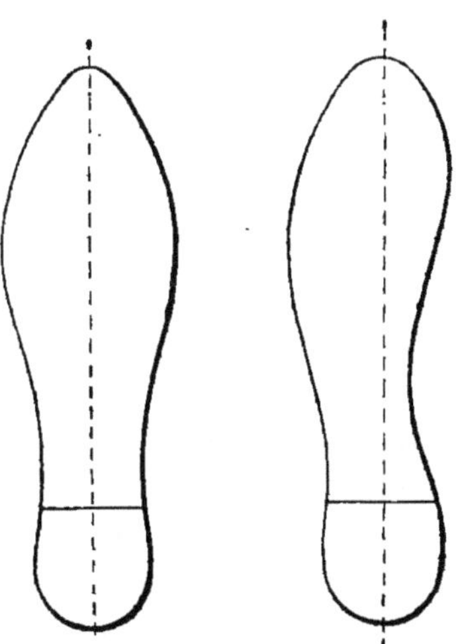

Fig. 33.

Semelle symétrique. — Semelle établie d'après le tracé du contour du pied.

La semelle doit être établie d'après le contour du pied (fig. 33). C'est ce qui existe dans les chaussures américaines qui commencent à se répandre à Paris, et ce qui pourrait être fait par tous les cordonniers. Les bouts carrés ou ronds n'offrent pas les inconvénients des bouts pointus. La semelle doit déborder et le talon doit être plat, peu élevé.

Si des chaussures trop étroites sont une cause de déformation du pied et de production de cors ou même d'écorchures, il en est de même des chaussures trop grandes.

Certaines personnes ont les pieds très sensibles et, avec des chaussures mal faites, contractent immédiatement des ampoules et des écorchures. Le port des chaussettes de laine ou de bas de laine, et l'immersion des pieds durant quatre jours de suite dans un bain formolé (une cuillerée à soupe par litre d'eau) le soir avant de se coucher, pendant vingt minutes, donnent dans ces cas de bons résultats. L'alun, le sublimé au millième durcissent également la peau des pieds, et plus simplement l'alcool, l'eau froide employé matin et soir.

Choix des vêtements suivant le temps ou la température. — Le port de bas ou chaussettes de laine même en été (on s'y habitue vite) est des plus hygiénique. Si l'on a les pieds mouillés, on évite par le port de la laine les refroidissements, les rhumes et les bronchites. Il faut toutefois, quand une chaussure est mouillée, en changer aussitôt que possible.

Il en est de même des vêtements qui ont été trempés. Il est de toute nécessité d'en changer le plus vite possible, surtout si la chemise a été mouillée. Coucher avec une chemise mouillée ou qui a séché sur soi constitue une grosse imprudence, et c'est à ce fait qui, malheureusement, est souvent un cas de force majeure en manœuvres ou en campagne, qu'on doit bien des pneumonies et des bronchites. La chemise de flanelle expose moins au refroidissement, car, même mouillée, elle ne donne pas cette sensation glacée désagréable du coton ou de la toile en train de sécher sur le corps.

Aussi, les vêtements de pluie, caoutchoucs ou cotons imperméabilisés, peaux de bique ou basane, rendent-ils les plus grands services. Les vêtements de caoutchouc, quand on marche beaucoup, sont très chauds et plongent le corps dans un bain de vapeur. A ce point de vue, ils ne valent pas les toiles ou cotons passés à l'acétate d'alumine, qui, par contre, sont traversés, au bout d'un certain nombre d'heures, par une forte pluie.

Le choix des vêtements est une question de température et non de saison. C'est surtout au printemps et à l'automne, lorsqu'il y a des brusques variations thermométriques, que cette remarque s'impose. Les vêtements d'hiver doivent être proscrits par les temps chauds, ils déterminent de la transpiration et exposent ainsi au refroidissement. Les vêtements légers, par un temps frais ou froid, exposent plus sûrement encore à ce dernier inconvénient. Il faut autant que possible adapter l'épaisseur de ses vêtements à la température du jour, plutôt qu'à la saison. Le système qui consiste à user constamment dans les climats tempérés de vêtements en draps dits de demi-saison, en endossant, au besoin, pour sortir, un pardessus plus ou moins épais suivant la température, nous paraît le meilleur.

ONZIÈME LEÇON

Hygiène de l'habitation

Conditions de salubrité d'une maison. — Choix de l'emplacement, de l'orientation. — Distribution des locaux. — Matériaux. — Distribution de l'eau. — Évacuation des eaux sales. — Siphon hydraulique. — Évacuation des excréments : fosse fixe ; fosse mobile ; fosse septique ; cabinets d'aisances.

Pour se garder contre les rigueurs du milieu naturel, l'homme a de tous temps recherché des abris. Mais qu'il ait choisi le creux des rochers et les cavernes, comme les bêtes, ou que plus affiné il ait édifié des huttes, puis de véritables habitations, il a ainsi créé, à côté du milieu naturel, un milieu artificiel, celui de l'habitation. Dans ce nouveau milieu, l'homme n'a pu acquérir des avantages qu'au prix d'inconvénients et de dangers multiples. Si l'habitation le met à l'abri des froids excessifs, du soleil trop ardent, de la pluie et du vent, trop souvent elle lui mesure parcimonieusement l'air respirable, qui pénètre et se renouvelle difficilement et qui s'altère sous l'influence de la concentration des produits de la respiration et des gaz de combustion provenant des appareils de chauffage ou d'éclairage, ainsi que du fait de l'accumulation des poussières, et elle ne lui dispense qu'insuffisamment la lumière solaire. Par nécessité, ignorance ou incurie, trop souvent l'homme ne peut se débarrasser des déchets de son existence même; il en encombre et en souille le sol et le voisinage de l'habitation, qu'il rend ainsi de jour en jour plus insalubres. Ne voyons-nous pas nombre des habitations des paysans ou des ouvriers des grandes villes réunir toutes ces fâcheuses conditions?

Pour rendre l'habitation saine, c'est donc à corriger les imperfections de ce milieu artificiel, à en réduire les inconvénients au minimum que doit tendre l'hygiéniste. De là un certain nombre de règles à observer que nous allons passer en revue.

Emplacement. — Le choix de l'emplacement d'une habitation est très important au point de vue sanitaire, bien que dans la pratique ce soient bien rarement des considérations hygiéniques qui le déterminent.

L'expérience a montré que les bords immédiats de la mer, des lacs et des cours d'eau, le fond des vallées rétrécies, le pied des montagnes et des coteaux, les dépressions en contre-bas des plaines sont trop humides. Par contre, les hauts plateaux, les sommets des élévations de terrain sont battus par les vents et en conséquence trop froids. Il vaut mieux, dans une région peu mouvementée, choisir le sommet d'un dos de selle; dans les terrains accidentés, construire à mi-flanc de coteau, à l'abri des vents violents et froids, en un point convenablement ensoleillé; dans la plaine, surélever l'habitation en l'édifiant sur un tertre artificiel d'un mètre environ de hauteur.

L'humidité du sol est défavorable à la salubrité de l'habitation. Il faut donc éviter les terrains imperméables, surtout les sols argileux, qui ne se laissent traverser que par une quantité extrêmement faible des eaux pluviales et retiennent l'humidité au maximum. De plus, il est nécessaire, avant de s'arrêter à un emplacement, d'y déterminer la profondeur de la première nappe d'eau souterraine. C'est qu'en effet les matériaux de construction usuels sont plus ou moins perméables à l'eau, et lorsque le sol de l'habitation est humide, les murs s'imprègnent d'eau par capillarité. L'humidité forme alors dans la maçonnerie des dépôts de salpêtre (nitrate de chaux), sel éminemment hygrométrique. Il en résulte une évaporation constante à la surface des murs, qui refroidit l'atmosphère intérieure, expose les habitants au rhumatisme et favorise la conservation des germes des maladies infectieuses. Sous la même influence, les parois finissent par se recouvrir d'une véritable flore de moisissures, qui rongent les papiers, les boiseries et même la brique. Ce pouvoir d'ascension de l'eau du sous-sol varie beaucoup suivant la nature du terrain ; il est favorisé par les calcaires, réduit au minimum par le sable et le gravier.

L'expérience a montré que, pour que le terrain des caves et les murs de fondation restent secs, il faut que le niveau le plus élevé de la première nappe d'eau souterraine reste toujours à 5 mètres au-dessous de la surface du sol. Ce chiffre n'est suffisant que lorsque les fondations ne descendent pas au-dessous de la profondeur habituelle et qu'il n'y a qu'un étage de caves.

Il importe encore d'éviter de construire sur un emplacement qui a été contaminé par des souillures antérieures ou qui est exposé à en recevoir. Lorsqu'on se propose d'édifier une habitation sur un terrain où s'élevaient auparavant des constructions, on recherchera avec soin s'il n'y existait pas des dépôts de fumier ou d'ordures, des fosses recevant les excréments et les déchets, et on n'hésitera pas à pratiquer la désinfection du sol. On arrosera les terrains souillés avec du lait de chaux ou une solution de sulfate de cuivre à 5 p. 100. Pour les parties les plus polluées (fosses, puisards, caniveaux), on peut employer les mêmes désinfectants ou mieux encore de l'eau contenant de 2 à 5 p. 100 d'un mélange à parties égales d'acide phénique impur du commerce et d'acide sulfurique du commerce ; puis on enlèvera les terres au bout de quelques jours seulement, lorsque le désinfectant aura bien pénétré. Cette mesure devrait être appliquée systématiquement à tout terrain avant une reconstruction, comme l'exigent les règlements de police de la Seine. De plus, on n'oubliera pas que les souillures peuvent être entraînées plus ou moins loin de leur origine par les eaux de surface, et on recherchera avec soin s'il n'existe pas quelque voisinage dangereux (cimetière, dépotoir, usine insalubre), placé de telle façon que la pente entraîne leurs eaux vers l'emplacement choisi.

Les dimensions du terrain devront autant que possible être telles que l'habitation soit entièrement entourée d'espaces libres (cours et jardins) la séparant des maisons voisines, de façon à permettre la libre circulation de l'air et l'insolation maxima des façades. De plus, la quantité de souillures se multipliant avec le nombre des habitants, il y aura avantage à ce que l'habitation n'abrite qu'une seule famille.

Ces conditions de salubrité sont aisément remplies à la campagne et dans les centres urbains de moyenne étendue, mais dans la plupart des grandes villes le terrain fait défaut. Non seulement il faut renoncer aux espaces libres autour des habitations, qui sont accolées côte à côte de chaque côté des rues et adossées à des maisons donnant sur des rues différentes ; mais encore on en est réduit à accumuler les étages les uns au-dessus des autres ; on construit des immeubles de 6 à 8 étages à Paris, de 14 à 16 en Amérique ; enfin chaque étage, divisé en appartements, comprend souvent le logement de plusieurs familles. Cet encombrement diminue pour chaque habitant sa part d'air et de lumière, accumule les souillures de toutes sortes, multiplie les occasions de contact et favorise par suite la dissémination des maladies transmissibles.

Aussi dans les grandes villes est-on amené à recourir à la réglementation pour maintenir les constructions dans des limites qui ne soient pas tout à fait incompatibles avec les principes de salubrité les plus élémentaires. D'une façon générale, l'hygiène exigerait que la hauteur d'un bâtiment n'atteignît jamais la largeur de l'espace libre qui s'étend devant lui (rue, cours ou jardin). En France, les règlements sanitaires municipaux, comptant avec les nécessités locales, se montrent sensiblement moins exigeants.

Orientation. — Lorsqu'on est fixé sur le choix de l'emplacement, on doit examiner quelle orientation on donnera à la maison. Dans les villes, cette orientation est généralement imposée par la direction des rues ; ailleurs, elle peut être influencée par la configuration du terrain, par le paysage, par des considérations esthétiques. Mais il est toujours aisé de tenir compte dans une certaine mesure des indications que nous allons donner.

Trois principes doivent surtout régler le choix de l'orientation :

1° Dans les régions autres que les parties très chaudes de notre pays, la façade du nord ne recevra que des ouvertures peu nombreuses et d'importance secondaire. Elle n'est exposée en effet aux rayons solaires que pendant l'été et encore trois ou quatre fois moins que les autres façades ; elle est donc mal éclairée pendant les deux tiers de l'année et, durant la saison froide, non seulement elle n'est chauffée à aucun moment par le soleil, mais encore elle est battue par les vents les plus glacés.

On réservera la façade nord aux locaux où peuvent se dégager des odeurs importunes, diffusant d'autant plus que la température est plus élevée : les cabinets, les cuisines (qui sont toujours trop chaudes) ; on y placera les vestibules, les escaliers, les paliers, les couloirs, où on ne fait que passer. Par contre, dans certaines parties du Midi de la France, où les étés sont très chauds et les hivers doux, l'orientation du nord donne pendant l'été une fraîcheur délicieuse à des pièces qui restent encore habitables pendant l'hiver, surtout si elles ont une ouverture à l'est ou à l'ouest.

2° Dans les localités mal abritées et principalement sur le littoral et les territoires qui ne sont pas éloignés de la mer, il y a grand intérêt à ne pas exposer l'une des façades principales aux vents pluvieux (vents de sud-ouest en général chez nous). Une façade battue par la pluie reste en effet toujours humide, à tel point que dans les régions exposées on est obligé de n'ouvrir aucun orifice sur cette façade et d'en recouvrir la surface d'enduits imperméables, de tuiles de bois, d'ardoises ou de briques vernissées.

3° La façade sud reçoit beaucoup plus de chaleur en

hiver (cinq fois plus) et pendant les saisons du printemps et de l'automne (deux fois plus) que les façades de l'est ou de l'ouest, qui s'en partagent en toute saison sensiblement la même quantité l'une que l'autre. En été, la proportion est renversée et la façade sud ne reçoit plus que les quatre cinquièmes de la chaleur distribuée à la façade est ou ouest. Tout paraît donc à l'avantage de l'exposition sud : chaleur plus grande pendant les saisons froide ou fraîches de l'année, moindre pendant la saison chaude. Il nous paraît rationnel, lorsque les quatre façades sont libres, d'adopter, dans les pays qui ne sont ni trop froids ni trop humides, l'orientation nord-sud pour les façades principales et est-ouest pour les façades secondaires. On bénéficiera ainsi de tous les avantages de l'orientation au midi et on remédiera aux inconvénients de l'exposition au nord, en plaçant sur cette façade les locaux qui ne réclament pas une insolation vive et prolongée (cuisines, cabinets, etc.), la salle à manger et la salle de bains, où on ne passe qu'un petit nombre d'heures de la journée; et enfin des pièces qui seront particulièrement agréables à habiter pendant la saison chaude et auxquelles on pourra donner un supplément d'éclairage et de calorique naturels, en y ouvrant une fenêtre donnant à l'ouest ou de préférence à l'est. Dans les contrées froides et très humides, on adoptera plutôt l'orientation principale au sud-est et au nord-ouest; on bénéficiera ainsi partiellement des charmes de l'exposition au midi, sans avoir à sacrifier toute une façade aux rigueurs de l'orientation au plein nord.

Lorsque trois façades sont libres et à plus forte raison deux seulement, on n'a souvent pas le choix de l'orientation qui est imposée par les circonstances.

Distribution. — La distribution de l'habitation est généralement réglée suivant les convenances personnelles et les nécessités économiques. Certains principes hygiéniques méritent cependant d'être pris en considération.

Quelque humble que soit le logis, ses habitants ne devraient jamais être obligés de coucher là où ils font la cuisine et prennent leurs repas. Pour comprendre cette règle de salubrité, il suffit d'avoir respiré une seule fois l'atmosphère de ces taudis, où toute une famille cuisine, mange et dort dans la même pièce; où les relents de la soupe, l'odeur forte des enfants malpropres se mêlent à la buée des linges et des hardes qui sèchent au-dessus du fourneau. Tout logement comprendra donc au moins deux pièces, l'une servant de chambre à coucher, l'autre de cuisine.

Autant que possible les chambres à coucher seront placées au-dessus du rez-de-chaussée, trop souvent humide du fait de son voisinage avec le sol. S'il est impossible de surmonter d'un étage le rez-de-chaussée, celui-ci sera surélevé dans le but d'atténuer l'inconvénient que nous venons de signaler. On ne doit pas non plus placer les chambres immédiatement au-dessous des toits, sans interposition d'un grenier, sinon elles seraient glaciales l'hiver et torrides l'été, parce qu'insuffisamment protégées des intempéries extérieures par la faible épaisseur de la toiture. Si l'on ne peut établir de grenier, il faut, pour rendre les combles habitables, appliquer entre les chevrons de la charpente du toit une couche suffisante de matériaux mauvais conducteurs de la chaleur et du froid (terre d'infusoires, laine de scories, agglomérés de liège ou d'amiante).

On réservera l'exposition la plus ensoleillée (midi et est) aux pièces où on séjourne le plus longtemps : chambres à coucher, salles de réunion. Dans les parties chaudes de la France, les pièces dont la principale façade est au nord, mais qui ont une ouverture à l'est ou à l'ouest, sont très habitables l'hiver, d'une fraîcheur délicieuse pendant l'été.

En général, l'exposition au nord est réservée aux locaux qu'on ne fait que traverser et où on ne se tient qu'une faible partie de la journée. Nous les avons déjà indiqués en détail.

Le vestibule, l'escalier et les corridors servant de cheminée de ventilation pour l'habitation doivent être bien aérés et éclairés.

Toutes les dépendances où peuvent se dégager des odeurs désagréables doivent, autant que possible, être isolées de la maison. Il serait avantageux de placer les cuisines au rez-de-chaussée dans un pavillon relié à l'habitation seulement par un passage couvert; les water-closet dans une tourelle presque indépendante. La buanderie sera placée aussi loin que possible de la maison, ainsi que les écuries et les étables.

La capacité des pièces dans lesquelles on séjourne habituellement ne doit pas être inférieure à 25 mètres cubes. Leur hauteur sera au minimum de 3 mètres, car l'air vicié par la respiration et les combustions étant chaud et tendant toujours à s'élever, il vaut mieux qu'il séjourne le plus haut possible dans les locaux fermés pour qu'il n'incommode pas les habitants. D'autre part, il ne convient pas d'élever le plafond au delà de $4^{m},50$, car alors les pièces ne sont plus faciles à chauffer en hiver. En tout cas, les pièces les plus vastes, les mieux exposées et les plus aérées devraient être réservées à l'habitation de nuit et non aux réceptions, comme on le fait trop souvent.

Pour déterminer la profondeur à donner aux locaux et la superficie à assurer aux ouvertures des fenêtres, il faut partir de ce principe que la lumière diffuse doit pénétrer aussi abondante que possible jusqu'au fond le plus reculé de chaque pièce. Or la lumière diffuse a des propriétés différentes suivant la partie de la voûte céleste d'où elle descend. Les rayons qui tombent du zénith sont les plus intenses, mais ils n'atteignent dans les pièces que le voisinage immédiat des fenêtres ; ceux qui viennent de l'horizon pénètrent au contraire profondément, mais ils éclairent faiblement. Pour que les locaux reçoivent une lumière suffisante dans leurs points les plus reculés, il faut donc que les fenêtres laissent pénétrer jusqu'au fond des rayons provenant de la zone intermédiaire du ciel et atteignant le plancher sous un angle de 30° à 60°. On obtiendra ce résultat en faisant élever le haut des fenêtres aussi près que possible du plafond et en exigeant que la surface totale de leurs ouvertures égale au minimum le sixième (le quart dans les salles de travail) de la superficie du plancher de la pièce à éclairer, à la condition que la profondeur de celle-ci ne dépasse pas une fois et demie sa hauteur. Encore faut-il, pour que la lumière diffuse puisse pénétrer sous un angle de 30° à tous les étages d'une maison élevée, que l'espace libre devant la façade soit égal à une fois et demie la hauteur de la maison, condition souvent irréalisable dans la pratique et que n'ose imposer aucun règlement municipal.

Dans les grandes villes, on admet que des locaux ne servant pas à l'habitation aient leurs ouvertures sur des courettes, tellement réduites qu'elles ne sont en réalité que des puits malpropres et insalubres. De toutes façons, il faudrait interdire que des cuisines prennent jour et air sur ces courettes, ce qui est cependant toléré actuellement.

On établira les écuries ou les étables de façon que les ouvertures en soient aussi éloignées que possible de l'habitation. Le sol en sera imperméable et les pentes suffisantes pour assurer l'écoulement des liquides dans une canalisation qui les conduira dans la fosse à purin. Les chiffres de $2^m,80$ pour la hauteur du plafond et de 25 mètres cubes pour l'espace réservé à chaque animal sont des minima indiqués par le règlement sanitaire de la ville de Paris. L'aération doit être assurée par de nombreux orifices et au besoin par des conduites spéciales partant du plafond des écuries ou des étables et s'élevant au-dessus des constructions voisines. Il est malsain et d'ailleurs interdit de loger un domestique dans l'écurie elle-même. On aura soin de construire une fosse à fumier bien étanche, suffisamment éloignée des murs.

L'habitation doit être construite sur des *fondations*. Celles-ci sont des assises de maçonnerie faite de matériaux aussi peu perméables à l'humidité que possible, qui supportent tout le poids de la construction. Elles descendent au moins à un mètre au-dessous de la surface du sol pour rester à l'abri de la gelée et elles reposent sur un lit de béton pour éviter l'ascension de l'humidité par capillarité à travers les porosités de la maçonnerie.

On complète le système de défense contre l'humidité en bâtissant sur *caves*. Quand on ne peut construire de caves, au moins doit-on laisser entre le plancher du rez-de-chaussée et le sol un espace libre bien aéré par des soupiraux.

S'il y a des caves, on les aérera au moyen d'ouvertures communiquant avec l'extérieur et disposées sur les façades opposées autant que possible. Malgré cette ventilation, les caves restent encore trop souvent humides, car, surtout pendant la saison chaude, l'air extérieur est à une température plus élevée que les parois et il se fait à leur niveau une condensation de vapeur d'eau. Cet inconvénient. ainsi que le risque toujours possible de dégagements gazeux insalubres venant du sol, commande de ne jamais permettre un séjour prolongé et à plus forte raison l'habitation de nuit dans ces locaux. Pour les mêmes raisons, il est imprudent de laisser coucher une personne dans une pièce communiquant librement et constamment avec les caves.

Le séjour habituel dans les caves n'étant pas salubre, on ne peut les utiliser que comme magasins de réserves pour les boissons et les combustibles. Si toute la maison est bâtie sur caves, celles-ci couvrent souvent une superficie disproportionnée avec leur utilisation possible. Aussi a-t-on songé à modifier les caves, de façon à pouvoir y placer certains locaux, en les élevant au-dessus de la surface du sol de façon à pouvoir établir des ouvertures d'éclairage et d'aération suffisantes ; on atténue ainsi l'obscurité et on diminue l'humidité froide du local, qui prend alors le nom de *sous-sol*. Celui-ci ne peut servir à l'habitation de nuit, mais on peut y placer une lingerie, une chambre à bains, une cuisine, à la condition de lui donner une hauteur suffisante (2^{m},60 au moins).

Quoi qu'il en soit, les pièces placées en sous-sol ne seront jamais très salubres, et il vaut mieux y renoncer à moins de nécessité absolue.

Chaque fois qu'il sera impossible de compter sur une évacuation des excréments à l'égout (voir p. 203) et qu'on n'aura pas l'intention de les collecter dans des fosses mobiles, il sera absolument nécessaire de construire en annexe de la maison une *fosse fixe*. Celle-ci sera constituée par une excavation creusée autant que possible un peu en dehors de l'aire de l'habitation, et au nord de préférence, cette exposition étant la moins favorable au dégagement d'odeurs incommodantes ; c'est là qu'aboutira le tuyau de chute des cabinets d'aisances. On n'hésitera pas à faire les frais d'une maçonnerie construite avec les matériaux les plus étanches dont on pourra disposer pour établir les parois de cette excavation. Cette maçonnerie sera doublée en dehors d'une couche de béton ou d'un épais corroi argileux. En général la capacité de la fosse est de 2/3 de mètre cube par habitant. Pour faciliter le nettoyage, on donnera à la fosse une forme cylindrique, avec fond en cuvette, la hauteur restant toujours inférieure à la largeur. L'occlusion complète de la fosse sera assurée par une dalle en pierre ou une plaque de fonte.

Matériaux. — Les matériaux de construction doivent être choisis de façon à mettre les habitants à l'abri des écarts de la température extérieure et à ne pas conserver d'humidité.

Ces deux conditions s'imposent surtout pour les *matières constituantes des murs* qui servent de parois à l'habitation. A cet égard, les meilleurs matériaux sont les pierres meulières, surtout la variété caverneuse, et les pierres calcaires dures.

Les pierres de grès et de granit sont très peu perméables à l'eau, mais s'assèchent lentement et difficilement, quand elles ont absorbé de l'humidité ; de plus, elles se laissent aisément traverser par la chaleur et le froid. Il en est de même, mais à un moindre degré, de la brique de bonne qualité, c'est-à-dire celle qui est dense et bien cuite. Quand le calcaire est trop tendre, il retient l'humidité ; c'est pour cela qu'on le voit si souvent s'effriter au bout de peu de temps ou bien se fendre à la gelée.

Les éléments de la maçonnerie sont réunis et agglomérés au moyen de *mortiers*.

Les mortiers de terre ou de plâtre, très usités autrefois dans les petites constructions rurales, isolent bien des intempéries, mais ont le grave défaut de retenir l'humidité.

Le mortier de chaux hydraulique, le plus généralement employé actuellement, est très salubre, car il est mauvais conducteur de la chaleur et du froid et en durcissant devient à peu près impénétrable à l'humidité.

Le mortier de ciment est imperméable à l'eau, mais défend mal des écarts de température. Il est surtout employé comme revêtement dans les fondations et aux endroits exposés à l'humidité.

Pour défendre les assises de la maison contre les infiltrations de l'humidité extérieure, on établira sur le sol, au pourtour des murs, un pavage bien étanche et convenablement penté d'environ 2 mètres de large ; ou encore un épais revêtement de béton ou de bitume.

Il ne suffit pas d'employer des matériaux appropriés pour conserver une température égale à l'intérieur de l'habitation. *Il faut encore donner une certaine épaisseur aux murailles*, car leur pouvoir isolant est en raison directe de leur épaisseur, et en réalité là est le principal facteur de protection. A ce point de vue, les vieilles maisons étaient bien mieux construites que les habitations actuelles ; on ne ménageait pas les matériaux pour construire de larges murailles qui assuraient à l'intérieur une douce température en hiver, une agréable fraîcheur en été.

Il faut donc revenir aux murailles suffisamment épaisses ($0^m,45$ pour les murs de briques et au moins $0^m,50$ pour les murs de pierres ou de moellons).

Lorsque la maçonnerie est terminée, on doit de toute nécessité la laisser bien *sécher*, avant de la recouvrir de revêtements. Cette précaution a une très grosse importance au point de vue de l'hygiène. Le mortier de chaux qui a servi à la construction renferme les 3/4 de son volume d'eau. Une partie de cette eau se combine à la chaux pour former de l'hydrate de chaux, mais le reste doit disparaître par évaporation. Il faut donc attendre que l'assèchement soit complet pour revêtir les murs d'enduits qu'on s'efforce de rendre aussi imperméables que possible ; sinon on enfermerait l'humidité dans les murailles et on rendrait par la suite le séjour de l'habitation aussi insalubre que possible. Rien n'est plus dangereux que d'habiter une maison neuve avant que les murs soient secs : l'atmosphère humide prédispose au rhumatisme et à l'éclosion de nombre de maladies infectieuses ; il est d'ailleurs de notion populaire qu'il ne fait pas bon « essuyer les plâtres ».

Lorsque la maçonnerie est suffisamment sèche, on la protège par des *revêtements*. On n'en met pas extérieurement sur les murs de meulière ou de pierre de taille. Les revêtements extérieurs, aussi imperméables que possible, se font généralement en crépi au mortier de chaux hydraulique. On leur donne une coloration claire pour limiter l'absorption de la chaleur, pendant l'été.

A la face interne des murs, l'enduit est de règle. Dans beaucoup de logements d'ouvriers et surtout de paysans, on se contente d'étendre sur l'enduit de mortier de la face intérieure du mur un badigeon au lait de chaux, qui est un bon désinfectant et donne un aspect propre et riant aux locaux. Il est indispensable seulement de le renouveler dès qu'il se salit, tous les ans au moins et surtout chaque fois qu'un habitant aura été atteint d'une maladie transmissible. Habituellement l'enduit intérieur se fait en plâtre, excellent isolant contre les écarts de la température extérieure. Le plâtre sert aussi à recouvrir les plafonds. On aura bien soin de proscrire toutes les moulures, corniches et macarons dont on ornait autrefois les plafonds : ce sont autant de dépôts de poussière. Pour la même raison, on remplacera les angles des parois par des gorges arrondies.

Au-dessus du plâtre qui recouvre les murs, le mieux serait d'étendre un enduit lisse et imperméable, qu'on puisse laver fréquemment. Il a été démontré expérimentalement que les microbes ne survivent pas longtemps, lorsqu'ils sont déposés sur les enduits lisses, à la condition que le mur sous-jacent soit bien sec. Au contraire, un revêtement de simple mortier ou de peinture à la colle ne s'oppose pas à la longue persistance des germes. Les peintures à la colle contiennent de la gélatine, qui favorise la pullulation des germes ; elles ne supportent pas d'ailleurs les lavages. Les peintures ordinaires à l'huile se détériorent vite lorsqu'on les lave souvent. Le mieux serait d'employer des *peintures vernissées*, d'un prix un peu plus élevé, mais qui sont réellement imperméables et se nettoient à l'eau très aisément.

On fabrique depuis quelque temps des *toiles vernies*, qui se collent aux murs, sont gracieusement colorées et ornementées comme les papiers peints, mais résistent bien aux lavages. Leur emploi est très recommandable, mais elles ont le défaut d'être d'un prix élevé.

Malgré tout, l'usage et l'économie conservent l'antique et insalubre *papier peint* sur la plupart des murs, bien qu'il devienne rapidement malpropre, qu'il absorbe l'humidité, que la colle, qui le fixe, soit un excellent milieu de culture pour les microbes, et qu'enfin on ne puisse pas même passer un linge humide à sa surface.

Les étoffes tendues sur les murs sont encore moins hygiéniques, car elles laissent entre leur tissu et la muraille un espace vide où se forment des amas de poussière ; de plus, les mailles de ces étoffes en emprisonnent déjà une assez grande quantité.

On fabrique des papiers vernis, dits *papiers anglais*, qui retiennent moins les souillures que les papiers peints ordinaires, mais ils sont plus chers et ne résistent guère à des lavages sérieux et répétés.

Dans les installations luxueuses, il faut donc s'en tenir au revêtement total avec des peintures vernissées ou des toiles vernies. Mais, ailleurs, il faudrait pouvoir trouver une solution moins onéreuse, tout en restant hygiénique. Voici ce qui nous semble à la fois le plus efficace et le plus économique. De nombreuses recherches bactériologiques ont montré que ce sont surtout sur les planchers et à la surface des parties inférieures des murailles que se déposent le plus grand nombre des microbes contenus dans une pièce ; à une hauteur de $1^{m},50$ ou 2 mètres, ils deviennent rares, pour disparaître à peu près au niveau du plafond, à condition que celui-ci ne soit pas orné de moulures et de corniches (véritables nids de poussière) et que ses angles soient arrondis. Ces résultats expérimentaux s'accordent parfaitement avec ce que pouvait faire prévoir le raisonnement. Les parois doivent forcément être beaucoup moins souillées là où les habitants du local ne peuvent atteindre normalement, et cela doit être particulièrement exact pour les germes des maladies infectieuses qui ne peuvent guère être projetés par la toux ni déposés par les mains ou les objets souillés qu'à hauteur d'homme. Il semble donc suffisant d'appliquer sur les murs de la peinture vernissée jusqu'à la hauteur de 2 mètres au-dessus du plancher, puis de tapisser le reste avec du papier verni et imperméable.

Dans les logements de la classe ouvrière, il faudrait exclusivement adopter le badigeonnage à la chaux fréquemment renouvelé, que son aspect de propreté et ses qualités hygiéniques rendent spécialement recommandable.

Dans les pièces où les parois sont facilement mouillées, comme dans les offices, les cabinets de toilette ou les salles de bains, ou encore dans les cuisines, où les grands lavages quotidiens sont nécessaires, on recouvre les murs à hauteur d'homme de *carreaux de faïence* ou de *grès émaillés*. Le stuc est moins employé parce qu'il se crevasse facilement ; il en est de même des enduits de ciment qui, de plus, sont d'une teinte moins agréable.

Le bois intervient de moins en moins dans la construction

des parois de l'habitation et il est fréquemment remplacé par le fer dans la structure de la charpente. C'est qu'en effet le bois « joue » sous l'influence de l'humidité, se fend et se disjoint. De plus, il est facilement envahi par des parasites, qui le détruisent (bois vermoulu). En revanche, le bois reste d'un usage courant pour l'établissement des *planchers*. Les plus résistants à l'humidité et aux parasites sont les bois de teck (très dispendieux) et de chêne. Le pitchpin et surtout le bois de pin font un moins bon usage que le chêne, mais coûtent près de moitié moins cher.

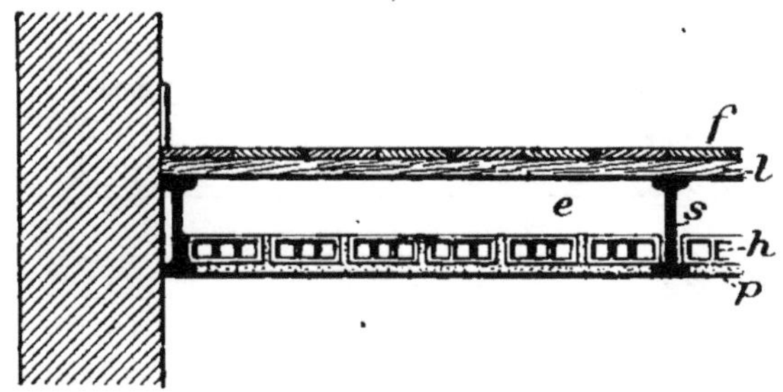

Fig. 34. — **Plancher sur entrevous ; *f*, frises du plancher ; *l*, lambourdes ; *s*, solives en fer ; *e*, entrevous ; *h*, hourdis en briques creuses ; p, enduit de plâtre.**

Les frises du plancher sont soutenues par des solives, entre lesquelles reste un espace vide, qu'on nomme l'*entrevous* (fig. 34).

Celui-ci s'oppose aux échanges d'air, de calorique et de bruit avec l'étage inférieur. Mais l'entrevous ainsi constitué ne tarde pas à devenir un véritable magasin de poussières. Celles-ci passent aisément à travers les fentes des planchers disjoints et se soulèvent au moindre choc pour envahir l'atmosphère de la pièce placée au-dessus. On conçoit aisément comment un entrevous peut devenir une réserve de germes tenaces de maladies infectieuses (diphtérie, tuberculose, scarlatine, variole, etc.), réserve d'autant plus riche que les microbes y trouvent des conditions physiques de développement très favorables (obscurité, humidité, température élevée), et un milieu nutritif approprié, dû à l'abondance de la matière organique dans les poussières. Il est inutile d'aller chercher plus loin l'explication de l'insalubrité persistante de certains locaux, véritables foyers d'infection, où la même maladie frappe successivement, à intervalles plus ou moins éloignés, ceux qui viennent y demeurer : tels ces appartements où, chaque fois qu'il y a de nouveaux locataires, la diphtérie réapparaît ; tels ces bureaux où le personnel est peu à peu

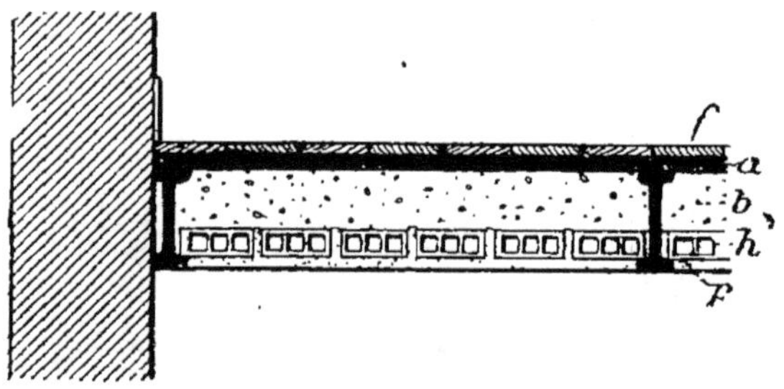

Fig. 35. — Carrelage ou parquet sur entrevous pleins ; *f*, frises de parquet ou carrelage ; *a*, asphalte ; *b*, béton de pouzzolane ; *h*, hourdis en briques creuses ; *p*, enduit de plâtre.

décimé par la tuberculose, et cela malgré des désinfections répétées, mais impuissantes à agir sur le contenu de l'entrevous !

Pour se garder contre ces graves inconvénients, il faut donc d'une part combler l'entrevous (fig. 35) de matériaux légers, imputrescibles, peu hygrométriques (aggloméré de liège ou d'amiante, laine de scories, etc.) ; de l'autre assurer le parfait assemblage et l'étanchéité des frises du plancher.

Il est difficile d'obtenir un assemblage satisfaisant des frises ; les meilleurs matériaux pour cela sont le bois de teck et le bois de chêne. Il se fait généralement à la longue un écart sensible entre les lames, qu'on a proposé de combler au moyen de mastics, qui malheureusement ne tardent pas à s'effriter. Le mieux est d'imperméabiliser les planchers au moyen d'huile de lin bouillante ou de paraffine, ce qui permet de les laver fréquemment et de les nettoyer chaque jour à la serpillière humide.

Le ciment, les mosaïques et surtout le carrelage (plus élégants) se lavent très aisément et sont complètement imperméables ; mais ils ont le défaut d'être plus froids que les planchers et aussi plus lourds. On les réservera pour les cuisines, les offices, les cabinets de toilette, les salles de bains et les water-closet.

Quels que soient les matériaux qui recouvrent le sol des pièces, ils ne doivent en aucun cas rejoindre les murailles à angle droit; les poussières trouveraient en ces points un asile presque inviolable. On arrondit les angles de raccord au moyen de gorges en grès cérame ou en xylolite qui remplacent les plinthes de bois.

Les *portes* et leurs *chambranles*, les *châssis* et les *croisillons* des *croisées*, sont généralement en bois. Leur surface sera aussi lisse que possible, dépourvue de moulures, rainures, ou ornements qui pourraient emmagasiner la poussière. Il est bon de les recouvrir de peintures vernissées, car toutes ces boiseries ont besoin d'être fréquemment lavées ; on peut utilement placer des plaques de propreté en verre sur les parties des portes que l'on touche et que l'on salit habituellement avec les doigts.

Il vaut mieux disposer les croisées de façon qu'elles affleurent à la paroi interne du mur. On supprime ainsi les recoins des embrasures.

La *toiture* est formée d'une charpente qui supporte les matériaux de couverture. Pour faciliter l'écoulement des eaux de pluie ou de neige, on donne une inclinaison plus ou moins forte aux pans de la toiture et on ne la recouvre que de matériaux bien lisses. On a renoncé avec raison aux toits de chaume des habitations de la campagne. Le chaume protège mal de l'humidité, est très inflammable et devient rapidement un repaire de vermine. Les meilleurs matériaux de couverture sont les tuiles, qui isolent mieux l'habitation de la température extérieure que les ardoises et surtout que les revêtements métalliques.

L'eau des toits s'écoule au bord libre des pans dans des chéneaux ou des gouttières métalliques, qui les déversent dans des tuyaux de décharge bien étanches. Les gouttières doivent avoir une pente suffisante et ne pas laisser stagner l'eau. Même dans nos climats, les moustiques peuvent y pulluler et c'est là une cause fréquente et peu connue de la présence dans une maison de ces hôtes désagréables, à Paris en particulier. Une canalisation souterraine amène ces eaux loin de l'habitation ; on évite ainsi l'écoulement direct des eaux de pluie sur le sol qui entoure la maison et, en complétant de cette façon la précaution déjà prise de recouvrir le sol au pourtour des murs d'un pavage ou d'un revêtement imperméable, on préservera le sous-sol de l'habitation d'une des principales sources d'humidité.

Distribution de l'eau. — On a vu déjà toute l'importance qu'il y a à fournir une eau salubre à chaque habitation, et quels sont les moyens qui permettent d'atteindre ce but. Dans la classe ouvrière, autant que chez les paysans, des habitudes traditionnelles tendent à réduire au minimum la quantité d'eau réservée aux soins du corps. Mais il importe au nom de l'hygiène de réagir contre ces fâcheuses tendances. L'eau ne doit pas manquer dans l'habitation, non seulement pour suffire aux besoins alimentaires et aux exigences de la propreté corporelle, mais encore pour débarrasser la maison d'une partie des souillures qui tendent à s'y accumuler. Les services publics, qui desservent d'eau les villes, y facilitent beaucoup la distribution d'eau dans l'habitation. Il suffit d'établir un branchement particulier sur les conduites des rues et de distribuer l'eau dans toutes les parties de la maison où on le jugera nécessaire.

Les tuyaux qui amènent l'eau dans l'habitation sont presque toujours en plomb, à cause de la malléabilité de ce métal. L'usage des *conduites de plomb* peut, dans certains cas heureusement rares, entraîner des accidents d'intoxication (coliques de plomb, paralysies) chez ceux qui consomment les eaux qui y ont séjourné. L'expérience a montré que certaines eaux attaquaient le plomb et formaient des sels solubles toxiques. Ce sont d'abord les eaux renfermant très peu de sels de chaux (eau distillée, eau de pluie), car lorsque ces sels sont en proportion normale ils ne tardent pas à former sur les parois des tuyaux une couche protectrice, qui empêche l'eau de décomposer le plomb. On a encore observé que les eaux qui renferment des proportions élevées de chlorures, de nitrates, de sels ammoniacaux, de matières organiques végétales, d'acide carbonique, attaquent souvent le plomb. Il n'y a pas cependant ici de règle absolue ; on ne peut prévoir d'une façon certaine d'après la composition chimique d'une eau qu'elle décomposera le plomb des tuyaux et déterminera des intoxications chez les personnes qui la consommeront.

En réalité, presque toutes les villes distribuent leur eau au moyen de conduites de plomb sans qu'il survienne d'accidents. Dans le cas où l'on constaterait que l'eau d'une localité provoque des accidents saturnins, le mieux serait de faire installer dans chaque habitation un poste d'eau spécial, réservé pour l'alimentation, dont les tuyaux (depuis la conduite de rue en fonte jusqu'au robinet) seraient en fer. L'eau prend alors une teinte rouilleuse, dont on la débarrasse en lui faisant traverser un filtre.

Il est avantageux d'avoir à chaque étage des postes d'eau dont les robinets seront placés au-dessus de vidoirs, dont nous indiquerons plus loin l'usage. Plus il sera facile de se procurer de l'eau sans effort, plus on sera porté à en user. Il est indispensable de placer un poste d'eau dans chacun des locaux suivants : à la cuisine, dans les cabinets d'aisances, dans la salle de bains. Il est très commode d'en avoir dans chaque cabinet de toilette et à l'office.

Si l'habitation ne peut recevoir son eau d'un service public, on est obligé de se contenter des ressources locales : source, puits, voire citerne. Nous avons indiqué, à la deuxième leçon, dans quelles conditions la consommation en reste sans danger pour la santé des habitants.

Le procédé très imparfait de la distribution par des

porteurs d'eau tend de plus en plus à disparaître. L'eau ainsi transportée se trouve trop exposée aux souillures par suite des manipulations multiples qu'elle subit.

En général il vaut mieux, à moins de nécessité absolue, réserver l'eau des citernes aux usages domestiques autres que ceux de l'alimentation.

Étant donné qu'on utilise d'autant plus d'eau qu'on l'a sous la main, il sera toujours préférable d'amener l'eau jusqu'à l'intérieur de l'habitation et, si c'est possible, de l'élever mécaniquement jusqu'aux étages supérieurs.

Évacuation des eaux sales. — Les souillures que la présence de l'homme multiplie dans l'habitation ne tarderaient pas à en rendre le séjour impossible si on n'avait la précaution de les éloigner régulièrement et le plus promptement possible.

Le volume des eaux sales de toutes sortes (eaux de vaisselle, eaux de lavages, eaux de toilette) peut varier de 11 à 40 mètres cubes par tête et par an. Il faut y ajouter l'énorme quantité d'eau que la pluie déverse sur le toit de l'habitation et qu'il est également nécessaire d'évacuer.

Depuis longtemps les villes importantes se sont appliquées à se débarrasser des *eaux sales*, déchets liquides des habitations, en les collectant dans des conduites de grandes dimensions et en les éloignant des centres habités. On a trouvé tout d'abord très pratique et très commode de déverser ces égouts dans la mer auprès des villes maritimes, dans les lacs ou les cours d'eau auprès des autres agglomérations. Mais on n'a presque toujours abouti qu'à un éloignement insuffisant, lorsqu'il s'agissait de la mer ou des lacs, ou à une dangereuse contamination des eaux en aval, lorsqu'il s'agissait de cours d'eau.

On est donc réduit actuellement, si l'on ne veut pas se contenter de déplacer le péril, à ne déverser les eaux d'égouts dans les cours d'eau qu'après les avoir préalablement épurées.

L'évacuation, loin des centres habités, des matières usées liquides n'est pas toujours assurée de la même façon là où elle est mise en pratique. On se contente le plus souvent d'une canalisation recevant uniquement les eaux ménagères et les eaux de pluie. Cependant, pour réaliser une amélioration hygiénique, on a voulu éloigner au moyen des égouts non seulement toutes les eaux sales, mais encore les excréments dont la partie solide est aisément dissociée et entraînée par l'eau. On peut dans ce cas déverser le tout dans la même canalisation (*système unitaire ou « tout à l'égout* »).

Mais les eaux de pluie représentent une énorme quantité de liquide peu souillé, qu'il n'y a guère d'inconvénient à diriger directement vers le cours d'eau le plus proche sans épuration préalable. Il y a de la sorte économie souvent considérable à établir une double canalisation (*système séparateur*), l'une très simple pour les eaux de pluie, l'autre de diamètre bien moindre que dans le système unitaire, pour les eaux ménagères et les excréments. Le volume de liquide à épurer se trouve alors réduit dans de telles proportions que cette opération devient beaucoup plus facile et moins coûteuse.

Ces indications sommaires sur les différents systèmes d'évacuation par les égouts nous ont paru devoir nécessairement précéder ce que nous avons à dire de l'éloignement des eaux sales de l'habitation.

Lorsqu'il n'existe pas d'égout sur lequel on puisse diriger ces déchets liquides, leur évacuation salubre devient extrêmement difficile. Par nécessité, on établit généralement quelques conduites qui rejettent les eaux ménagères et les eaux de pluie hors de la maison ; mais lorsqu'elles sont ainsi abandonnées à elles-mêmes dans le voisinage, elles suivent tant bien que mal les pentes naturelles pour aller s'écouler soit dans le ruisseau de la rue, soit dans une fosse à purin ou à fumier. Il en résulte des stagnations fatales qui donnent lieu à un dégagement d'odeurs nauséabondes et à une souillure inévitable de la nappe d'eau souterraine et des puits. C'est tout au plus si les fortes pluies réussissent de temps à autre à entraîner une partie de ce liquide jusqu'au cours d'eau le plus voisin. Dans ces conditions, l'habitation est toute préparée pour un foyer d'épidémie ; qu'il y survienne un cas de maladie contagieuse, particulièrement de fièvre typhoïde ou de dysenterie, les germes en infecteront le sol autour de la maison et répandront la contagion.

Pour placer l'habitation dans de meilleures conditions de salubrité, il faut assurer une évacuation convenable des eaux sales. Il ne semble pas y avoir d'inconvénient à laisser les eaux de pluie s'écouler jusqu'au cours d'eau le plus voisin par des caniveaux étanches et bien pentés ou encore mieux par des conduites fermées. Quant aux eaux ménagères proprement dites, il faudra les amener loin de l'habitation par des tuyaux souterrains et les déverser dans une fosse creusée, en un point en contre-bas, choisi de telle façon que la nappe d'eau souterraine qui alimente l'habitation ou les maisons voisines ne puisse à aucun moment en recevoir de souillure.

C'est là, nous semble-t-il, la solution la moins insalubre, dans les conditions que nous venons d'indiquer, conditions qui malheureusement ne sont pas toujours observées, ni toujours réalisables.

En tout cas, il faut toujours déverser les eaux sales loin de l'habitation et ne jamais laisser séjourner d'eaux stagnantes dans son voisinage. Non seulement les eaux stagnantes préparent la transmission de certaines maladies, mais encore elles favorisent la pullulation des moustiques, hôtes partout incommodes, mais particulièrement dangereux dans les contrées où sévissent les fièvres palustres, dont ils inoculent le germe à l'homme, en le piquant.

Lorsqu'il existe un système d'égout public, où l'on peut déverser les eaux sales de l'habitation, il suffit de faire écouler celles-ci dans les tuyaux de descente des eaux pluviales jusqu'au sous-sol pour y rejoindre une forte conduite en poterie, disposée suivant une pente de 3 à 5 centimètres par mètre, qui les conduit à l'égout public.

Siphon hydraulique. — Pour éviter que les gaz et les mauvaises odeurs qui peuvent se former dans les tuyaux ne remontent dans l'habitation et n'en vicient l'atmosphère, il est nécessaire qu'immédiatement au-dessous de l'appareil récepteur où on vide les eaux sales (évier pour les eaux de cuisine, vidoir pour les eaux de toilette ou de lavage, lavabos ou baignoires) la conduite d'évacuation reste toujours obturée en dehors du moment où s'écoulent les liquides qu'on veut éloigner. On ne peut obtenir une obturation hermétique avec les clapets ; l'occlusion par un siphon hydraulique est la seule efficace.

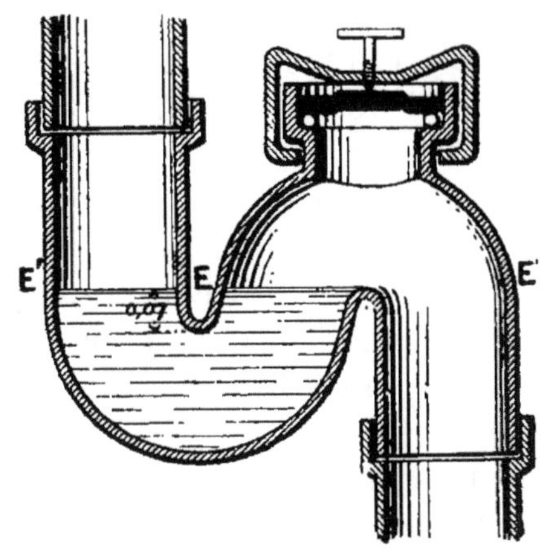

Fig. 36. — Siphon hydraulique.

Le siphon hydraulique (coupe-air belge) est constitué par

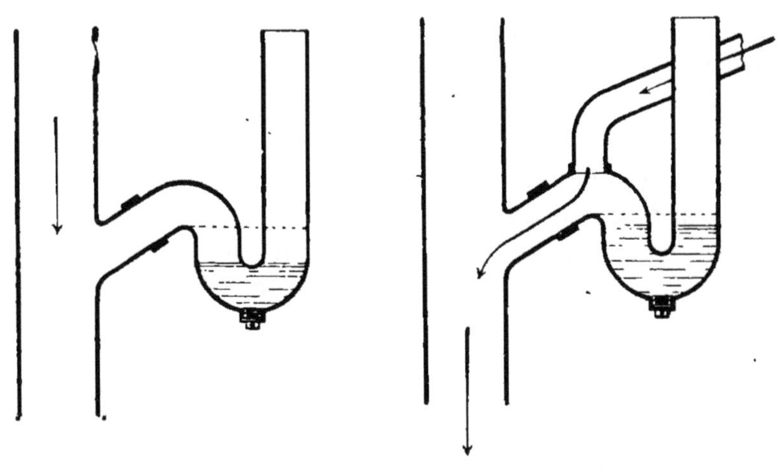
Fig. 37. Fig. 38.

un tuyau incurvé en forme d'S couchée (fig. 36). de telle sorte qu'il reste toujours dans la courbure à concavité supérieure une certaine quantité de liquide, assurant une obturation complète de l'appareil et empêchant tout refoulement gazeux vers l'intérieur de l'habitation.

Pour empêcher qu'il se produise une perte totale ou partielle de la colonne d'eau obturatrice (fig. 37), par un phénomène qu'on appelle le siphonnage, si un écoulement d'eau brusque et très abondant dans le tuyau de chute, sur lequel est branché le siphon, vient à produire une très forte aspiration, on fait communiquer la partie supérieure du siphon avec l'air extérieur au moyen d'un tuyau d'aération qui s'oppose à la production de vide dans cette portion du siphon (fig. 38).

Il ne faut jamais oublier qu'une partie des eaux sales qui traversent le siphon reste mélangée à l'eau de la colonne obturatrice et qu'il faut, après y avoir versé des eaux ménagères, y faire passer une assez grande quantité d'eau propre, afin que l'occlusion soit toujours réalisée par celle-ci.

Les figures 39 et 40 montrent les dispositions d'un évier de cuisine insalubre parce qu'il permet le refoulement dans l'habitation des gaz venant de l'égout et d'un évier salubre avec effet d'eau et siphon obturateur ventilé.

Évacuation des excréments. — Les *excréments*, urines et matières fécales, sont assurément les déchets les plus incommodants et les plus dangereux pour l'habitant, non seulement à cause des gaz méphitiques qu'ils dégagent, mais aussi à cause de la quantité innombrable de microbes qu'ils renferment et dont quelques-uns peuvent être les germes des maladies les plus graves (fièvre typhoïde, dysenterie, choléra) ; ce sont eux surtout qu'il faudrait éloigner immédiatement de l'habitation. Ce résultat n'est obtenu que là où les égouts sont disposés de façon à pouvoir recevoir les excréments. Leur évacuation rapide au moyen de fortes chasses d'eau reste impossible dans les campagnes et dans le plus grand nombre des villes, soit qu'il n'y ait pas d'égout, soit que les égouts ne puissent recevoir que les eaux ménagères et les eaux de pluie.

En pareil cas, il devient nécessaire de collecter les excréments et de les conserver, dans les conditions les moins insalubres, jusqu'à ce que leur enlèvement puisse s'effectuer.

On ne peut songer à déverser les matières dans un

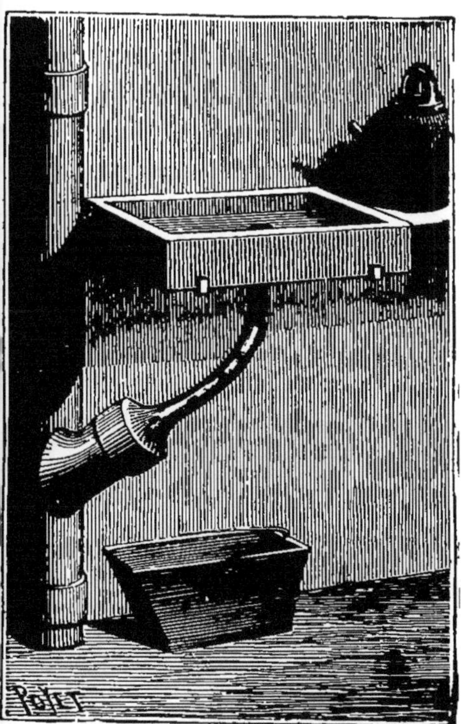

Fig. 39. — Évier insalubre.

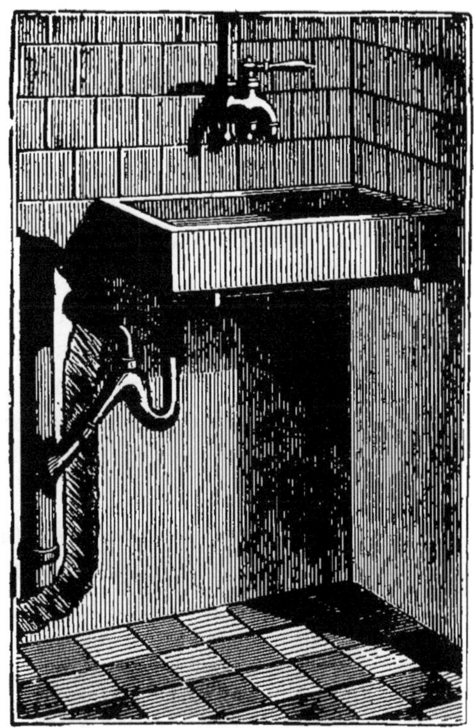

Fig. 40. — Évier salubre avec siphon hydraulique ventilé.

puisard ou puits perdu, voisin de l'habitation, où elles pénétreraient le sous-sol et le souilleraient nécessairement ainsi que la nappe des puits d'alimentation ; ni à profiter du cas où la maison serait riveraine d'un cours d'eau pour infecter celui-ci en y écoulant directement tous les excréments. Une seule solution est acceptable, bien qu'elle ne soit pas à l'abri de critiques justifiées : c'est celle qui consiste à recevoir et à conserver les excréments dans un récipient étanche, une fosse fixe ou mobile.

Fosse fixe. — La *fosse fixe* sera établie et construite suivant les principes que nous avons déjà indiqués (voir p. 192). Ses deux principaux inconvénients sont : d'abord l'énorme quantité de gaz fétides (1 100 à 1 200 mètres cubes par jour) qui s'y produit par suite de la fermentation des excréments ; puis son défaut d'étanchéité presque fatal.

Il est indispensable de ventiler la fosse d'aisances pour la débarrasser des gaz qu'elle contient (voir p. 223). La ventilation de la fosse n'a pas toujours toute l'efficacité désirable. Aussi a-t-on songé à désodoriser les matières accumulées. On peut dans ce but employer le lait de chaux ou le sulfate de fer, comme nous l'indiquons page 148.

La maçonnerie de la fosse, qui devrait toujours rester étanche, ne l'est, le plus souvent, que temporairement. Elle se fissure fréquemment du fait des tassements ; de plus l'ammoniaque, la potasse et la soude des matières fécales attaquent son revêtement, l'émiettent et rendent les parois poreuses. Il en résulte des infiltrations des liquides de la fosse au dehors et par suite une infection continue de la nappe d'eau souterraine. Dans toutes les agglomérations, où la nécessité oblige à établir des fosses fixes, l'eau des puits doit être considérée comme suspecte et ne doit pas être utilisée pour l'alimentation.

Il faut toujours faire pratiquer une visite attentive de la fosse après chaque vidange et la faire soigneusement réparer chaque fois que cela paraît nécessaire.

A côté de ces deux inconvénients majeurs des fosses fixes, il en est d'autres moins graves.

Étant données les dimensions relativement restreintes qu'on est obligé de donner à la fosse, il faut limiter parcimonieusement l'introduction d'eau dans la canalisation des cabinets. De ce fait on ne peut songer à obturer la cuvette par un siphon hydraulique ni à la nettoyer par une copieuse chasse d'eau. Comme nous le verrons plus loin (p. 214), une pareille installation décuplerait au moins le volume du contenu de la fosse et exigerait le renouvellement de la vidange dix fois plus souvent, ce qui serait par trop incommode et par trop onéreux.

La *vidange* des fosses ne s'opère généralement pas sans incommoder plus ou moins les habitants et le voisinage. Dans les grandes villes on applique des méthodes de vidange qui réduisent cet inconvénient au minimum. Le contenu de la fosse est aspiré par une pompe à travers des tuyaux et déversé dans des voitures-réservoirs métalliques bien étanches reliées à la fosse par un tuyau d'aspiration. Les odeurs fétides ne se répandent guère qu'au moment de la mise en place des tuyaux ou de leur enlèvement. De plus, les règlements municipaux n'autorisent le plus souvent la vidange que pendant la nuit.

Lorsqu'on ne peut utiliser ce matériel spécial pour la vidange, on en est réduit à faire enlever les matières avec des seaux et des pelles, après brassage. Cette opération s'accompagne fatalement d'un dégagement ininterrompu de gaz nauséabonds, d'autant que des matières ne manquent pas d'être déversées sur le sol pendant qu'on vide la fosse et pendant qu'on transporte les tonneaux. Les ouvriers qui pratiquent ce mode de vidange sont exposés à des inflammations oculaires et même à des accidents asphyxiques.

De plus, que faire des matières retirées de la fosse, si on n'en est pas débarrassé par un entrepreneur de vidanges ? La solution la moins insalubre consiste à les porter loin de l'habitation et à les mélanger dans une fosse à fumier étanche à de la terre sèche pulvérisée (la tourbe ou le tan, ayant déjà servi à traiter des peaux, peuvent remplacer la terre). L'odeur s'atténue rapidement et on obtient ainsi une poudrette qu'on peut utiliser dans les champs éloignés des maisons et des sources, mais qu'il faut bien se garder d'employer (sous peine de les souiller d'une façon dangereuse) à la fumure des terrains portant des légumes ou des fruits destinés à être mangés crus et qui s'élèvent peu au-dessus de terre.

Fosse mobile. — La *fosse mobile*, plus connue sous

le nom de tinette, est un récipient cylindrique, généralement en tôle galvanisée, d'une faible capacité (1) pour pouvoir être aisément transporté. On adapte à son orifice l'extrémité d'un tuyau d'aération allant au-dessus du toit et le chapeau mobile qui termine le tuyau de chute des cabinets. L'appareil est enfermé au rez-de-chaussée dans un local dont les parois et le sol imperméables peuvent être lavés à grande eau, et dans lequel on accède directement du dehors par une porte, de façon à ne jamais souiller l'intérieur de habitation pendant la vidange. Il faut remplacer la tinette quand elle est pleine, ce qu'indique un tuyau de trop-plein. On la ferme alors au moyen d'un couvercle avec obturateur et on l'emporte en lui substituant un récipient vide et propre.

Avec la fosse mobile la quantité d'excréments séjournant dans l'habitation est beaucoup plus faible qu'avec la fosse fixe. La vidange est plus fréquente, mais elle est à peu près inodore et il ne se fait pas d'infiltration de matières dans le sol, à la condition expresse que la surveillance soit très rigoureuse.

Si en effet la tinette n'est pas changée à temps ou si elle n'est pas maniée avec précaution au moment de la vidange, les ordures se répandent dans le local où elle séjourne et celui-ci devient plus infect qu'une fosse fixe. Comme avec cette dernière, l'eau ne peut être versée qu'en petite quantité dans les tinettes. La nécessité de faire pratiquer très fréquemment et très régulièrement l'échange des appareils, bien qu'elle soit un des avantages hygiéniques de la fosse mobile, et l'obligation d'exercer une surveillance sérieuse constituent souvent une astreinte, qui détourne bien des personnes de l'emploi des tinettes.

On peut, à la campagne seulement, adopter un genre de fosses mobiles, présentant de grands avantages et très pratique. C'est la *tinette à poudre absorbante*, qui est

(1) La capacité est proportionnelle au nombre des habitants et doit être calculée de façon que la vidange soit faite deux fois par semaine.

constituée par un récipient largement ouvert et placé immédiatement au-dessous du siège ; il n'y a ni cuvette, ni tuyau de chute, complètement inutiles ici. On déverse la poudre absorbante (terre sèche, tourbe ou cendres), immédiatement après la défécation, sur les excréments au moyen d'une pelle. Dans des appareils plus perfectionnés (fig. 41) une trémie placée au-dessus du siège laisse tomber, grâce à un déclenchement, la quantité appropriée de poudre absorbante sur les matières. Toutes les terres bien sèches et bien pulvérisées, sauf le sable pur et la chaux, peuvent être employées, à condition de verser sur les excréments cinq fois leur poids de terre ; avec la cendre il faut une quantité encore plus grande, mais avec la tourbe il suffit de 200 grammes par jour et par tête.

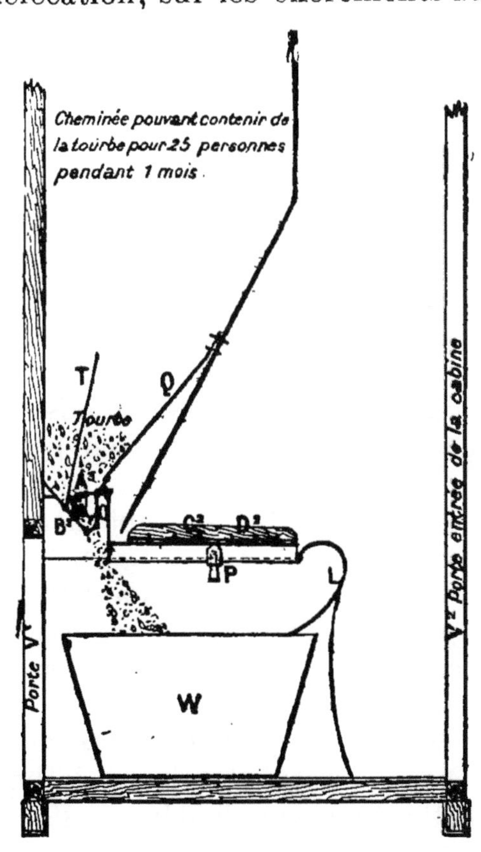

Fig. 41.

Avec ce système on n'a pas plus d'odeur qu'avec une cuvette obturée par un siphon hydraulique. La vidange peut se faire dans le local même à la pelle sans qu'il y ait de dégagement de mauvaises odeurs. Il ne faut pas déverser d'eau dans le récipient, ce qui est d'ailleurs inutile puisqu'il n'y a ni cuvette, ni tuyau de chute à nettoyer.

La tinette à poudre absorbante est très employée en Angleterre sous le nom de *earth system* (système à terre).

Elle est certainement plus propre et plus salubre que n'importe quel autre appareil à fosse mobile ou à fosse fixe et peut rendre de grands services, particulièrement dans les endroits où l'eau est rare. Malheureusement, ce système ne peut être appliqué dans les villes, car il faut pouvoir se procurer sur place la poudre absorbante nécessaire et utiliser dans le voisinage le terreau qui résulte de la vidange.

Nous répétons en terminant que partout où on ne peut diriger les excréments sur des égouts publics, il n'y a actuellement d'autre solution que de recourir aux fosses fixes ou mobiles, mais toujours étanches.

Fosse septique. — On a cru en effet pouvoir remédier aux inconvénients indéniables des fosses fixes ou mobiles, en employant des appareils destinés à retenir les parties solides des excréments et à laisser écouler la partie liquide au dehors (système diviseur), soit dans la terre environnante, soit dans un puits perdu plus éloigné, soit dans des égouts destinés simplement aux eaux ménagères et aux eaux de pluie.

On construit ainsi des appareils (*fosses septiques*) dont le principe est celui de la fosse Mouras (fig. 42), qui est encore très employée dans le sud-ouest de la France. Les récipients ne communiquent d'aucune façon avec l'air extérieur, le tuyau de chute descendant assez profondément au-dessous du niveau du liquide de la fosse ou de la tinette. Le tuyau de départ est un siphon qui plonge dans le contenu du récipient par son extrémité la plus courte (1) et qui aboutit, par son extrémité la plus longue, là où on se propose de déverser le liquide. On a même ajouté à certains récipients un ou deux compartiments supplémentaires où le liquide se clarifie par décantation.

Avec ces appareils, il s'écoule de l'orifice d'évacuation

(1) On se contente parfois de percer des orifices au haut des parois latérales d'une fosse fixe ; c'est par ces trous que s'écoule le trop-plein du liquide.

une eau assez claire et dégageant peu ou pas d'odeur. Ce système semble donc à première vue très avantageux, car avec lui il n'est plus nécessaire de ménager l'eau qui s'écoule au fur et à mesure et on peut employer de fortes chasses d'eau pour nettoyer la cuvette et le tuyau de chute des cabinets. Comme ce tuyau plonge profondément dans le liquide de la fosse, il ne peut se faire de refoulement des gaz vers les cabinets. A l'usage, on s'est, de plus, aperçu que la vidange de ces récipients n'était jamais nécessaire

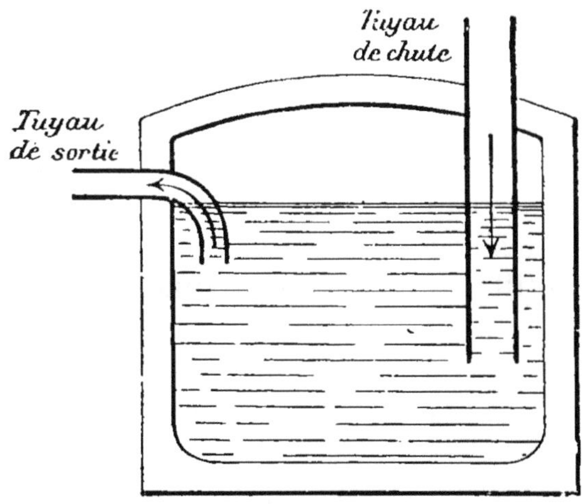

Fig. 42. — Fosse Mouras.

ou ne s'imposait qu'après plusieurs années. Aussi ce genre d'appareil, si pratique en apparence, s'est-il très répandu dans les centres où il n'existe pas d'égout pouvant recevoir les excréments, particulièrement là où le public, plus raffiné, réclame des installations de water-closet à fortes chasses d'eau.

Toutefois, une étude plus approfondie de ce système montre qu'il n'est guère moins insalubre que l'antique et malpropre puits perdu. Si en effet la vidange de l'appareil diviseur n'est presque jamais nécessaire, c'est que, dans ces récipients où l'air n'a pas accès, il se fait une fermentation microbienne qui liquéfie les matières solides. Celles-ci sont donc entraînées au dehors avec les liquides, qui peuvent se clarifier et se désodoriser dans l'appareil, mais non s'épurer, car ils conservent la majeure partie des éléments nocifs que contiennent les excréments, notamment les microbes et particulièrement les germes de certaines maladies contagieuses (fièvre typhoïde, dysenterie, choléra, entre autres).

On conçoit donc tout le danger de ces fosses septiques qui souillent le sol autour de l'habitation, la nappe d'eau souterraine la plus proche, les cours d'eau les plus voisins.

En réalité ces appareils ne réalisent que le premier stade (fermentation à l'abri de l'air et liquéfaction des matières solides) de l'épuration biologique, telle qu'elle a été appliquée en grand avec tant de succès depuis quelques années aux eaux d'égout (p. 9). Le second stade, indispensable puisque seul il réalise l'épuration, consiste à faire traverser au liquide souillé des couches bien aérées de morceaux de coke ou de scories (lits bactériens oxydants). C'est dans ces lits que, sous une influence microbienne analogue à celle que produisent dans le sol les bactéries nitrifiantes (p. 7), s'opère l'épuration de la matière organique. On a bien ajouté tout récemment à quelques modèles de fosses septiques un compartiment où le liquide traverse des lits bactériens oxydants. Mais la disposition et le fonctionnement de ces lits se sont généralement montrés tout à fait insuffisants. C'est à la mise au point de cette partie indispensable des appareils que doivent s'attacher les constructeurs, pour que l'emploi des fosses septiques puisse devenir salubre.

Cabinets d'aisances. — Il ne nous reste plus que quelques mots à dire de l'installation des *cabinets d'aisances*, suivant le mode d'évacuation des excréments dont on dispose.

Avec une installation d'égouts admettant les excréments et pouvant évacuer de grandes quantités de liquides, et dans ce cas seulement, on peut adopter une installation (fig. 44) avec forte chasse d'eau (1) balayant et entraînant

(1) Il faut une chasse d'au moins une dizaine de litres, pour que l'eau du siphon hydraulique reste suffisamment propre.

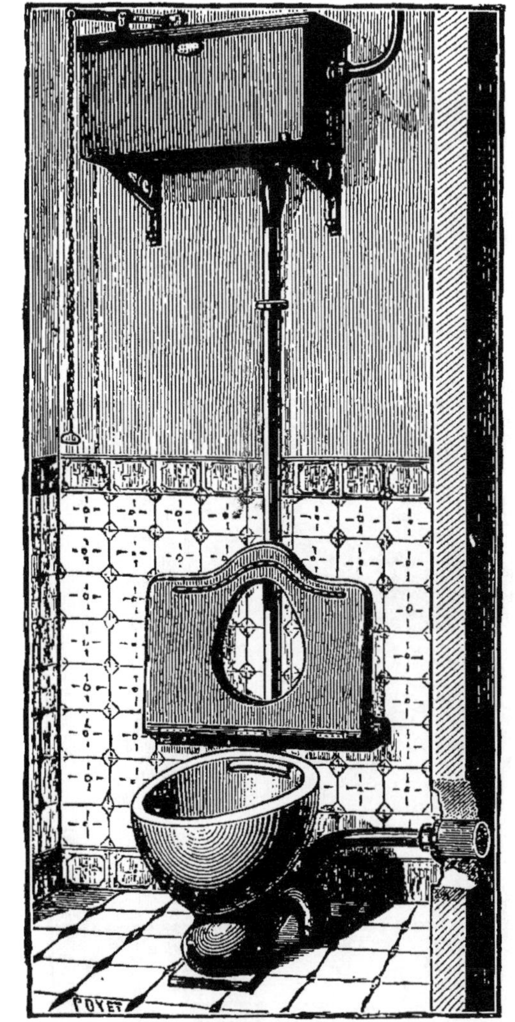

Fig. 43.

les matières déposées dans la cuvette et avec siphon hydraulique ventilé, destiné à empêcher le refoulement des gaz dans le local. Cette installation est la seule qui satisfasse complètement aux exigences de la propreté et de l'hygiène.

Le siège de bois doit être mobile pour pouvoir être relevé de façon à ne pas être sali par l'urine. Il doit être de dimensions très réduites pour qu'il faille absolument s'y asseoir et qu'on ne soit pas tenté de monter dessus, ce qui entraîne des souillures inévitables. A notre avis, il y a tout avantage à l'échancrer en avant, de façon qu'il ne puisse pas être souillé (fig. 43).

Chaque fois que les excréments ne peuvent être déversés à l'égout ou à moins d'installation de tinettes à poudre absorbante, on en est réduit au type de cabinet d'aisances (fig. 45) où l'eau de nettoyage doit être ménagée.

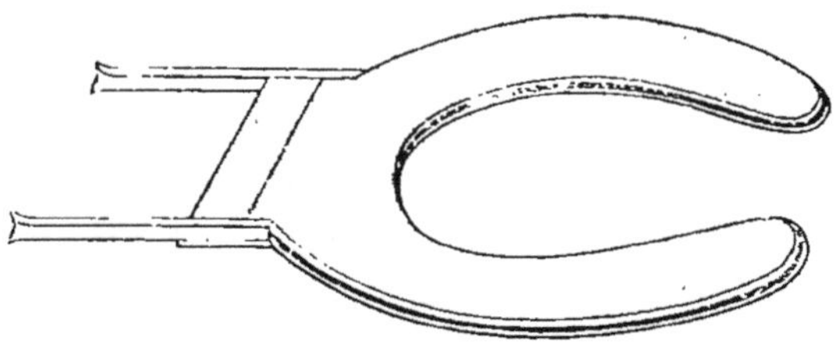

Fig. 44. — Siège échancré.

où la cuvette est munie d'une soupape, qui n'empêche qu'incomplètement l'ascension des gaz de la fosse dans le local.

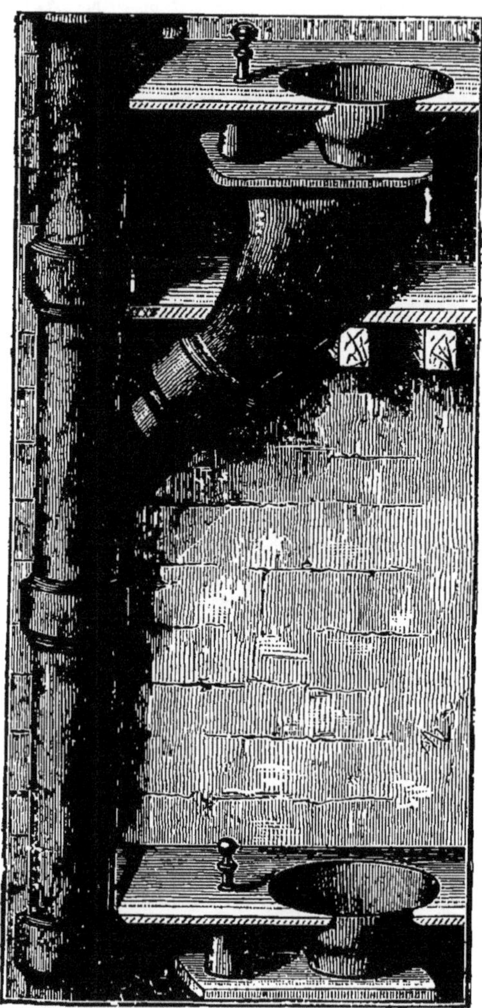

Fig. 45.

On peut améliorer cette installation en y adjoignant un réservoir d'eau, alimenté au moyen d'un robinet à flotteur et déversant automatiquement dans la cuvette l'eau du nettoyage dès qu'on soulève la soupape. On remplacera avantageusement le large siège de bois fixe par un siège mobile de dimensions très réduites et échancré en avant.

Quels que soient le mode d'évacuation dont on dispose et la quantité d'eau qu'on puisse déverser, il faudrait renoncer définitivement au cabinet à la turque (fig. 46) dans lequel il n'y a pas de siège, mais un simple orifice de dimensions toujours insuffisantes pour laisser passer la totalité des excréments qu'on y déverse. La souillure y est constante et il n'y a pas de chasse d'eau assez puissante pour en assurer le nettoyage complet. Les appareils à cuvette et à siège mobile sont les seuls qui soient compatibles avec des habitudes de propreté.

Les deux figures 47 et 48 indiquent bien les différences qui existent entre deux maisons, dont l'une de construction ancienne est insalubre, parce qu'elle est desservie par une fosse fixe, avec branchements de cabinets,

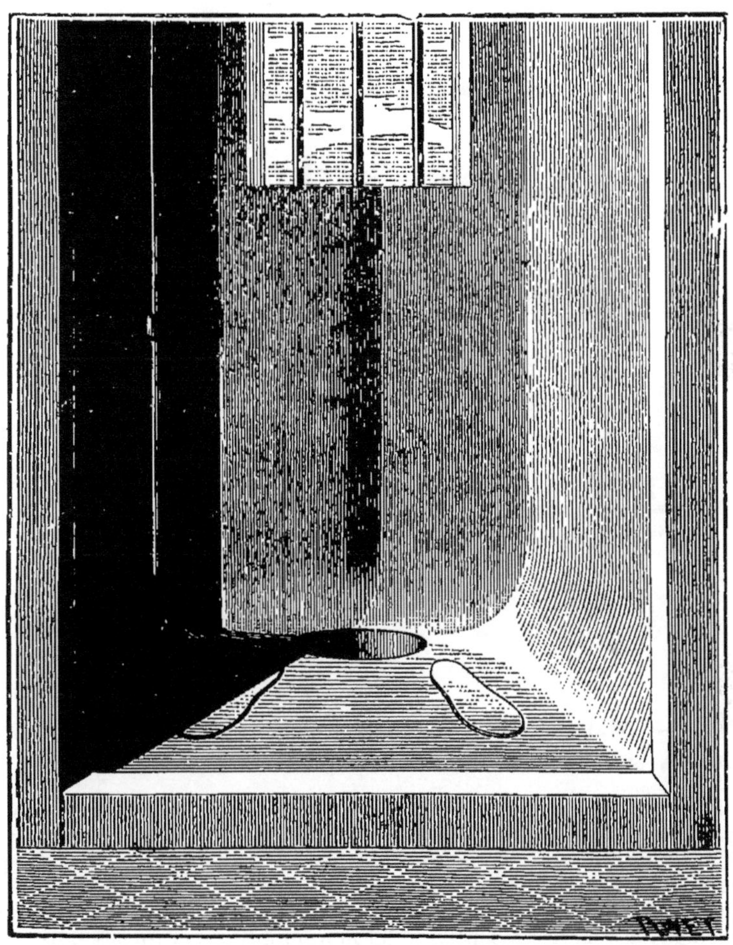

Fig. 46.

d'éviers et de vidoirs (ou plombs) non siphonnés, tandis que l'autre est assainie par l'écoulement direct à l'égout des eaux sales et des excréments, et par le fait que toutes les conduites de décharge sont munies de siphons hydrauliques ventilés.

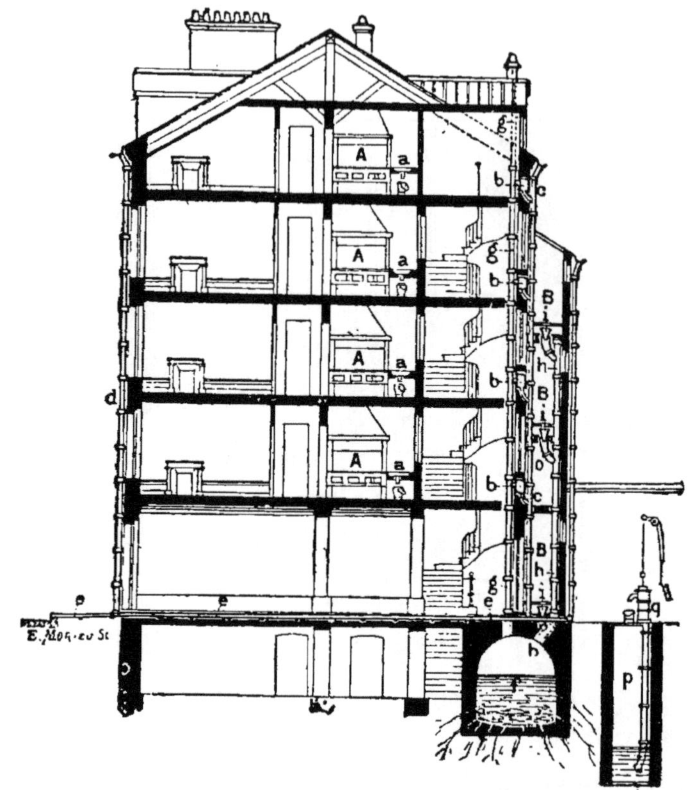

Fig. 47. — **Maison desservie par une fosse fixe, avec cabinets, plombs et éviers insalubres (A.-J. Martin et L. Masson).**

A, cuisines prenant le jour et l'air sur la cage de l'escalier; B, cabinets d'aisances communs disposés sous un appentis adossé au bâtiment. La porte d'entrée du cabinet du rez-de-chaussée a été ménagée sous le rampant de l'escalier; les deux autres cabinets, en élévation, communiquent avec le bâtiment par une baie ouverte dans la cage de l'escalier aux deux tiers de chaque étage; *a*. pierre d'évier avec récipient mobile recevant les eaux ménagères; *b*. cuvettes, dites plombs, placées sur chaque palier dans l'allège de la croisée éclairant la cage de l'escalier: *c*, descente d'eaux pluviales recevant les eaux ménagères par les plombs d'étages; *d*, descentes des eaux pluviales; *e*, gargouilles en fonte conduisant dans le ruisseau de la rue toutes les eaux pluviales et ménagères de la maison; *f*, fosse fixe; *g*, tuyau d'évent de la fosse; *h*, chute des cabinets d'aisances; *i*, cuvettes en fonte sans fermeture placées sous des sièges en bois ou en pierre; *o*, pipes en plomb raccordant les cuvettes de cabinets d'aisances avec le tuyau de chute; *p*, puits contaminé par les fuites de la fosse fixe; *q*, pompe.

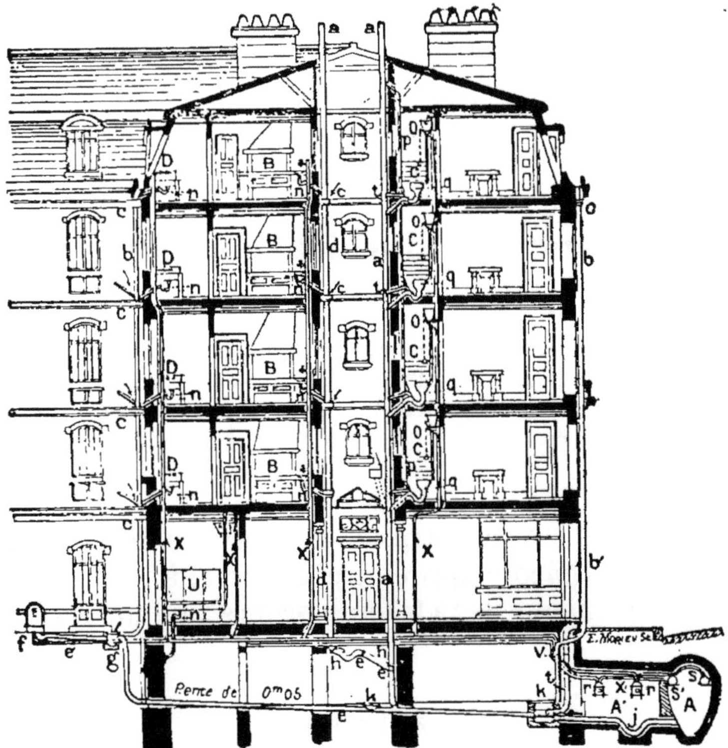

Fig. 48. — Maison assainie par l'écoulement à l'égout (A.-J. Martin et L. Masson).

A, égout public : A', branchement particulier ; B, cuisine avec robinet d'eau de source au-dessus de la pierre d'évier ; C, cabinets d'aisances ; *q*, cuvette en poterie émaillée avec siphon ; *o*, réservoir de chasse fonctionnant à la main pour le lavage de la cuvette : *a*, tuyau de chute des cabinets d'aisances, plomb de $0^{m}11$ de diamètre ; *p*, ventilation en plomb de $0^{m},94$, pour les siphons sous cuvettes de cabinets d'aisances ; *m*, prise d'air avec valve en mica pour la ventilation du tuyau de chute : D, lavabos avec robinets alimentés par l'eau de source ; tuyaux d'évacuation débouchant à l'air libre dans les cuvettes interposés sur les tuyaux de descente : U urinoirs avec revêtements en lave émaillée ; auge en poterie émaillée et à retenue d'eau ; réservoir de chasse fonctionnant automatiquement ; conduit d'évacuation débouchant à l'air libre dans un siphon de cour ou dans un regard : *n*, siphons en plomb ou en poterie avec bouchons de nettoyage ; *b*, tuyau de descente d'eaux pluviales recevant des eaux ménagères : *b'*, tuyau de descente des eaux pluviales ; *c*, cuvettes interposées sur les tuyaux de descente d'eaux : *d*, tuyau de descente d'eaux ménagères ; *e*, conduites en tuyaux de poterie vernissée : *f*, *g*, siphons de cour en poterie vernissée ; *h*, siphons en poterie vernissée, interposés entre les chutes ou descentes et la canalisation : *j*, siphon en poterie vernissée, interposé sur la canalisation entre l'égout public et la maison ; *k*, regards de visite ; *l*, prise d'air sur regards de visite ; *v*, prise d'air pour la ventilation du branchement particulier : *r*, compteurs à eau ; *s*, prise en charge sur la conduite d'eau de source ; *s'*, prise en charge sur la conduite d'eau d'Ourcq ou de rivière ; *x*, robinets d'arrêt et de vidange.

DOUZIÈME LEÇON

Hygiène de l'habitation (suite).

Ventilation. — Chauffage : cheminées; poêles à combustion vive et à combustion lente; chauffage central. — Éclairage : éclairage par la flamme; éclairage par l'incandescence. — Mobilier. — Propreté de la maison.

L'habitation est construite et installée d'une façon salubre; il faut encore apprendre à l'aérer, à la chauffer, à l'éclairer, à la meubler et à la tenir propre suivant les règles de l'hygiène.

Ventilation.

Nous avons déjà indiqué, dans la 2e leçon sur l'air, les conditions générales de l'aération hygiénique de l'habitation. Nous ajouterons simplement ici quelques notions particulières sur ce sujet.

Cheminées et poêles ventilateurs. — On a songé à utiliser des systèmes spéciaux de cheminées ou de poêles (*cheminées ou poêles ventilateurs*) pour réaliser une ventilation très active de l'habitation, en établissant une aspiration directe de l'air neuf qu'ils puisent au dehors et de l'air vicié qu'ils rejettent au-dessus des toits. La figure 49 indique le mécanisme de cette ventilation. L'air extérieur est aspiré à travers une conduite, qui prend contact avec le foyer de chaleur. Celui-ci, en échauffant l'air de la conduite, produit l'aspiration. L'air neuf, ainsi chauffé, monte à la partie supérieure de l'appareil où il trouve des orifices qui lui permettent de se répandre dans la pièce. Le tuyau de fumée est entouré d'une gaine de sortie de l'air, qui s'ouvre à sa partie inférieure et qui, par cet orifice, aspire l'air vicié et le conduit au-dessus de la toiture, où il se mêle à l'atmosphère libre. La situation de l'orifice de sortie de l'air, tout près du plancher, est très défectueuse à notre avis, l'air vicié ayant toujours tendance à s'accu-

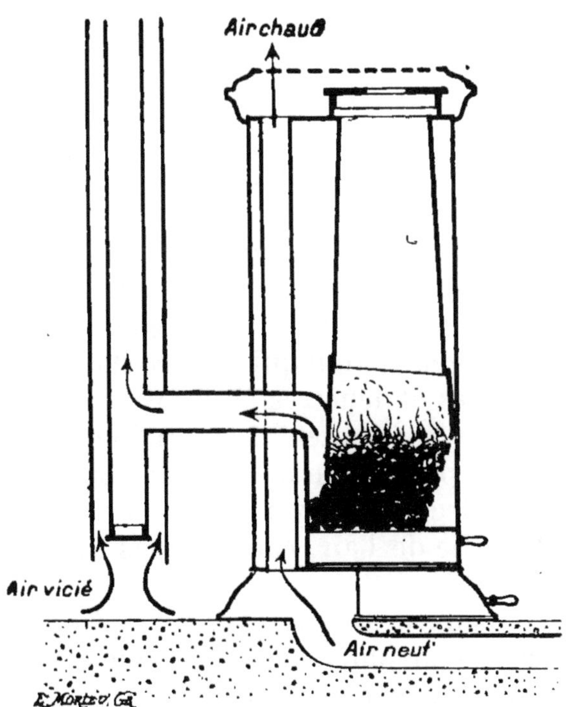

Fig. 49. — Poêle ventilateur.

muler à la partie supérieure de la pièce. A dire vrai, il serait facile de remédier à cet inconvénient en plaçant l'ouverture de la gaine de sortie de l'air près du plafond, et de substituer ainsi la ventilation ascendante à la ventilation renversée. Mais l'aspiration directe de l'air neuf par un appareil de chauffage constitue encore une méthode défectueuse à un autre point de vue. L'air de la conduite d'entrée est surchauffé au niveau du foyer de combustion, l'enveloppe métallique brûle les poussières entraînées, ce qui donne une odeur désagréable et des propriétés irritantes pour les voies respiratoires à cet air. On a pu déterminer en effet que les poussières de l'air commençaient à se décomposer au contact de surfaces de chauffe dont la température n'atteignait que 70°. Entre 76 et 80°, cette décomposition devient très marquée et s'accompagne d'un fort dégagement d'ammoniaque. De plus, l'air peut encore être souillé par le mélange des gaz toxiques du foyer, s'il se produit quelque fissure laissant communiquer celui-ci avec le tuyau d'air. La teneur en oxygène est d'ailleurs diminuée du fait de l'élévation de la température. Enfin ce mode de ventilation ne fonctionne plus dès qu'on cesse de faire du feu.

Règles pratiques de l'aération. — Il faut donc ne pas trop se laisser séduire par ces prétendus perfectionnements et, dans les conditions habituelles de l'habitation, se contenter de la ventilation qui s'opère spontanément par les joints des portes et fenêtres et le foyer de combustion, en n'annihilant pas, bien entendu, leur influence salubre par l'adjonction intempestive de bourrelets trop hermétiques, quitte à y adjoindre quelques ouvertures accessoires pour l'entrée et la sortie de l'air, comme nous l'avons indiqué plus haut (p. 48).

Dans les logements des ouvriers et surtout des indigents, bien que le cube d'air individuel se trouve en général très réduit, les dimensions du local étant le plus souvent restreintes et le nombre des occupants trop considérable, ces moyens d'aération pourraient encore ne pas être par trop insuffisants, si les habitants comprenaient qu'il est de l'intérêt de leur santé de renouveler fréquemment l'air par l'ouverture des fenêtres. Malheureusement, le désir de conserver en hiver dans le local une température élevée, en brûlant le moins de combustible possible, les conduit en général à réduire l'aération au minimum en bouchant tous les joints et en n'ouvrant plus les fenêtres.

Nous avons vu que chaque fois qu'un local ne renferme pas de foyer de combustion, dont le tuyau de fumée puisse servir à écouler au dehors l'air vicié, il faut de toute nécessité établir des orifices de sortie de l'air, sans quoi la ventilation deviendrait impossible. Cette règle est cependant fréquemment méconnue, puisqu'on voit trop souvent encore des bouches de calorifère à air chaud s'ouvrir dans des locaux où il n'a pas été prévu d'orifice d'évacuation de l'air. De toutes façons d'ailleurs, l'air introduit par un calorifère à air chaud est malsain. Il a été soumis à une température beaucoup trop élevée au contact des surfaces de chauffe et présente tous les inconvénients que nous avons signalés à propos de l'air qui a traversé un poêle ventilateur.

Avec les systèmes de chauffage par la vapeur ou l'eau chaude, il est au contraire facile de réaliser une ventilation parfaitement salubre. En disposant des orifices d'entrée de l'air munis de fermetures mobiles un peu au-dessus du plancher et des bouches de sortie (avec ventilateur Renard) au-dessous du plafond sur la paroi opposée, on obtiendra une ventilation ascendante régulière. De plus, en plaçant les radiateurs au-devant des orifices d'entrée de l'air, on portera celui-ci à une température agréable sans être trop élevée, ce qui permet d'introduire une grande quantité d'air pur, sans refroidir la pièce. Lorsque les appareils de chauffage ne fonctionneront pas, l'aération continuera à se faire, moins active il est vrai, grâce à la disposition rationnelle des ouvertures laissant pénétrer et sortir l'air.

Ventilation pour l'évacuation de vapeurs et de gaz. — La ventilation n'est pas seulement utilisée pour fournir de l'air pur aux locaux fermés, elle peut servir aussi à l'évacuation de vapeurs et de gaz incommodes ou dangereux. Dans les *cuisines*, on arrive, grâce à la chaleur du fourneau, par exemple, à provoquer un courant d'air ascendant qui évacue les vapeurs odorantes, qu'on collecte sous une hotte (fig. 50) de façon à les diriger vers un orifice de sortie qui débouche soit dans une conduite engainant le tuyau de fumée, soit dans celui-ci même.

Dans les *fosses d'aisances*, la fermentation des matières dégage une énorme quantité de gaz méphitiques. Pour les évacuer au-dessus du toit de l'habitation, afin que leur odeur ne soit pas incommodante, on installe un tuyau de ventilation (tuyau d'évent) qui, partant de l'intérieur de la fosse, s'ouvre à l'air libre au faîte de l'habitation. La température du contenu de la fosse reste élevée par suite de la fermentation, et les gaz, qui ont tendance à monter, s'évacuent généralement bien par ce tuyau. Mais quand la

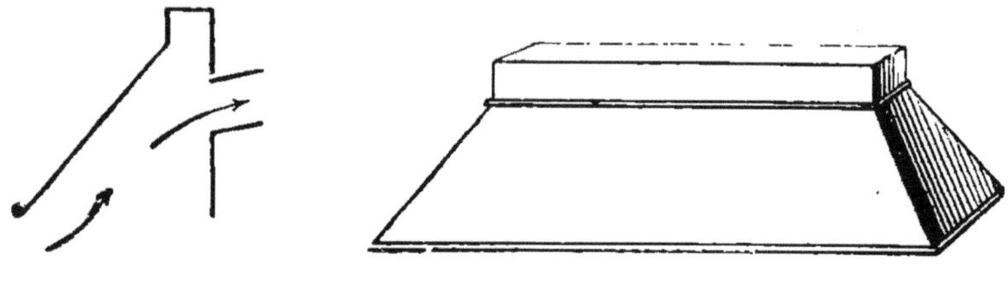

Fig. 50.

température extérieure est très chaude, ce courant peut se renverser, refoulant les gaz dans les cuvettes des cabinets, après avoir forcé l'obturation incomplète de la soupape. Pour parer à cette désagréable éventualité, il sera bon d'adosser le tuyau d'évacuation des gaz de la fosse à la cheminée d'un foyer fonctionnant toute l'année, celui de la cuisine par exemple : la chaleur dégagée par ce voisinage assurera dans le tuyau de ventilation la régularité du courant ascendant.

Chauffage.

L'organisme humain produit chaque jour une quantité de chaleur énorme, capable d'élever de 10 degrés la température de 250 litres d'eau. Une faible partie de cette chaleur est transformée en travail mécanique, tout le reste est utilisé à maintenir le corps humain à une température constante voisine de 37°. C'est assez dire combien l'homme a intérêt à lutter contre toute déperdition de chaleur; aussi, moins bien protégé physiquement que les animaux, a-t-il dû faire appel à son industrie et recourir à des moyens artificiels : le vêtement, l'habitation, pour s'abriter des intempéries de l'atmosphère.

Pour augmenter l'efficacité de la protection que lui offrait l'habitation, il a peu à peu appris à lui choisir un emplacement abrité de la pluie et des vents froids, longtemps exposé aux rayons solaires ; il a su reconnaître les qualités isolantes de certains matériaux, avec lesquels il a construit les parois extérieures de son abri ; il a donné à celles-ci l'épaisseur nécessaire pour diminuer encore l'influence réfrigérante du milieu extérieur. Obligé de ménager des orifices, pour permettre à l'air et à la lumière de pénétrer dans sa demeure, il les a fermés de châssis mobiles garnis de verre, pour laisser entrer le jour en restant maître de la quantité d'air extérieur à introduire dans l'habitation.

Dans certains pays il a dû même renforcer cette barrière contre les attaques de l'air glacé du dehors et établir des fenêtres doubles, au détriment, il est vrai, du renouvellement spontané du milieu atmosphérique intérieur.

Mais ces moyens de défense, tout précieux qu'ils soient, restent insuffisants pour assurer une température convenable et égale dans l'habitation, lorsque la température extérieure s'abaisse au-dessous d'une certaine limite. Il a fallu, pour ces cas, recourir à l'élévation de la température intérieure par le chauffage artificiel.

Le problème étant ainsi posé, il ne faut pas croire que sa solution soit simple et facile, à en juger par le temps qu'il a fallu à l'homme pour trouver des procédés de chauffage pratiques et efficaces et par les difficultés qu'on rencontre encore actuellement à établir des appareils répondant à la fois aux besoins de ceux qui les utilisent, aux moyens dont ils disposent et aux exigences de l'hygiène.

Conditions hygiéniques du chauffage. — Pour faire face à toutes les nécessités, le chauffage de l'habitation doit fonctionner sous un certain nombre de conditions de première importance.

La température doit être maintenue dans des limites favorables à la santé humaine. L'adulte robuste et bien portant n'a pas besoin d'une température très élevée ; 12° à 14° lui suffisent. Les enfants, les vieillards, les malades réclament en général une moyenne plus élevée (16° à 18°). D'une façon générale les températures extrêmes de l'habitation ne devraient pas s'élever au-dessus de 20°, ni s'abaisser au-dessous de 10°.

La température doit être uniforme dans toutes les parties de la pièce chauffée et à toute heure du jour et de la nuit. Ce problème serait réellement insoluble, étant donnés les écarts considérables que subit la température extérieure dans les vingt-quatre heures, si les réserves de chaleur qu'accumulent les murailles épaisses, construites de matériaux bien isolants, ne contribuaient pas pour une bonne part à régulariser la température intérieure.

Il faut encore que les appareils de chauffage donnent la meilleure utilisation possible du combustible, c'est-à-dire qu'ils fournissent le maximum de chaleur avec le minimum de dépense. Nous verrons plus loin que la réalisation de cette condition ne se trouve pas aisément en accord avec les exigences de l'hygiène.

Enfin il est de toute importance que le chauffage n'altère pas les qualités de l'air contenu dans la pièce, qu'à aucun moment les gaz dégagés par la combustion (acide carbonique et oxyde de carbone), ainsi que la fumée ou les poussières du foyer, ne puissent se répandre dans le local.

Combustibles. — Ce sont les *combustibles* solides : le bois, la houille, le coke, la tourbe (dans certaines contrées du Nord) qui sont le plus couramment employés dans notre pays. Le bois est assurément le plus hygiénique des combustibles. Il brûle en donnant de belles flammes dont la chaleur rayonnante exerce sur l'organisme une action stimulante et agréable. Malheureusement, à poids égal il dégage près de trois fois moins de chaleur que le coke et surtout que la houille. S'il n'est pas parfaitement sec, un quart de la chaleur qu'il dégage est utilisé à la vaporisation de l'eau qu'il renferme. On voit donc que son rendement est extrêmement minime et qu'à cause de son prix élevé il reste un combustible de luxe (sauf dans les pays de forêts).

Les houilles grasses, qui sont celles qui fournissent le

plus de chaleur, dégagent trop de fumée pour l'utilisation domestique. Les houilles maigres et le coke (qui donne un peu moins de chaleur que la houille) sont les combustibles les plus pratiques pour le chauffage de l'habitation.

La tourbe ne donne guère plus de chaleur que le bois à poids égal et dégage en brûlant une odeur désagréable. Ce ne sont donc que des raisons économiques qui l'ont fait adopter comme combustible dans certains pays.

Le charbon de bois, qui dégage beaucoup d'oxyde de carbone, ne doit être employé qu'à la cuisine.

Dans les grandes villes, où le gaz d'éclairage est distribué par des services publics, on l'utilise de plus en plus comme combustible, malgré son prix élevé. Certains avantages qu'il présente expliquent cette vogue. Si sa combustion est bien assurée, il brûle sans produire ni cendres, ni suie, ni fumée. La mise en train des appareils de chauffage par le gaz est immédiate et n'exige aucune manipulation préalable; leur fonctionnement ne réclame aucune surveillance, tant que le gaz reste allumé ; la combustion est instantanément portée à son maximum; l'extinction des feux ne demande que le temps de fermer un robinet. Mais le gaz présente de graves inconvénients : il forme avec l'air un mélange explosible des plus redoutable; il est toxique par suite de la forte proportion d'oxyde de carbone qu'il renferme; en brûlant, il dégage des gaz dangereux. Il faut à notre avis le proscrire impitoyablement des chambres à coucher et de toutes les pièces dans lesquelles le séjour est prolongé. En revanche, on l'emploiera utilement comme combustible dans les locaux où il est nécessaire d'élever promptement la température pour peu de temps (cabinets de toilette, chambre de bains) ou d'obtenir la préparation rapide de certains aliments (cuisine).

Les combustibles liquides sont employés quelquefois au chauffage des locaux de faible étendue. Le pétrole a l'inconvénient de dégager trop souvent une odeur désagréable. Quant à l'alcool, il donne un rendement de chaleur trop faible. Les appareils dans lesquels on utilise les combustibles liquides ont été généralement mal compris au point de vue hygiénique; nous en reparlerons plus loin.

Passons maintenant en revue les divers appareils utilisés pour le chauffage de l'habitation.

Cheminée ordinaire. — Le plus répandu, sans conteste, est la *cheminée* ordinaire. Ici la chaleur émise est surtout rayonnante et par suite très agréable et très saine. De plus nous avons déjà vu que la cheminée constituait un appareil très actif de ventilation de la pièce. Mais la perte de chaleur avec ce mode de chauffage est énorme. Le foyer ouvert ne renvoie dans le local à chauffer que le quart environ de la chaleur rayonnée fournie par le combustible; le reste est entraîné par le tuyau de fumée et reste inutilisé. De plus, le rendement en chaleur rayonnée ne représente lui-même que la moitié de la chaleur totale dégagée par la houille ou le coke et le quart seulement de celle donnée par le bois. En résumé, la cheminée ordinaire n'utilise qu'un huitième de la chaleur produite par la houille ou le coke et un seizième de celle que donne le bois. Encore ces chiffres ne sont-ils exacts que pour les cheminées du type courant qu'on construit actuellement. Les vastes cheminées des anciennes demeures ne permettaient guère à la chaleur de rayonner dans la pièce; elle était presque entièrement entraînée au dehors et il fallait s'installer sur des sièges placés dans l'intérieur même de la cheminée pour bénéficier réellement du feu.

Cheminée à la prussienne. — Les *cheminées* dites « *à la prussienne* » ou « cheminées-poêles » donnent une utilisation sensiblement plus complète et plus économique du combustible.

La chaleur est donc fournie non seulement par le rayonnement du foyer, mais encore par les parois de la caisse et du tuyau de tôle, sur toute sa hauteur. Ce mode de chauffage peut rendre de grands services dans les habitations modestes, où l'on ne se laissera pas arrêter par le défaut d'esthétique du tuyau apparent. Mais il faut avoir bien soin d'isoler convenablement la caisse du plancher et ne pas se contenter de l'interposition d'une simple plaque de tôle, très insuffisante pour écarter tout danger d'incendie. De plus on fera placer à l'intérieur de la caisse un foyer en terre réfractaire, qui continuera à donner de la chaleur encore quelque temps après que le feu sera éteint et empêchera l'enveloppe métallique extérieure, en s'échauffant trop fortement, de brûler les poussières de

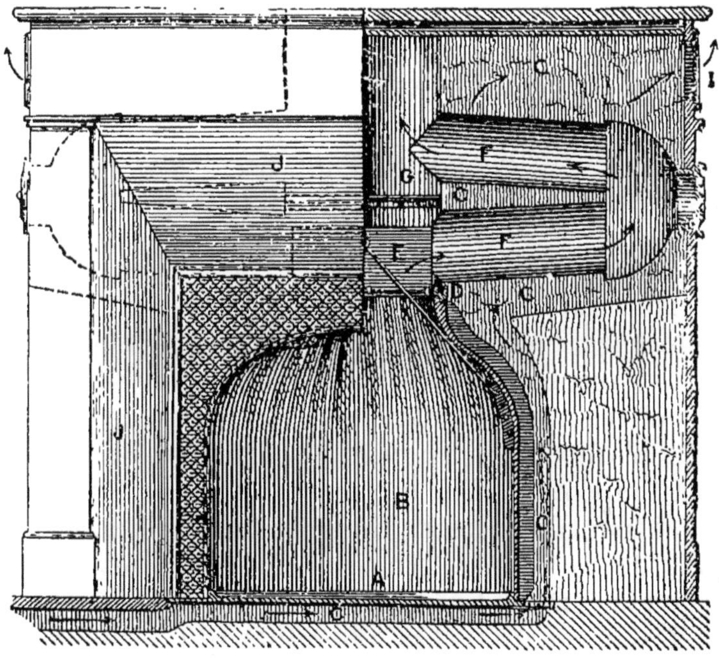

Fig. 51.

l'atmosphère qui viennent en contact avec elle et de répandre cette odeur âcre et désagréable qui est la conséquence de cette combustion.

Cheminées ventilatrices.— On construit des *cheminées ventilatrices* établies d'après les principes que nous avons déjà indiqués à propos de l'aération des locaux (p. 220) et donnant beaucoup plus de chaleur que les cheminées ordinaires, parce qu'elles utilisent à la fois la chaleur du foyer et celle qui est fournie par les parois de l'âtre et d'une étendue plus ou moins grande du tuyau de fumée. L'air extérieur est amené par une conduite dans une gaine qui forme manchon autour du foyer et du départ du tuyau de fumée et où il s'échauffe, pour passer ensuite dans la pièce à travers des bouches de chaleur ouvertes sous la tablette de la cheminée (appareil Joly, fig. 51), soit des deux côtés de la cheminée (appareil Fondet). Nous avons indiqué déjà les inconvénients de ce dispositif pour la ventilation de la pièce; on peut les atténuer en pratiquant au haut de la pièce une ouverture pour la sortie de l'air vicié. A cette condition, les cheminées ventilatrices sont avantageuses, surtout dans les pièces vastes, où un chauffage plus intensif s'impose, tandis que les défectuosités de l'aération restent plus atténuées du fait même de l'étendue de leur cube d'air.

En terminant ce que nous nous proposions de dire sur les cheminées, nous devons ajouter quelques mots à propos d'un grave inconvénient, qu'elles présentent plus souvent que les autres appareils de chauffage : cel i de *fumer*. Ce n'est pas d'ailleurs la pénétration de la fumée dans un local et la petite incommodité qui en résulte pour les habitants qui constituent le danger, mais bien la présence des gaz toxiques de la combustion qui sont refoulés en même temps que la fumée et mettent en danger la santé et parfois la vie des occupants. Une cheminée qui fume est donc dangereuse et il ne faut pas hésiter à faire remédier immédiatement au mauvais fonctionnement de cet appareil.

Enfin les gaz de combustion et la fumée peuvent pénétrer dans une pièce par sa cheminée, sans qu'il y ait de feu.

C'est qu'alors il existe une communication accidentelle ou non entre la cheminée de la pièce et le tuyau d'une cheminée voisine, où on fait du feu à ce moment. Il s'est ainsi produit assez fréquemment des accidents mortels d'asphyxie. Aussi les règlements de police interdisent-ils qu'un tuyau de fumée desserve plus d'un foyer.

Poêles. — Les *poêles* sont des appareils bien plus économiques que les cheminées ordinaires, puisqu'ils utilisent jusqu'à 70 et même 90 p. 100 de la chaleur dégagée, tandis que celles-ci ne donnent qu'un rendement de 6 à 12 p. 100. L'orifice du foyer étant très réduit, l'air, qui pénètre dans un poêle, représente à peu près la quantité nécessaire à la combustion et non plus cet énorme courant d'air qui s'engouffre dans une cheminée et emporte la plus grande partie de la chaleur dégagée. De plus, l'appareil étant généralement placé tout entier dans la pièce à une certaine distance de toute paroi, dégage de la chaleur par toutes ses faces et même par le tuyau de fumée, qui traverse souvent une partie du local. Mais lorsque les poêles brûlent on ne voit pas la flamme dont le rayonnement lumineux procure une chaleur si saine et si agréable. De plus, ils ne produisent pas un appel d'air comparable à celui des cheminées et par suite constituent des agents beaucoup moins actifs de ventilation. Les constructeurs placent généralement sur le parcours du tuyau une clef destinée à modérer le tirage en cas de besoin. Cette disposition est défectueuse, car il peut y avoir refoulement d'oxyde de carbone dans la pièce chauffée, lorsque le tuyau de fumée est plus ou moins complètement obturé par cette clef. Mieux vaut régler le tirage uniquement par la porte à coulisse. Leur disposition intérieure et leur valeur hygiénique varient beaucoup suivant que les poêles fonctionnent à combustion vive ou à combustion lente.

Poêles à combustion vive. — Les *poêles à combustion vive* utilisent jusqu'à 75 p. 100 de la chaleur dégagée.

Les poêles à parois métalliques s'échauffent très vite ; ce sont ceux qui fournissent le plus de chaleur ; mais dès qu'ils sont éteints ils se refroidissent rapidement. De plus, si on pousse trop le feu, les parois sont portées au rouge et les habitants ressentent une sensation de malaise que l'on attribue soit au passage d'oxyde de carbone à travers la fonte rougie, soit à la calcination des poussières, soit à la dessiccation de l'air.

Les poêles en faïence, à cause des qualités isolantes de leurs parois, conservent de la chaleur et en dégagent longtemps encore après qu'ils ont été éteints. En revanche, ils donnent près de moitié moins de chaleur que les poêles métalliques, ils sont longs à s'échauffer et parfois se fissurent sous l'action du feu, ce qui peut laisser passer dans le local des gaz de combustion.

En construisant des poêles à double enveloppe, l'intérieure métallique, l'extérieure en faïence, on combine les avantages de l'un et l'autre revêtements, tout en diminuant leurs inconvénients respectifs. Il est bon de laisser une mince couche d'air entre les deux enveloppes. De plus, il vaut mieux disposer dans la partie métallique un foyer en terre réfractaire, ce qui empêchera la fonte d'être portée à une température trop élevée. Le double revêtement met complètement à l'abri du passage de gaz toxiques.

Poêles ventilateurs. — Les poêles ventilateurs, dont nous avons déjà décrit le fonctionnement (p. 220), produisent une ventilation défectueuse, mais donnent un rendement de chaleur très élevé (jusqu'à 80 p. 100 de la chaleur produite). Quelques-uns de ces poêles sont construits de façon à emprunter l'air destiné à être chauffé, non plus à l'extérieur, mais à l'atmosphère même de la pièce ; leur fonctionnement augmente donc encore l'impureté de l'air déjà vicié du local.

Cheminées et poêles à gaz. — Les cheminées et les poêles à gaz sont à circulation d'air ; ils sont établis suivant les mêmes principes que les appareils ventilateurs et sont passibles des mêmes critiques. Ils utilisent de 60 à 80 p. 100 de la chaleur dégagée. Nous avons indiqué plus haut qu'il nous paraissait préférable de ne pas placer ces appareils dans des pièces dans lesquelles le séjour est prolongé, à cause de la toxicité du gaz et de ses produits de combustion.

On construit aussi de petits poêles mobiles à gaz, qui fonctionnent sans tuyau de fumée. Ces appareils sont absolument insalubres, car ils produisent dans le local où ils brûlent une accumulation d'acide carbonique et probablement aussi d'oxyde de carbone, qui peut provoquer des accidents aigus ou chroniques d'asphyxie. Il en est de même de quelques appareils de chauffage au pétrole ou à l'alcool (poêles ou tables chauffantes), que l'on construit sans conduite de dégagement pour les gaz de combustion.

Poêles mobiles à combustion lente.— Il nous faut maintenant aborder la question des *poêles à combustion lente* (poêles mobiles, poêles américains). Ces appareils sont établis de façon à donner le maximum de chaleur avec le minimum de dépens de combustible. La plupart des modèles peuvent être déplacés d'une cheminée à l'autre pour chauffer successivement plusieurs pièces du même appartement.

Ces poêles donnent un résultat remarquablement économique, puisqu'ils utilisent jusqu'à 90 p. 100 de la chaleur dégagée. De plus, ils fonctionnent automatiquement, sans exiger de surveillance : il suffit de renouveler le combustible toutes les douze, ou même toutes les vingt-quatre heures seulement.

De pareils avantages expliquent suffisamment la vogue toujours croissante des poêles à combustion lente, malgré les dangers certains qu'ils font courir à ceux qui les emploient. Passons donc en revue les tares hygiéniques qu'ils présentent.

Leur tirage réduit n'assure qu'un apport d'air de 4 mètres cubes par kilogramme de combustible, alors que 9 mètres cubes suffiraient à peine à transformer tout le carbone en acide carbonique. Il en résulte une surproduction d'oxyde de carbone d'autant plus dangereuse que, le tirage étant réduit, les refoulements des gaz de combustion à l'intérieur de l'habitation se produisent aisément. C'est le cas surtout lorsqu'on déplace ces poêles et qu'on les adapte à une cheminée qui n'est pas encore échauffée ; la température de celle-ci étant inférieure à celle de la pièce. il s'établit un tirage renversé, jusqu'au moment où la température du contenu du tuyau de fumée s'est élevée suffisamment. Plus rarement, il est vrai, par suite de fissures de la maçonnerie de la cheminée, les gaz toxiques provenant des poêles à combustion lente peuvent pénétrer dans des tuyaux de fumée voisins et se répandre à des étages plus élevés et dans des pièces éloignées, où ils déterminent des asphyxies à distance, dont l'origine est parfois impossible à établir.

Malgré tout, les poêles à combustion lente sont aujourd'hui si répandus, qu'on ne parviendrait pas à décider le public à y renoncer. Mieux vaut lui indiquer les précautions à prendre pour en réduire les dangers au minimum.

A notre avis, il faut complètement renoncer à déplacer ces appareils d'une cheminée à l'autre et ne les fixer qu'à une cheminée dont le tirage se sera toujours montré énergique et régulier. Les poêles à combustion lente ne doivent être installés, ni dans les chambres à coucher, ni dans les cabinets de toilette adjacents. On aura toujours soin de fermer pour la nuit les portes des chambres à coucher communiquant avec une pièce où fonctionne un appareil de ce genre. Ce mode de chauffage n'est applicable aux pièces où on séjourne une bonne partie de la journée qu'à la condition que la ventilation y soit assurée par des orifices constamment et directement ouverts à l'air libre.

On peut placer à poste fixe dans le vestibule de l'habitation un poêle à combustion lente, dont le tuyau de fumée traversera de bas en haut toute la cage de l'escalier. Celle-ci se trouvera ainsi économiquement chauffée, sans grand inconvénient pour les habitants, car c'est en général la partie la mieux ventilée de la maison.

Au moment d'allumer un poêle à combustion lente, on s'assure que la cheminée attenante a un tirage suffisant en y brûlant du papier, jusqu'à ce que la flamme et la fumée montent bien vers le tuyau. Si cela ne suffit pas, on fait une flambée dans la cheminée. Quand le poêle vient d'être allumé, on laisse l'orifice de réglage largement ouvert pendant un certain temps, pour bien assurer le tirage. Ce n'est qu'après avoir pris cette précaution qu'on peut diminuer convenablement l'entrée de l'air. La cheminée ou le tuyau desservant le poêle doivent être munis d'appareils indiquant constamment le sens dans lequel s'effectue le tirage. Il ne doit pas y avoir de clef sur le tuyau de fumée, car il est dangereux de régler le tirage autrement qu'au moyen de l'orifice d'admission de l'air. Après chaque renouvellement du combustible, il faut s'assurer que l'orifice de chargement est hermétiquement fermé et ventiler largement le local, pour en chasser les gaz de combustion qui auront pu s'y répandre pendant cette opération.

Lorsque, malgré toutes ces précautions, il se fait des refoulements persistants, par les grands vents par exemple, il ne faut pas hésiter à éteindre le poêle.

Chauffage électrique. — Nous en aurons terminé avec tous les modes de chauffage local, c'est-à-dire où le foyer est dans la pièce même qu'il s'agit de chauffer, lorsque nous aurons dit quelques mots du *chauffage électrique*, encore peu répandu chez nous, mais qui a des applications assez nombreuses en Angleterre, en Amérique et en Allemagne.

Dans un circuit électrique, il se fait un dégagement de chaleur proportionnel à la diminution de tension que subit le courant à travers le circuit. Si donc on diminue dans un circuit métallique le diamètre du fil sur une certaine longueur, cette portion amincie s'échauffe et peut transmettre sa chaleur à des plaques de fonte sur lesquelles il est appliqué. On construit ainsi des plaques murales chauffantes et des poêles électriques (fig. 52 et 53).

Chauffage central. — Lorsqu'il n'y a qu'un foyer de chaleur destiné au chauffage de toute l'habitation et qu'il est placé en dehors des locaux dont on se propose d'élever la température, on dit que le chauffage est *central*. Pour le réaliser, on emploie des appareils qui distribuent la chaleur au moyen de l'air, de l'eau ou de la vapeur d'eau élevés à une haute température. La source de chaleur est placée dans le bas de la maison, généralement dans les caves ; des conduites en partent pour répartir dans toute l'habitation le gaz ou l'eau destinée à transporter le calorique. Lorsqu'on emploie l'air chaud, il est déversé par des bouches de chaleur dans l'atmosphère des pièces auquel il se mélange ; tandis que l'eau ou la vapeur d'eau restent enfermés dans les conduites et n'agissent sur l'air des

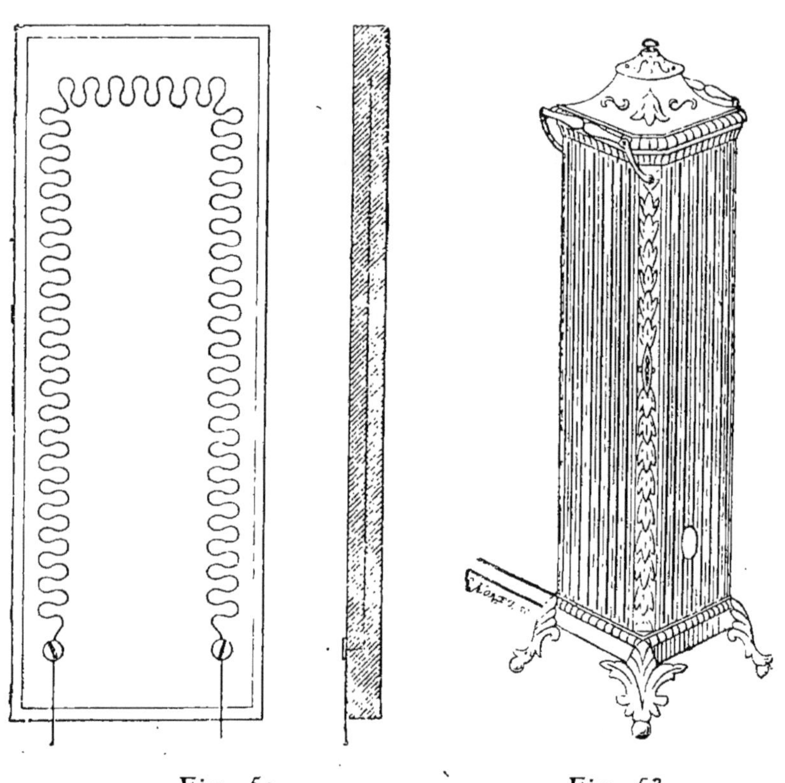

Fig. 52. Fig. 53.

locaux que par l'intermédiaire de surfaces de chauffe rayonnantes, disposées dans chaque pièce.

Le chauffage central présente des avantages nombreux ; il réalise une notable économie de combustible, utilise bien la chaleur produite, la répartit assez également dans toutes les parties de l'habitation et ne salit plus les pièces de poussières de combustible, de cendres ou de fumée comme le font les appareils à chauffage local. Mais les trois modes de chauffage central ont une valeur hygiénique bien différente.

Calorifère à air chaud. — Bien que le chauffage central à air chaud soit encore le plus répandu, il n'en est pas moins insalubre.

L'air chauffé a l'inconvénient de fournir très peu de chaleur si on n'a soin de le porter à une température très élevée. On est donc amené à distribuer de l'air qui a été surchauffé au niveau du foyer, où par conséquent il s'est desséché et surtout a pris cette odeur âcre et désagréable que lui communique la combustion des poussières au contact des surfaces de chauffe. A cette première cause d'altération de l'atmosphère de l'habitation vient quelquefois s'en ajouter une seconde, beaucoup plus dangereuse.

Les calorifères à air chaud sont en effet établis de façon qu'une colonne d'air venant de l'extérieur et montant ensuite aux appartements s'échauffe au contact du foyer. Il y a donc deux circulations de gaz voisines et indépendantes, celle de la fumée et des gaz de combustion d'une part et celle de l'air de l'autre. Mais s'il se fait des fissures dans le tuyau de fumée ou dans l'appareil de chauffe même, les gaz de combustion peuvent pénétrer dans la conduite d'air et être entraînés dans les locaux à chauffer, au plus grand dommage de leurs habitants.

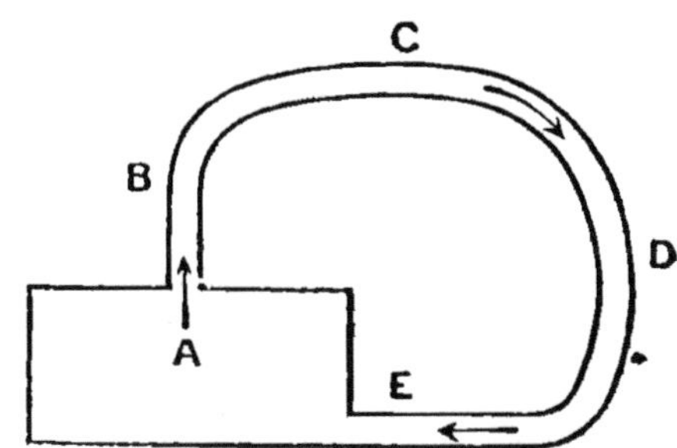

Fig. 54. — Thermosiphon : A, récipient dans lequel l'eau s'échauffe. — B, C, D, E, conduite dans laquelle l'eau chaude refoule l'eau plus froide.

Chauffage par l'eau chaude. — Le chauffage par circulation d'eau chaude est bien plus hygiénique. Le principe utilisé pour faire monter l'eau chaude aux différentes hauteurs de l'habitation est celui du thermosiphon (fig. 54), mais les appareils sont dispendieux et réclament une installation très soignée, de sorte que le chauffage de l'habitation par l'eau chaude n'est réellement avantageux que dans les endroits où on peut disposer de sources dont l'eau est naturellement à une température élevée.

Chauffage à la vapeur d'eau. — Le chauffage central

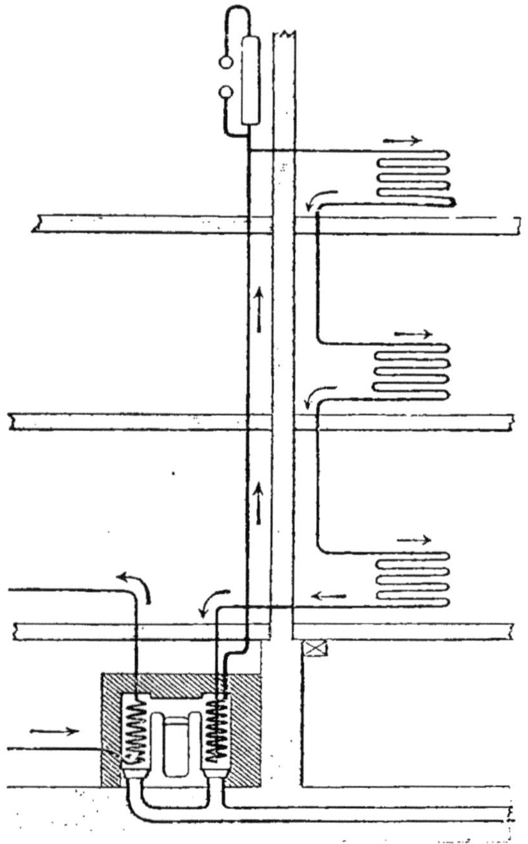

Fig. 55. — Chauffage à vapeur à double canalisation.

à la vapeur d'eau constitue le moyen de beaucoup le plus hygiénique d'obtenir une température régulière dans l'habitation. C'est le seul qui permette une ventilation ascendante rationnelle. Au point de vue du chauffage proprement dit, les avantages ne sont pas moindres. A poids égal, la vapeur d'eau, lorsqu'elle se condense, donne

20 fois plus de chaleur que l'air à 100°, et 5 fois plus que l'eau à 100°. La vapeur d'eau circule beaucoup plus rapidement à faible pression que l'eau chaude, de sorte qu'on peut se contenter d'une canalisation de petit calibre. Enfin c'est un chauffage très économique, puisqu'avec un kilogramme de houille on obtient 7 à 8 kilogrammes de vapeur d'eau. Malheureusement, les frais de première installation sont élevés.

Dans les habitations privées on n'emploie que la vapeur à basse pression, qui n'expose à aucune explosion et ne

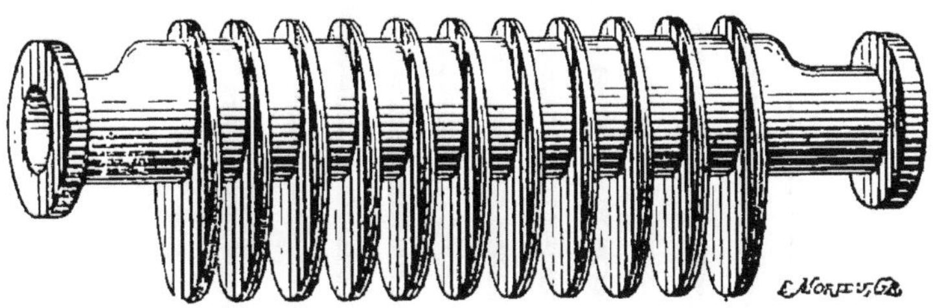

Fig. 56.

réclame ni surveillance, ni manipulation compliquée, tout en pouvant porter la chaleur jusqu'à 100 mètres du générateur.

L'appareil comprend toujours une chaudière (générateur de vapeur) et une canalisation qui distribue la chaleur aux surfaces de chauffe (fig. 55).

Ces surfaces de chauffe placées dans les appartements peuvent être simplement des tuyaux munis d'ailettes ou de disques excentrés (fig. 56), afin d'obtenir un rayonnement convenable à la chaleur.

On emploie surtout des *radiateurs* formés par le groupement d'une série de tubes en U renversés, dans lesquels circule la vapeur (fig. 57).

Règles pratiques du chauffage. — Nous terminerons ce chapitre par quelques conseils sur la répartition hygiénique du chauffage dans l'habitation.

Il est sain de coucher dans une pièce où la température

ne soit pas trop élevée. Il faut donc aussi rarement que possible faire du feu dans les chambres à coucher ou les chauffer directement. Au contraire, il importe de chauffer fortement le vestibule et la cage de l'escalier, qui constituent la grande cheminée d'aération de l'habitation et, par suite, contribuent le plus à la refroidir. Les autres pièces ne doivent être chauffées que modérément. Il ne faut toutefois pas tomber dans l'excès contraire. Certaines personnes

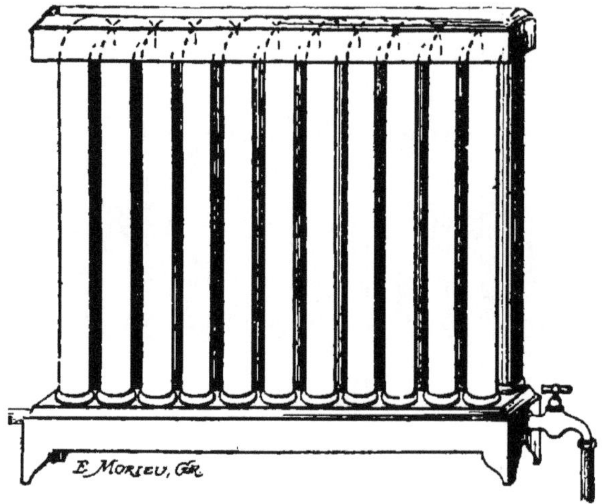

Fig. 57.

croient qu'en se couvrant outre mesure elles peuvent vivre sans inconvénients dans des pièces glacées. Cette pratique expose aux rhumes et bronchites, par inhalation d'air trop froid.

Chaque fois que ce sera possible, on n'hésitera pas à faire les frais d'une installation de chauffage à la vapeur à basse pression. Mais même dans ce cas nous préférerions qu'on conservât uniquement des cheminées dans les chambres à coucher. Pour y maintenir de 12 à 16°, il ne serait pas nécessaire d'y allumer très souvent du feu, mais quand on le ferait on procurerait aux occupants à la fois l'agrément d'une douce élévation de température, les bienfaits d'une aération active, et le plaisir de la vue des flammes, satisfaction que ne peut donner aucun autre moyen de chauffage.

Lorsqu'on ne peut chauffer l'habitation par la vapeur, on installera dans le vestibule un poêle à combustion vive de dimensions suffisantes pour bien chauffer toute la cage de l'escalier ; s'il y a nécessité économique, on pourra le remplacer par un poêle à combustion lente, laissé à demeure, en observant rigoureusement les précautions que nous avons indiquées à ce sujet. Dans les chambres il y aura des cheminées (à la prussienne, dans un but d'économie pour les installations les plus modestes), où on fera du feu très rarement; car le chauffage de l'escalier, dans les maisons qui ne sont pas très vastes, assure le plus souvent une température suffisante dans les chambres à coucher.

Les pièces de réunion seront chauffées par des cheminées ou, si l'on désire brûler moins de combustible, par un poêle à double enveloppe (faïence et métal) et à combustion vive.

Éclairage.

Il est facile de laisser pénétrer dans l'habitation la lumière solaire en perçant des orifices dans ses parois extérieures. Cet éclairage naturel a de plus l'avantage d'exercer sur l'organisme humain une influence salutaire, car, si l'on en croit un proverbe italien, « le médecin entre là où les rayons du soleil ne pénètrent pas ».

Mais lorsque le soleil a disparu de l'horizon, il faut se passer de lumière ou créer un éclairage artificiel en plaçant des foyers lumineux dans l'habitation.

Conditions hygiéniques de l'éclairage de l'habitation. — Pour satisfaire à l'hygiène, l'éclairage de l'habitation doit remplir un certain nombre de conditions que nous allons énumérer. Il ne doit ni être nuisible pour l'organe de la vision, ni faire subir de modifications fâcheuses à l'atmosphère intérieure.

Les qualités de l'éclairage nécessaires au bon fonctionnement de la vue sont les suivantes : la lumière doit être suffisamment intense, uniforme, bien orientée pour ne produire ni éblouissement, ni ombres gênantes, constante et fixe.

Pour ne pas produire de transformation nuisible de l'atmosphère de l'habitation, l'éclairage ne doit ni trop l'échauffer, ni en altérer la composition.

Éclairage naturel. — Les rayons solaires peuvent donner l'éclairage naturel soit par leur action directe, soit en se diffusant sur les couches atmosphériques. La lumière diffuse est incontestablement beaucoup plus favorable aux organes de la vision que la lumière directe. Si dans l'habitation on est souvent obligé de se protéger contre cette dernière, on ne saurait y admettre trop largement la première.

Nous avons déjà noté la hauteur maxima à donner à l'habitation par rapport aux dimensions des espaces libres qui l'entourent, pour obtenir un éclairage naturel suffisant; nous avons indiqué les dimensions et les dispositions à donner aux fenêtres pour atteindre ce but (p. 189 et 190). Nous ne reviendrons pas sur ces questions. Nous ajouterons simplement que la qualité du verre des vitres a aussi son importance, car la quantité de lumière qu'elles interceptent peut varier, suivant leur fabrication, de 13 à 53 p. 100. De plus, les corps opaques que contient une pièce absorbent une quantité considérable des rayons lumineux qui y pénètrent. Mais cette perte est d'autant plus réduite que ces corps sont d'une teinte plus claire. Si un mur tendu de papier brun retient 87 p. 100 de la lumière qu'il reçoit, il n'en absorbe que 20 p. 100 lorsqu'il est peint en blanc. Une boiserie de sapin lisse réfléchit la moitié des rayons lumineux qui la frappent.

Pour que la lumière reste uniforme et fixe dans les locaux réservés au travail, il ne faut pas qu'il y ait large pénétration des rayons de la lumière solaire, sinon leur quantité varierait énormément et rapidement suivant la pureté du ciel. Dans ces conditions, l'éclairement d'une pièce pourrait devenir 40 fois moindre par un jour de pluie que par un beau soleil.

La lumière diffuse au contraire assure un éclairage doux, uniforme, se répandant partout avec une intensité à peu près égale, ne déterminant que des ombres à peine sensibles et par suite laissant aux images toute leur netteté. L'orientation des fenêtres rigoureusement au nord donne bien un éclairage exclusif par la lumière diffuse, mais il est souvent trop faible, et les pièces ainsi exposées sont difficiles à chauffer dans les climats un peu froids. Aussi préfère-t-on en général pour les salles de travail l'exposition des fenêtres au nord-est ou au nord-ouest, qui donne plus de jour, plus de chaleur, tout en conservant la prépondérance à la lumière diffuse.

L'orientation de la lumière doit être telle qu'on ne reçoive pas les rayons solaires directement dans les yeux, car il en résulterait des éblouissements. On peut protéger du soleil l'intérieur de l'habitation par divers moyens. Les persiennes, trop opaques, ont l'inconvénient d'arrêter une trop grande quantité de lumière diffuse pour le travail. Les jalousies et les stores, qui se replient en haut des fenêtres, interdisent la pénétration de la lumière diffuse la plus intense, celle qui vient du zénith. Les rideaux translucides et facilement lavables conviennent mieux; les tissus de coton laissent passer plus de rayons lumineux éclairants que les toiles de lin ou de chanvre. La lumière diffuse elle-même ne doit pas parvenir de face sur les travailleurs, ce qui fatigue la vue, mais bien latéralement des deux côtés ou d'un seul. L'éclairage bilatéral est le plus intense, mais l'entre-croisement des rayons lumineux et des ombres nuit à la netteté des images; tandis que l'éclairage unilatéral accentue bien les détails, à la condition qu'il soit dirigé de façon à ne pas projeter d'ombres gênantes. L'éclairage unilatéral gauche et légèrement antérieur semble donc le plus favorable, car avec lui les objets placés devant le travaill ur ne sont obscurcis ni par son ombre, ni par celle de sa main droite.

Nous avons déjà indiqué que les sources lumineuses ne devaient ni trop échauffer l'air de l'habitation, ni en altérer la composition. Avec l'éclairage naturel, les rayons solaires seuls peuvent par leur chaleur devenir incommodants. Il sera aisé de s'en protéger par des persiennes, des jalousies ou des rideaux appropriés. Mais la lumière solaire, qu'elle soit directe ou diffuse, ne détermine jamais de modification fâcheuse de la composition de l'air; les rayons directs surtout ont au contraire une influence essentiellement salubre sur le milieu intérieur, ce sont les meilleurs agents de l'épuration microbienne de l'atmosphère. A ce titre on doit les laisser entrer largement dans les pièces de l'habitation, surtout dans les chambres à coucher et les salles de réunion. Dans les locaux réservés au travail, on utilisera aussi leur influence salubre, mais seulement aux heures où ces pièces resteront inoccupées.

Éclairage artificiel. — L'éclairage artificiel est dû à la combustion de différents corps. Avant de passer en revue ces divers combustibles, nous devons dire quelques mots de la façon dont se produit la lumière artificielle.

Celle-ci est obtenue avec ou sans flamme. L'éclairage par la flamme, le seul connu jusqu'à ces temps derniers, est donné par un gaz combustible ou un corps qui en s'échauffant dégage des gaz qui s'enflamment. Mais comment cette flamme est-elle éclairante? Ce n'est pas du fait des gaz eux-mêmes, car la flamme de l'hydrogène pur est presque obscure. L'éclat de la flamme est dû à ce que les gaz de la combustion entraînent avec eux des corpuscules solides de carbone qui sont portés à l'incandescence. Plus elle contiendra de ces corpuscules, plus la lumière sera éclatante.

Dans ces derniers temps, la notion plus exacte de la façon dont se produit l'éclat de la flamme par la combustion de corpuscules solides a conduit à réaliser un éclairage sans flamme visible en portant à une haute température des corps fixes ne donnant pas de produits combustibles volatils, mais simplement portés au rouge, tels le carbone, les oxydes de terres rares servant à la fabrication des manchons Auer. C'est ainsi qu'on a créé l'éclairage par incandescence.

Matières éclairant par la flamme. — Passons d'abord en revue les différents moyens de s'éclairer par une flamme. Le *suif*, la *cire*, la *stéarine* fondus par la chaleur, les *huiles végétales* ou *minérales*, montent par capillarité le long des fibres de la mèche jusqu'au niveau de la flamme dont la chaleur leur fait subir une décomposition analogue à celle de la distillation sèche, et les transforme d'une façon continue en gaz combustibles. Ces gaz, chauffés à une température élevée, brûlent avec flamme dans l'oxygène de l'air. En somme, une bougie, une lampe à huile ou à pétrole réalisent d'une façon très simple les principales opérations d'une usine à gaz.

La distillation du pétrole à des températures de plus en plus élevées donne successivement comme résultat trois ordres de produits : les essences ou benzines, le pétrole lampant et les huiles lourdes. Ces dernières ne peuvent être utilisées pour l'éclairage.

Les *essences* sont très inflammables et font facilement explosion, bien que dans notre pays le commerce ne doive pas en livrer qui prenne feu au-dessous de 25°. Les lampes à flamme qui consomment de l'essence peuvent donc être d'une manipulation dangereuse.

Le *pétrole lampant*, qui est vendu en France, ne s'enflamme pas au-dessous de 35°. Il donne un éclairage économique, très répandu, mais peut encore faire explosion. Lorsque les mèches sont mal réglées, les lampes donnent une fumée malodorante.

Nous avons déjà indiqué à propos du chauffage les dangers que peut présenter l'usage du *gaz d'éclairage* : il est toxique par suite de la forte proportion d'oxyde de carbone qu'il contient ; il forme avec l'air un mélange détonant redoutable. Il faut donc en prévenir soigneusement les fuites. Mais l'emploi du gaz a apporté une sérieuse amélioration dans l'éclairage de l'habitation, en fournissant des sources lumineuses d'une intensité autrement puissante que les lampes portatives à huile végétale ou minérale, d'autant que les appareils se sont rapidement perfectionnés. Au début la flamme du gaz brûlait à l'air libre (bec papillon), puis on a obtenu la même intensité lumineuse avec 16 p. 100 d'économie de combustible en construisant des becs où le gaz arrive par une couronne cylindrique percée de trous et admettant un courant d'air à son centre pour activer la combustion. Enfin les becs à récupération, avec admission d'air chaud, ont réalisé, pour la même intensité d'éclairage, l'énorme économie de combustible de 75 p. 100.

L'*acétylène*, obtenu en faisant agir l'eau sur le carbure de calcium, a marqué un progrès nouveau dans l'éclairage par la flamme. Moins toxique que le gaz de houille, il fait plus aisément explosion lorsqu'il est mélangé à l'air; il est vrai qu'une fuite d'acétylène ne peut guère passer inaperçue à cause de l'odeur alliacée pénétrante de ce gaz. A intensité lumineuse égale, il ne brûle que 7 à 8 litres, alors que le bec papillon consomme 120 litres de gaz d'éclairage, le bec à courant d'air central 100 litres et le bec récupérateur 31lit,5. L'acétylène donne une belle flamme blanche, éclairant dix-sept fois plus que le bec papillon et quatre fois plus que le bec à récupération. Dans les locaux fermés où il brûle, il échauffe l'air d'une façon insignifiante, près de trois fois moins que le pétrole, près de six fois moins qu'un bec de gaz ordinaire. La flamme de l'acétylène donne beaucoup moins de vapeur d'eau et d'acide carbonique et brûle moitié moins d'oxygène que le gaz; elle dégage beaucoup moins de produits insalubres de combustion que les lampes à huile végétale ou minérale, que les bougies de stéarine, qui produisent beaucoup d'acide carbonique.

En somme, grâce à l'acétylène, l'éclairage à la flamme est devenu à la fois économique et hygiénique; car l'intensité de sa lumière est considérable et les modifications qu'il fait subir à l'atmosphère de l'habitation (échauffement et viciation de l'air) sont insignifiantes, comparées surtout aux résultats que donnent les autres produits qui sont utilisés pour l'éclairage par la flamme.

Malheureusement, on ne peut user du gaz acétylène qu'en le fabriquant chez soi en grande quantité. Le commerce en effet ne peut le livrer liquéfié dans des récipients, comme l'acide carbonique; car alors un simple choc suffit pour provoquer une explosion. On a essayé de déterminer une production d'acétylène dans des lampes portatives, mais les résultats obtenus jusqu'ici n'ont pas été pratiques, les appareils dégageant souvent une odeur désagréable et n'étant pas à l'abri de toute explosion.

On ne peut donc user de l'éclairage à l'acétylène qu'en le fabriquant au moyen d'un appareil à gazomètre générateur. Il faut avoir bien soin de placer le générateur en dehors et à une certaine distance de l'habitation, de ne jamais y pénétrer avec de la lumière ni du feu, d'éviter les pressions trop considérables dans le gazomètre, pour ne pas provoquer d'explosion.

Appareils à incandescence. — Les appareils à incandescence ont apporté des améliorations à la fois pratiques et hygiéniques dans l'éclairage de l'habitation. Les *becs à incandescence du type Auer*, appliqués à l'éclairage par le gaz, l'alcool, le pétrole ou l'essence minérale, donnent une intensité lumineuse en même temps qu'une économie bien plus considérables que ce que l'on obtient avec la flamme que donnent ces différents produits.

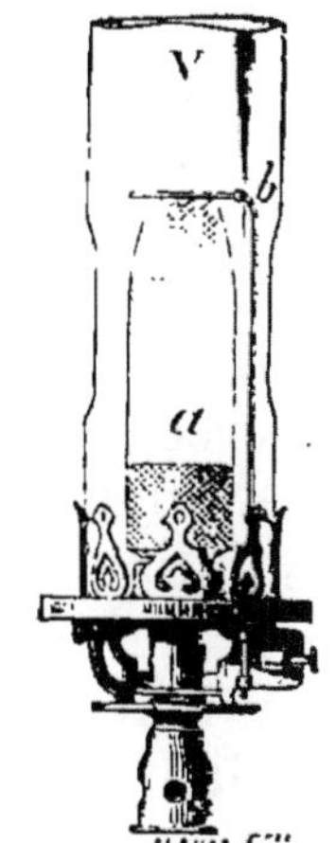

Fig. 58.

Dans ces appareils un brûleur Bunsen porte à l'incandescence un manchon conique (fig. 58), fait d'un tissu renfermant des oxydes de terres rares (oxyde de thorium, additionné d'oxyde de cérium). Ces particules solides extrêmement divisées et portées à l'incandescence fournissent une lumière éclatante.

Avec l'*électricité*, on obtient l'incandescence au niveau

d'un point de résistance placé sur le trajet d'un circuit électrique; on sait que ce point devient le siège d'une élévation considérable de température, accompagnée de phénomènes lumineux.

Dans la lampe à incandescence, ce point de résistance est constitué par un fil très fin de cellulose carbonisé ou métallique à l'abri de l'air et enfermé au centre d'une ampoule de verre, où on a fait le vide pour que ce fil ne soit pas rapidement détruit par la combustion.

Dans les lampes à arc, c'est une mince couche d'air (l'air est mauvais conducteur de l'électricité), interposée entre l'extrémité de deux bouts de charbon formant les deux pôles, qui devient le point de résistance. Ici l'arc lumineux est constitué par des particules de carbone incandescent transportées du pôle positif au pôle négatif. Un régulateur maintient une distance constante entre les extrémités des charbons ; c'est de son bon fonctionnement que dépend la fixité de la lumière.

Conditions hygiéniques de l'éclairage artificiel. — Nous avons déjà indiqué les conditions hygiéniques que doit remplir l'éclairage naturel. Elles restent les mêmes pour l'éclairage artificiel : intensité suffisante, constance et fixité de la lumière, disposition des foyers lumineux de façon qu'ils ne fatiguent pas la vue et ne produisent pas d'ombres gênantes, intégrité de l'atmosphère de l'habitation, qui ne doit être ni trop échauffée par les sources lumineuses, ni altérée par les produits de combustion.

L'éclairage par l'incandescence satisfait à toutes ces conditions. Le bec Auer n° 2 assure une intensité lumineuse près de cinq fois et demie plus forte que celle du bec papillon (égale à celle de la lampe Carcel à huile), en brûlant un peu moins de gaz. Le bec B. B. donne une lumière trois fois plus forte que le bec papillon et consomme trois fois moins de gaz que lui.

En brûlant la même quantité de pétrole, un bec à incandescence donne une lumière deux fois plus forte qu'une lampe à flamme.

Seul l'éclairage à flamme par l'acétylène supporte victorieusement la comparaison avec l'éclairage à incandescence, puisque, à lumière égale, l'acétylène brûle un volume inférieur à la quantité de gaz nécessaire pour alimenter un bec B. B. (8 litres au lieu de $12^{lit},5$).

L'éclairage électrique donne une lumière d'un éclat incomparable. On peut faire varier l'éclairage suivant les besoins en augmentant ou en diminuant le nombre des lampes. Cet éclairage s'adapte donc très bien à l'habitation. Chaque lampe à incandescence fournit généralement une intensité lumineuse de 8 à 20 bougies.

Les lampes à arc donnent une lumière très économique, mais ses foyers, qui sont d'une grande intensité, ne peuvent trouver leur place à l'intérieur de l'habitation privée.

La nature des rayons que dégagent les sources lumineuses a une certaine importance sur l'hygiène de la vue. On convient généralement que les rayons dits chimiques (bleus et surtout violets) fatiguent la vue, tandis que les rayons jaunes et rouges lui sont favorables. A ce compte, la meilleure lumière pour le travail serait celle de la lampe à huile ; les lumières du gaz, du pétrole, viendraient ensuite ; la lumière des lampes à incandescence contient sensiblement moins de rayons rouges ; enfin l'acétylène et surtout les lampes à arc donnent une lumière où prédominent les rayons violets et qui par conséquent serait le moins favorable aux organes de la vision. Il est à remarquer que l'éclairage par l'incandescence ou par l'acétylène compense dans une certaine mesure cet inconvénient au point de vue de l'hygiène de la vue par l'intensité plus grande de sa lumière et par le dégagement moindre de chaleur de ses foyers.

L'éclairage à incandescence donne une lumière fixe et constante, sauf parfois les lampes à arc si leurs régulateurs ne fonctionnent pas bien. La lumière des flammes éclairantes qui brûlent à l'air libre a peu de fixité ; on y remédie en les enfermant dans un verre de lampe.

La présence de sources lumineuses dans le champ du regard peut déterminer des éblouissements et fatiguer la vue. On dissimule sous des abat-jour les foyers peu élevés. Mais lorsqu'ils sont au-dessus de la tête des personnes on est obligé de les enfermer dans des globes en verre dépoli, qui font perdre de 30 à 60 p. 100 de la lumière. On emploie encore le verre holophane, qui retient moins de lumière, mais laisse voir par transparence l'éclat, affaibli il est vrai, de la source lumineuse.

Il est très important avec l'éclairage artificiel de tenir compte de la formation des ombres, car celles-ci peuvent entraîner par contraste une diminution de l'éclairement variant de 20 à 75 p. 100.

Pour bien faire, dans les salles de travail il faudrait placer une source lumineuse à gauche et un peu en avant de chaque personne, car ce que nous avons dit plus haut de la valeur de l'éclairage naturel unilatéral gauche pour le travail reste encore vrai ici.

Cette question de l'éclairage des tables de travail est très importante, car il est certain qu'un éclairage insuffisant favorise le développement de la myopie. Mais dans la pratique il est souvent difficile de pouvoir disposer d'un nombre suffisant d'appareils d'éclairage pour satisfaire à ces conditions.

Nous avons vu que les sources lumineuses, pour rester salubres, ne devaient ni dégager trop de chaleur, ni vicier l'air de l'habitation.

Un bec de gaz à flamme et à courant d'air central dégage beaucoup trop de chaleur (cinq fois plus qu'un bec Auer à intensité lumineuse égale) ; il faut donc proscrire les becs de gaz à flamme de l'habitation. En donnant autant de lumière, les becs à incandescence par le gaz ou l'alcool ne dégagent que le tiers, ceux au pétrole que les deux cinquièmes de la chaleur que produit une lampe à pétrole à flamme ou une lampe à huile. La flamme de l'acétylène, il est vrai, donne encore moins de chaleur que la lumière des becs de gaz à incandescence. Quant à l'éclairage électrique, on peut dire que pratiquement il ne dégage pas de chaleur.

La chaleur rayonnante que fournissent les sources lumineuses peut provoquer des maux de tête, de la fatigue de la vue chez les personnes qui travaillent trop près des appareils d'éclairage. On est arrivé à déterminer la distance à laquelle il faut maintenir ceux-ci pour que leur chaleur rayonnante ne les incommode pas. Cette distance est d'environ 60 centimètres pour la lampe à huile, le bec Auer à gaz ou la lampe à incandescence à alcool, de 90 centimètres pour la lampe à incandescence à pétrole, de près d'un mètre pour la lampe à pétrole à flamme de 20 lignes et pour le bec de gaz à flamme à courant d'air central.

Les modifications de l'atmosphère intérieure produites par les sources lumineuses sont très différentes suivant le mode d'éclairage. On a établi qu'une bougie stéarique consomme à peu près autant d'oxygène et dégage autant d'acide carbonique qu'un homme.

Une lampe à huile produit autant d'acide carbonique que trois hommes, un bec de gaz à flamme et à courant d'air central ou une lampe à pétrole en donnent autant que cinq hommes.

La lampe électrique à incandescence, ne donnant lieu à aucune combustion, ne dégage dans l'air aucun produit gazeux ; avec les lampes à arc, on obtient une quantité absolument négligeable d'acide carbonique. Les appareils à incandescence, produisant le plus souvent une combustion complète et brûlant une quantité de combustible bien moindre, modifient beaucoup moins la composition de l'air de l'habitation que l'éclairage par la flamme. Il faut faire exception cependant pour l'acétylène, qui consomme moitié moins d'oxygène que le gaz et produit beaucoup moins de vapeur d'eau et d'acide carbonique en brûlant.

En résumé, on voit que l'éclairage de l'habitation par les lampes électriques à incandescence est certainement le plus hygiénique. Les divers becs à incandescence, brûlant du gaz, de l'alcool, de l'essence minérale ou du pétrole (1), doivent être classés immédiatement après, ainsi que l'acétylène qui est le meilleur mode d'éclairage partout où il n'y a pas de service public d'électricité ou de gaz de houille. Enfin les lampes ordinaires à huile ou à pétrole, bien que donnant une lumière moins intense, sont encore bien suffisantes pour les intérieurs modestes, car il ne faut pas s'exagérer l'importance des modifications qu'elles font subir à l'air des pièces où elles brûlent. Par contre, il nous paraît indiqué de proscrire de l'habitation les appareils à gaz éclairant par la flamme. Ils dégagent surtout trop de chaleur; il est d'ailleurs bien facile de les remplacer par des becs à incandescence.

Mobilier.

Le mobilier n'est hygiénique qu'à la condition qu'on puisse le maintenir continuellement dans un état de propreté absolue. C'est principalement dans les chambres à coucher qu'il ne faut placer que les meubles indispensables au confort. Ils seront tous en métal ou en bois verni, peint ou laqué, de façon à pouvoir être nettoyés chaque jour avec un linge humide.

Le lit sera de préférence en fer ou en cuivre, muni d'un sommier entièrement métallique. Il n'est pas sain de coucher sur un lit trop mou, il vaut mieux qu'il soit un peu dur. La literie comprendra donc un seul matelas épais en laine, une couverture de laine, une couverture de coton, un couvre-pied plat, dit américain, et des draps de toile; on peut naturellement faire varier le nombre des couvertures suivant les goûts de chacun; mais dans une habitation convenablement chauffée, il est inutile de se couvrir à l'excès.

(1) Les appareils à incandescence qui brûlent de l'alcool, de l'essence minérale ou du pétrole ne sont pas introduits dans le commerce depuis assez longtemps pour qu'il soit possible de porter actuellement un jugement définitif sur leur valeur pratique.

Un guéridon placé à la tête du lit remplace la table de nuit, toujours difficile à désodoriser. Le vase de nuit reste sous la table de toilette.

Les chaises et le fauteuil seront cannés. Si on préfère un fauteuil rembourré, on le recouvrira d'une housse, qu'on changera fréquemment. La table et l'armoire seront en bois uni verni, peint ou laqué. Le dessus des meubles élevés est difficile à nettoyer; aussi les poussières s'y accumulent-elles. Il vaudrait donc mieux, chaque fois que cela sera possible, remplacer l'armoire par une commode, et pendre les vêtements dans un placard dissimulé dans une paroi.

Les tentures, les rideaux, les tapis cloués, véritables réserves de poussières, seront supprimés. On garnira simplement la partie inférieure des fenêtres de petits rideaux (brise-bise) en toile ou en mousseline, très souvent renouvelés. En cas de besoin, on y ajoutera des rideaux clairs en coton, s'ouvrant en s'écartant latéralement.

Mieux vaut ne placer sur les planchers que le petit tapis mobile, dit descente de lit. Les personnes qui ne peuvent se passer de tapis y ajouteront une carpette qu'on peut enlever, secouer et battre chaque jour.

Le cabinet de toilette renferme la table de toilette et les ustensiles de toilette. On construit actuellement des tables de toilette en marbre, en grès vernissé ou en lave, qui sont très bien comprises, à la condition de ne pas être munies d'un coffre en bois pour les ustensiles accessoires, car l'intérieur de ce coffre n'est pas toujours facile à nettoyer et il est fréquemment souillé par les eaux de toilette. On peut établir à bon compte une table de toilette parfaitement hygiénique. Il suffit d'entourer une grande table de bois de rideaux légers, faciles à laver et à changer, dissimulant les accessoires (bidet, seau de toilette, bain de pieds, vase de nuit). On recouvre cette table d'une plaque de marbre blanc ou d'une toile cirée sur laquelle sont posés la cuvette, le broc et la garniture. Un tub, un grand broc en métal et une chaise cannée complètent ce mobilier. Il est très commode de munir chaque cabinet de toilette d'un poste d'eau avec vidoir en fonte émaillée ou en grès vernissé à tuyau siphonné; on a ainsi de l'eau propre à volonté et on évacue immédiatement les eaux de toilette. On peut supprimer alors le seau de toilette qui dégage parfois des odeurs désagréables, surtout s'il est en métal. On construit aussi des tables de toilette très hygiéniques dont la cuvette se déverse directement dans un tuyau siphonné.

Propreté de la maison. — Le nettoyage de l'habitation doit avoir pour but d'enlever les souillures et de supprimer les poussières déposées sur le sol, les parois et les meubles. Le balayage à sec, le brossage et l'époussetage n'aboutissent qu'à soulever les poussières et à les déplacer, sans les chasser de l'intérieur de l'habitation. On construit des petites balayeuses mécaniques qui emmagasinent les poussières recueillies; un manche en bois actionne une brosse rotative qui rejette la poussière dans un récipient métallique : celui-ci est vidé après le balayage. Mais ces balayeuses ont le défaut de ne pouvoir pénétrer dans les angles, où s'accumule le plus de poussière.

On pratique très hygiéniquement le nettoyage des tapis et des tentures au moyen d'appareils (*vacuum cleaner*) dans lesquels le vide est produit mécaniquement et qui aspirent toutes les poussières contenues dans les mailles des tissus. Ces poussières sont ensuite détruites par le feu ; c'est la solution la plus pratique.

Les planchers seront fréquemment lavés ; chaque jour ils seront nettoyés avec un linge humide ou de la sciure de bois légèrement humectée d'eau. Les nettoyages à grande eau ne peuvent être pratiqués quotidiennement que dans les pièces dont le sol est recouvert d'un carrelage.

Tous les meubles doivent être essuyés chaque jour au linge humide. Le dessus des meubles élevés (armoires ou buffets) devrait être soigneusement nettoyé au moins une fois par semaine, ce qui est très difficile à obtenir. Il faut veiller avec soin également au nettoyage du plancher sous ces meubles.

Les couvertures de lit emmagasinent autant de poussière

que les rideaux et les tentures, si l'on ne prend pas la précaution de les secouer et de les battre chaque jour hors de l'habitation. Le matelas et le couvre-pied doivent être fréquemment exposés à l'air.

On doit quotidiennement détruire ou éloigner de l'habitation : les détritus de cuisine, dont la putréfaction rapide dégage des odeurs et des gaz insalubres ; les poussières qui renferment fréquemment des microbes dangereux, notamment celui de la tuberculose ; enfin les cendres des foyers. Ces déchets représentent annuellement une masse d'environ 135 kilogrammes par tête.

Il faut avoir soin de recueillir chaque jour toutes les *ordures ménagères* dans un récipient étanche et facile à nettoyer, une boîte en tôle galvanisée par exemple, au lieu de les abandonner au voisinage de la maison sur le sol, sur un tas de fumier ou dans la rue, comme cela se pratique à la campagne ou dans les petites villes. On les enlèvera avant qu'elles soient entrées en putréfaction et on les éloignera de l'habitation pour les déposer en un point éloigné de l'agglomération où elles pourront être détruites ou utilisées comme engrais. On pourrait sans doute brûler ces ordures dans le fourneau de cuisine. De fait, les cuisinières parisiennes font avec les cendres et les ordures ménagères humectées d'eau une « pâtée » qu'elles placent sur le charbon dans le fourneau allumé ; elles agissent d'ailleurs ainsi beaucoup plus pour économiser le combustible que dans un but de salubrité. Mais le volume des ordures ménagères est généralement trop considérable pour qu'on puisse en détruire ainsi la totalité.

Dans les villes bien administrées au point de vue de l'hygiène, un service public recueille chaque jour le contenu des boîtes à ordures dans des voitures, qui transportent ces déchets hors de la ville où ils sont détruits ou utilisés comme engrais. Mais ces précautions restent illusoires partout où on tolère que les chiffonniers répandent à terre le contenu des boîtes à ordures pour y faire leurs prélèvements.

Annexe I

Ecoles de garçons. — Section maritime (Programme spécial).

PREMIERS SOINS A DONNER AUX MALADES ET AUX BLESSÉS. — SECOURS AUX NOYÉS ET AUX ASPHYXIÉS. — TRANSPORT DES BLESSÉS.

Soins à donner en cas d'urgence.

Les personnes qui assistent à un accident, et qui sont à même de donner aux blessés, aux noyés ou aux asphyxiés les premiers soins, les soins d'urgence, doivent être bien pénétrées tout d'abord de cette idée, c'est que le médecin peut seul donner les soins nécessaires et les adapter aux différents cas. Il faudra donc se borner au *strict minimum*, en attendant le médecin, qu'on devra toujours faire venir en grande hâte.

Il importe plus de savoir ce qu'il ne faut pas faire de crainte de nuire aux blessés, plutôt que ce qu'il faut faire. Il arrive souvent que, par suite du manque des notions élémentaires indispensables, malgré toute la bonne volonté qu'elles déploient, certaines personnes compromettent la vie des accidentés auxquels elles portent secours.

Nous indiquerons donc surtout, dans ces quelques lignes, *ce qu'il ne faut pas faire* dans les premiers moments qui suivent un accident.

Hémorragies.—Ne mettre ni amadou, ni arnica, ni toiles d'araignées, ni perchlorure de fer, ni tabac sur la plaie qui saigne. Il faut se borner à arrêter le sang par compression, en serrant le membre vers sa racine, soit avec les mains, soit avec un lien quelconque, courroie, corde, etc. On pansera la plaie en attendant le médecin, en observant les précautions suivantes :

Il faut savoir qu'une plaie mal pansée peut devenir l'origine des accidents les plus graves. Si donc on doit, pour soulager le blessé, faire une application sur la plaie, il importe de procéder ainsi qu'il suit :

La personne ou les personnes, qui opéreront, se laveront d'abord soigneusement les mains au savon, se brosseront les ongles, et tremperont ensuite leurs mains dans une solution de sublimé corrosif à 1 p. 1000. Puis avec un tampon d'ouate stérilisée ou une éponge fine, n'ayant pas encore servi et qu'on devra toujours plonger préalablement dans l'eau bouillante ou dans la solution de sublimé à 1 p. 1000 pour en assurer l'entière propreté, on lavera la plaie très légèrement pour la débarrasser de tous les corps étrangers qui pourraient la souiller. Le mieux est de laver avec de l'*eau bouillie* ou une solution d'acide borique à 4 p. 100 (1).

On couvrira la plaie d'un linge *très propre*, trempé dans la solution de sublimé ; on disposera par-dessus du taffetas gommé, de la ouate, une bande pas trop serrée, et on attendra le médecin.

Tout pansement opéré par les personnes ayant *les mains sales* est dangereux, et les mains qui n'ont pas été soumises aux lavages que nous avons indiqués *sont sales*, *quelle qu'en soit la propreté apparente.*

Les pansements par les cataplasmes, le cérat, le beurre, la graisse et les onguents, et tous les ingrédients dits *remèdes de bonne femme*, si réputés à la campagne, doivent être rigoureusement proscrits : ils pourraient être l'origine de graves accidents.

Les plaies par arrachement, par contusion, par coupure

(1) L'acide phénique, caustique même en solution faible, ne doit pas être utilisé ici. Son emploi est d'ailleurs tombé complètement en désuétude, en chirurgie.

(instruments tranchants) seront toutes pansées ainsi, soit au moyen de sublimé (*pansement antiseptique*), soit en employant simplement l'eau bouillie (*pansement aseptique*).

Brûlures. — On peut se brûler soit par le feu ou l'électricité, soit par les acides ou les alcalis concentrés. Si le blessé est entouré de flammes, il faut les éteindre rapidement en enroulant la victime dans une couverture, un tapis, un manteau, ce qu'on a sous la main en un mot. Il faut bien prendre garde qu'il arrive fréquemment que les sauveteurs se brûlent parfois cruellement en agissant avec trop de précipitation et sans réfléchir, par exemple, lorsqu'ils versent de l'eau sur de l'essence de pétrole dont les flammes ne peuvent être étouffées qu'à l'aide du sable.

S'il s'agit de brûlures par les agents chimiques, on peut plonger la partie blessée dans une grande masse d'eau. Il faudra, dans les autres cas, avoir recours au médecin, les brûlures exigeant des pansements spéciaux.

Fractures. — Quand une personne s'est cassé un membre, ce dont on s'aperçoit à l'attitude anormale de ce membre et à l'impuissance du malade à le remuer, il faut se garder de remuer le membre fracturé, et de déplacer le blessé sans avoir pris les précautions suivantes :

On passe sous le membre un plan solide, une planche en bois, par exemple, avec douceur et précaution, de façon que cette planche soutienne le membre blessé dans toute sa longueur. Si on soulève le malade, il faut que la planche qui sert de soutien au membre fracturé suive le mouvement. Ne pas déshabiller le malade, mais couper les vêtements s'ils gênent. Ne pas essayer de mettre un appareil de contention, ni de réduction qui ne doit être appliqué que par le médecin. Ne pas appeler le rebouteur, ainsi qu'on le fait si souvent, on expose le blessé à rester estropié.

Luxations. — Les préceptes qui s'appliquent aux fractures s'appliquent également aux luxations. Dans ces cas les rebouteurs sont pareillement à redouter.

Asphyxie. — On s'asphyxie soit en se noyant, soit en se

pendant. La strangulation produit le même effet. Certains gaz provoquent aussi l'asphyxie : le gaz d'éclairage, le gaz carbonique, le grisou, etc.

Quand on est appelé à donner ses soins à un pendu ou à un noyé, la première des choses à faire est de rétablir les mouvements respiratoires. Pour cela, il existe une méthode, inventée par le Dr Laborde et qu'on appelle la traction rythmée de la langue. C'est un moyen très facile à appliquer : saisir la langue avec un linge (mouchoir) et la tirer en dehors fortement ; la laisser revenir en arrière, puis la tirer fortement en avant, et ainsi de suite. Ces mouvements doivent être faits *en mesure et lentement*, c'est-à-dire sur un rythme uniforme, 15 fois par minute environ. Il faut toujours les prolonger longtemps, sans se lasser, s'ils ne donnent pas un résultat immédiat, car la respiration peut être suspendue pendant fort longtemps sans que la mort s'ensuive.

S'il s'agit d'asphyxie par gaz toxique, c'est-à-dire d'empoisonnement, il faut essayer tout de même la traction rythmée de la langue, mais cette manœuvre est le plus souvent, dans ces cas, infructueuse.

Syncope. — Quand une personne tombe sans connaissance avec la pâleur de la mort (syncope), il faut se garder de lui élever la tête. Il faut la coucher à plat ou, mieux encore, la tête un peu plus bas que le corps et lui flageller le visage avec le coin d'une serviette trempée dans l'eau froide, ou lui faire respirer du vinaigre ou de l'éther ou de l'ammoniaque, avec précaution.

Explication de la notice qui accompagne le coffre à médicaments embarqué à bord des navires. — Il a été prévu par les règlements des coffres à médicaments, dont l'importance est en raison du tonnage des navires.

Voici quelle est la nomenclature de la boîte de secours spéciale aux navires ne quittant pas le voisinage des côtes :

Objets de pansement.

Pansements tout préparés. type moyen	2	
Pansements tout préparés. type petit	4	
Pansements tout préparés. type très petit	4	
Bandage de corps	1	
Bande de crêpe	1	
Bandes roulées en toiles de coton purifiées de 3 mètres × 0m,04	1	paquet.
Écharpe triangulaire (pièce de linge de 1 mètre de côté)	1	
Sinapismes (boîte de 10)	1	boîte.
Ciseaux forts	1	
Lacs en treillis avec boucle	2	
Épingles de sûreté	1	boîte.
Sparadrap de diachylon	1	mètre.
Coton hydrophile purifié paquets de 25 grammes	3	
Coton hydrophile purifié paquets de 50 grammes	1	
Spatule en buis (petite)	1	

Médicaments pour l'usage externe.

Alcool camphré	225	grammes.
Teinture d'iode	60	—
Eau phéniquée à 5 p. 100	500	—
Acide picrique (pour 1 litre) [brûlures]	12	—
Vaseline boriquée	60	—
Aristol	10	—

Médicaments pour l'usage interne.

Éther sulfurique	50	grammes.
Élixir parégorique	25	—
Compte-gouttes	1	—
Chlorhydrate de quinine (en comprimés de 0gr,50)	5	—
Antipyrine (en comprimés de 0gr,50)	5	—
Ipéca (en paquets de 0gr,50)	5	—
Sulfate de soude (en paquets de 20 gr.)	120	—
Acide lactique	25	—
Chlorate de potasse (en comprimés de 0gr,30 environ)	20	—
Azotate basique de bismuth (en paquets de 2 gr.)	20	—

La nomenclature des objets de pansement n'exige aucun commentaire. Les bandages de corps sont appliqués autour de la poitrine dans le cas de fracture de côte ; les bandes, les écharpes servent également de moyens de contention.

Les douleurs seront calmées par des frictions à l'alcool camphré, par des badigeonnages de teinture d'iode.

L'aristol sert à saupoudrer les plaies, après qu'elles ont été soigneusement lavées à l'eau bouillie.

L'éther sulfurique peut être utilisé pour calmer les douleurs d'estomac (10 gouttes sur un morceau de sucre) ou pour soulager l'oppression.

L'élixir parégorique sert à combattre la diarrhée. On doit le prendre par cuillerées à café (2 à 4 par jour). Il est fait aussi usage dans le même cas d'acide lactique (1 à 2 grammes dans du sirop).

Le chlorhydrate de quinine s'administre en cas de fièvre (jusqu'à 1gr,50 par jour suivant l'intensité de la fièvre).

L'antipyrine combat la fièvre et s'emploie surtout pour calmer la douleur (névralgies, maux de tête, etc.) à la dose de 1 à 2 grammes.

L'ipéca est un vomitif (1gr,50), le sulfate de soude est un sel purgatif (25 grammes, dose moyenne) qu'on fait fondre dans l'eau avant de le prendre.

Le chlorate de potasse est utile dans les maux de gorge.

Le sous-nitrate de bismuth est un constipant. Il se donne à la dose de 6 à 8 grammes par jour.

Il faut savoir que l'eau phéniquée mélangée à l'eau de mer est extrêmement irritante : elle est la cause fréquente de gangrènes, chez les matelots.

Annexe II

(POUR LES ÉCOLES DE FILLES)

NOTIONS ÉLÉMENTAIRES DE PUÉRICULTURE. — ALLAITEMENT DES NOUVEAU-NÉS. — HABILLEMENT. — SOINS DIVERS DU PREMIER AGE.

On donne le nom de *puériculture* aux principes qui permettent d'élever les petits enfants dans les meilleures conditions d'hygiène. Ces principes sont trop souvent ignorés ou méconnus; il faut *apprendre* à élever les enfants par la puériculture, comme on apprend à élever les oiseaux par l'aviculture ou les abeilles par l'apiculture. On ne s'improvise pas bonne mère de famille, sans quelques connaissances spéciales. La bonne volonté ne suffit pas à suppléer à quelques notions précises dont la méconnaissance de la part des mères peut déterminer chez les enfants des troubles graves de la santé, souvent la mort.

On saisit toute l'importance de la puériculture, quand on est à même de constater la mortalité effroyable qui sévit sur les nouveau-nés. Sur 100 enfants qui naissent, il en meurt 20 en moyenne dans la première année. Les statistiques démontrent qu'un enfant qui naît a moins de chances qu'un homme de quatre-vingt-dix ans de vivre une semaine et moins de chances qu'un octogénaire de vivre un an. La principale cause de l'énorme mortalité des enfants dans la première année, ce sont les maladies du tube digestif, qui figurent dans les causes de décès pour plus des neuf dixièmes. Et trop souvent ces affections ne sont que la conséquence de mauvais soins hygiéniques et de graves fautes commises dans l'alimentation de l'enfant. On peut donc, en appliquant les règles qu'enseigne la puériculture, sauver quantité d'existences. Il y a là une question d'intérêt national ; car si on parvenait à ramener à la mortalité moyenne des autres départements la mortalité de la première enfance dans les 20 départements de la France où elle sévit le plus, on pourrait sauver chaque année près de 16 000 enfants, chiffre qui représente la moitié de la population du premier âge de l'Alsace.

Les principes de la puériculture ne sont pas seulement nécessaires aux mères ; bien souvent les filles sont appelées à suppléer leur mère et à la remplacer dans les soins à donner aux plus petits. Ne sont-elles pas d'ailleurs destinées à devenir mères elles-mêmes et ne retrouveront-elles pas plus tard le bénéfice des préceptes rationnels de puériculture qu'elles auront reçus à l'école ? Telle est la justification de l'introduction de ces notions d'hygiène maternelle dans les programmes de l'enseignement primaire supérieur pour les filles.

A sa naissance et pendant les premiers mois de la vie, l'enfant a besoin d'être en touré des soins les plus vigilants. La moindre négligence, le moindre écart dans son alimentation peuvent compromettre sa santé, parfois sa vie. Il faut donc s'attacher, pour être une bonne mère, à bien connaître tout d'abord les règles qui doivent présider au régime alimentaire de la première enfance. Il ne suffit pas d'ailleurs de nourrir convenablement l'enfant, il faut aussi le tenir propre, le protéger contre le froid, lui assurer un repos prolongé, le placer en un mot dans les conditions hygiéniques les plus favorables à son développement.

Avant de nous étendre sur les soins à donner aux enfants, il nous faut d'abord appeler l'attention sur quelques phénomènes normaux qui se présentent chez les nouveau-nés et qu'il importe de connaître.

On ne doit pas s'effrayer de l'agitation et des cris de l'enfant qui vient de naître : il faut même les provoquer en secouant un peu le nouveau-né s'il paraît inerte et respire irrégulièrement ; car ces mouvements et ces cris sont favorables à l'établissement de la respiration.

Dans les premières heures, en général, il se produit une ou plusieurs selles de matières (méconium) ayant une couleur brun foncé et la consistance du goudron. C'est le rejet de débris accumulés dans le tube digestif avant la naissance. Il faudrait s'inquiéter et consulter le médecin s'il n'y avait eu aucune selle vingt-quatre heures après la naissance. Il n'en est pas de même pour la sécrétion urinaire qui peut manquer normalement jusqu'au cinquième jour.

Après le deuxième ou troisième jour les selles prennent chez l'enfant bien portant, élevé au sein, l'aspect des œufs brouillés et se renouvellent deux ou trois fois par jour. Elles conserveront cet aspect et cette fréquence tant que la santé de l'enfant ne sera pas altérée. Chez le nourrisson soumis à l'allaitement artificiel, les matières sont jaune blanchâtre, d'une odeur forte et la constipation est fréquente, même dans les conditions de développement les plus favorables.

Allaitement naturel. — Nous avons déjà indiqué au cours de ces leçons que, pendant les sept ou huit premiers mois de la vie, l'enfant devait être exclusivement alimenté de lait.

On trouvera dans la quatrième leçon (p. 71) les principes les plus essentiels de l'allaitement naturel, c'est-à-dire de celui où l'enfant est élevé au sein par sa mère ou par une nourrice.

Nous n'avons à y ajouter que quelques considérations générales.

C'est un devoir impérieux, pour une mère, de nourrir elle-même son enfant de son lait, à moins que le médecin ne le lui interdise pour cause de maladie. Il est exceptionnel que la sécrétion lactée reste insuffisante, pour peu qu'on persévère à donner régulièrement le sein à l'enfant. Avant de se décharger sur une nourrice mercenaire du soin de nourrir son enfant, une mère doit réfléchir aux conséquences que peut avoir cet acte.

L'enfant placé en nourrice, loin de sa famille et par suite sans surveillance, est généralement mal soigné au point qu'il perd le bénéfice de l'allaitement naturel et est plus exposé à mourir même que celui qui n'est nourri qu'au biberon par sa mère.

Si, pour éviter ces graves inconvénients, on prend une nourrice à domicile, c'est l'enfant de celle-ci qu'on sacrifie. La statistique a démontré que les enfants qu'abandonnent ainsi leurs mères pour se placer comme nourrices mercenaires succombent dans l'effroyable proportion de 50 p. 100. La loi Roussel a bien interdit à toute mère de se placer comme nourrice si elle ne peut produire un certificat du maire de sa résidence indiquant si son dernier enfant est vivant et, dans ce cas, constatant qu'il est âgé de sept mois révolus ou, s'il n'a pas atteint cet âge, qu'il est allaité par une autre femme. Mais malheureusement les prescriptions de cette loi protectrice sont trop souvent éludées et la mortalité des enfants abandonnés par les nourrices n'en reste pas moins considérable.

Toute mère qui, sans nécessité absolue, confie donc son enfant à une nourrice, commet un acte répréhensible soit en exposant la vie de son propre enfant, soit en menaçant l'existence de l'enfant de la nourrice.

Même dans le cas d'insuffisance persistante de la sécrétion lactée chez la mère, mieux vaut qu'elle donne à la fois le sein et quelques biberons complémentaires (allaitement mixte), plutôt que d'avoir recours à une nourrice mercenaire.

Allaitement artificiel. — Lorsque l'enfant ne peut bénéficier de l'allaitement naturel, on en est réduit à l'allaitement artificiel, c'est-à-dire en pratique au lait de vache stérilisé. Les méthodes usuelles de stérilisation de ce lait ont été indiquées dans la troisième leçon, page 59.

Le lait stérilisé peut être donné à l'enfant au moyen d'une cuiller, d'une tasse, d'un verre ou d'un biberon.

C'est ce dernier récipient qui est de beaucoup le plus employé et le plus pratique. La cuiller n'est guère utilisée que pendant les deux ou trois premiers jours, alors que le nouveau-né n'a pas encore la force de téter. Quel que soit l'ustensile employé, on le stérilisera préalablement en le plaçant dans de l'eau froide qu'on chauffera jusqu'à ébullition. A chaque fois on goûtera le lait pour voir s'il n'a ni mauvais goût, ni odeur désagréable.

Le meilleur des biberons est constitué par une simple bouteille de verre, de préférence celle dans laquelle le lait a été stérilisé (voir appareil Soxhlet, p. 60). On y adapte une tétine en caoutchouc qui vient d'être désinfectée dans l'eau bouillante. Toute tétine, tout biberon munis de tubulure doivent être proscrits, car ils sont difficiles à nettoyer et à bien stériliser. Le lait d'une bouteille entamée doit être considéré comme infecté et ne doit jamais être utilisé pour un autre repas.

Dans l'allaitement artificiel, comme dans l'allaitement naturel, les repas seront espacés de trois heures en trois heures en réservant un temps de repos de six heures pendant la nuit.

Le lait de vache est d'une digestion plus pénible que le lait de femme. Il faut donc tenir compte des susceptibilités individuelles et n'en régler la quantité à donner à chaque repas qu'après des tâtonnements répétés. Les premiers temps on coupera le lait d'eau récemment bouillie, dans la proportion d'un tiers d'eau pour deux tiers de lait. On se contentera le premier jour d'en faire prendre 4 à 5 cuillerées à café, après avoir laissé l'enfant à la diète pendant les douze premières heures. Les deux jours suivants on en donnera quotidiennement 100 à 150 grammes, répartis en cinq ou six repas. Puis, pendant une quinzaine, la ration de chaque jour variera de 150 à 300 grammes pour atteindre 600 à 700 grammes vers la fin du premier mois. On augmentera progressivement la quantité de lait de façon à arriver à environ 800 grammes vers la fin du deuxième mois, 900 vers la fin du troisième et 1 000 à la fin du quatrième mois. Il est rare qu'il faille dans la suite dépasser cette quantité quotidienne. On augmente la quantité si le poids de l'enfant reste stationnaire ; on la diminue s'il survient de légers troubles digestifs (constipation, régurgitation) prouvant que l'alimentation est trop abondante.

La durée de l'allaitement artificiel doit être la même que celle de l'allaitement naturel.

Nous renvoyons, pour le sevrage et l'alimentation des enfants à ce moment et dans la suite, à ce qui a été dit dans la quatrième leçon, page 72.

Soins de propreté. — A sa naissance, l'enfant a le corps entièrement recouvert d'un enduit de matière grasse (matière sébacée) qui est très adhérent et qu'il faut enlever soigneusement en le ramollissant avec de la vaseline. Après cela on fait prendre à l'enfant un bain général chaud de deux à trois minutes, on sèche l'enfant et on poudre son corps, particulièrement les fesses et le haut des cuisses, avec une poudre inerte (talc, oxyde de zinc, plutôt que poudre d'amidon ou de riz qui fermentent aisément). Enfin on l'habille.

La santé de l'enfant dépend en grande partie des soins de propreté qu'on lui donne. Toute négligence de ce côté ne tarde pas à déterminer de la rougeur, puis des érosions des parties qui restent en contact avec des langes souillés d'urine ou de matières fécales. Ces érosions peuvent être le point de départ de suppurations étendues ou d'infections généralisées toujours graves, souvent mortelles.

On ne saurait trop réagir contre des préjugés comme celui de ne pas laver les enfants lorsqu'ils sont malades, celui de penser qu'il est dangereux d'enlever les croûtes jaunâtres qui se forment sur la tête, ou encore celui de croire que les parasites du cuir chevelu sont un signe de santé et qu'il est inutile de chercher à les faire disparaître.

On donnera chaque jour un bain chaud à 37°, durant deux à cinq minutes les premiers jours, puis plus tard une dizaine de minutes. On savonnera dans le bain le cuir chevelu et le corps. Le visage sera nettoyé à part avec de l'eau tiède propre qui ne sera pas prise dans le bain. Il est inutile de savonner la figure, le savon ayant une action irritante sur les yeux.

S'il s'est formé des croûtes sur la tête, on les enlève doucement après les avoir ramollies avec un peu de vaseline.

On nettoie à part, avec de petits tampons d'ouate trempés dans de l'eau tiède propre, les yeux, les oreilles et le nez.

On tiendra les ongles courts pour que l'enfant ne les casse pas et ne puisse s'égratigner.

Il est malpropre de revêtir l'enfant de linges qui ont éte mouillés par l'urine, puis simplement séchés sans avoir été lavés. Ces linges irritent la peau.

Vêtements. — Le maillot tel qu'on le mettait autrefois aux petits enfants, avec ses bandelettes qui enfermaient les bras et les jambes et comprimaient la poitrine et l'abdomen au point de gêner la respiration, était un véritable instrument de torture.

Tel qu'on l'a modifié aujourd'hui, le maillot dit français a encore l'inconvénient d'enfermer les membres inférieurs et de ne pas leur laisser de liberté.

Le maillot français comprend : 1° une chemise courte avec des manches; cette chemise est ouverte et largement croisée en arrière; 2° une ou deux brassières ayant la même coupe que la chemise qui est au-dessous, mais faites d'une étoffe plus épaisse; 3° une sorte d'étui (maillot proprement dit) modérément serré autour du corps, enfermant la partie inférieure de la poitrine, l'abdomen, les reins et les membres inférieurs, mais laissant les bras libres. Cet étui est formé d'une serviette (couche) enveloppant séparément les membres inférieurs et, par-dessus, d'un ou deux langes épais en coton ou en laine, enroulés autour du corps, repliés dans le bas et fixés avec des épingles dites épingles anglaises ou épingles de nourrice.

Le vêtement dit à l'anglaise a l'avantage de laisser toute

liberté aux membres inférieurs; aussi doit-on lui donner la préférence. Il diffère du maillot français en ce que la couche de toile est triangulaire et doublée en dehors d'une seconde couche en tissu-éponge. Ce vêtement est complété par des culottes, des bas et des chaussons de laine, une petite chemise en toile à manches avec ou sans brassière (comme dans le maillot français) et par-dessus une robe de flanelle longue, avec manches, s'ouvrant par derrière.

On protégera l'enfant tout particulièrement contre le froid à ses premières sorties, qui ne doivent pas être tentées avant le huitième ou le dixième jour en été et plus tard pendant la saison froide. Le petit enfant ne doit jamais sortir le soir.

Berceau. — Le berceau de l'enfant sera placé dans une pièce spacieuse, largement aérée et éclairée, dans laquelle on maintiendra une température de 16° à 18°. On évitera qu'il soit en face de la fenêtre, pour que l'enfant ne reçoive pas dans les yeux une lumière trop vive, ni dans un courant d'air. C'est là qu'il doit reposer en moyenne dix-huit heures sur vingt-quatre.

On emploiera la simple corbeille (moïse) ou bien le berceau en métal ou en bois léger, doublé à l'intérieur d'une étoffe blanche lavable. La literie comprendra une paillasse en crin ou de préférence en balle d'avoine, en paille de maïs, en varech ou en feuilles de fougères, qui peuvent être remplacées à peu de frais. La laine ou la plume sont trop chaudes, font transpirer l'enfant et s'imprègnent trop vite de déjections. On recouvre la paillasse d'une toile imperméable et de draps de coton avec des couvertures de laine et de coton et un couvre-pied ouaté suivant la saison. Si l'on dispose des rideaux autour du berceau, il faut les choisir très légers et lavables.

L'enfant ne sera jamais couché deux nuits de suite sur le même côté, pour éviter les déformations des os de la tête. On ne le couchera pas sur le dos, les mucosités ou les matières vomies pouvant l'étouffer dans cette position.

Quelques autres conseils. — Chez quelques enfants

il se produit parfois dans les premiers jours de la vie un gonflement de la glande mammaire avec sécrétion d'un liquide lactescent. Tout disparaît spontanément en quelques jours. Il est inutile de recourir au massage, qui peut provoquer des abcès.

On ne cherchera pas à corriger par un modelage les déformations du crâne qui s'amenderont d'elles-mêmes plus tard.

Contre la constipation, si fréquente surtout chez les enfants élevés au biberon, on n'administrera pas de purgatif. On se contentera de sucrer le lait du biberon avec du sucre de lait. Si cela ne suffit pas, on donnera des lavements au moyen d'une poire en caoutchouc avec canule en corne ou mieux en caoutchouc durci. On mélangera à l'eau bouillie tiède du lavement une à trois cuillerées à café de glycérine pure ou d'huile d'olive, ou bien on emploiera un demi-verre d'eau savonneuse tiède. On peut encore avoir recours aux suppositoires de savon blanc, de beurre de cacao ou de glycérine.

A moins d'interdiction du médecin, il ne faut pas négliger de faire vacciner les enfants vers l'âge de trois ou quatre mois.

Les yeux des enfants doivent être soigneusement surveillés, surtout dans les premiers jours, où se manifeste parfois une ophtalmie purulente qui entraîne trop souvent la cécité, si elle n'est pas traitée énergiquement dès le début.

On n'oubliera pas non plus que le moindre écoulement d'oreille peut être le point de départ d'une méningite mortelle.

C'est un préjugé ridicule que de croire que le port des boucles d'oreilles peut garantir des maux d'yeux. En revanche, le percement des oreilles détermine souvent des inflammations locales et des abcès des ganglions voisins.

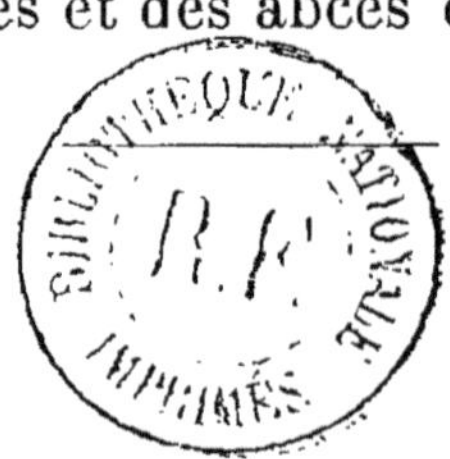

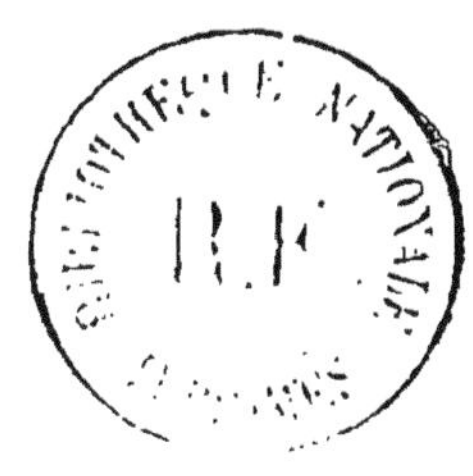

TABLE DES MATIÈRES

TABLE ALPHABÉTIQUE

A

B

C

F

G

H

I

L

M

N

O

P

R

S

T

8501-09 — CORBEIL. Imprimerie CRÉTÉ.

MASSON et Cie, Éditeurs
120, boulevard Saint-Germain, Paris (6e)
P. n° 608. (Mai 1909)

ENSEIGNEMENT PRIMAIRE SUPÉRIEUR

Enseignement de la Physique et de la Chimie

Cours de Physique et de Chimie

Par **P. MÉTRAL**
Agrégé de l'Université
Professeur à l'École primaire supérieure Colbert, à Paris.

1re année. — **Physique et Chimie.** 5e édition. 1 vol. in-16, avec 194 fig., cart. toile. . . . . **2 fr. 50**

2e année. — **Physique et Chimie.** 5e édition. 1 vol. in-16, avec 342 fig., cart. toile. . . . . **3 fr. 50**

3e année. — **Physique et Chimie.** 5e édition. 1 vol. in-16, avec 220 figures, cart. toile. . . . . **2 fr. 50**

On vend également :

Cours de Physique (1re, 2e et 3e années). 1 vol. in-16, avec 533 figures, cart. toile. . . . . **4 fr.**

Cours de Chimie (1re, 2e et 3e années). 1 vol. in-16, avec 232 figures, cart. toile. . . . . **3 fr. 50**

L'enseignement des sciences physiques à l'école primaire supérieure doit être surtout pratique et viser aux applications. Le but n'est pas de faire des élèves des physiciens de profession, mais de leur faire connaître les grandes lois de la nature et de les mettre à même de se rendre compte de ce qui se passe autour d'eux. — L'auteur s'est conformé à ces principes en rédigeant ce cours de Physique et de Chimie; il a laissé de côté les expériences qui ne présentent qu'un intérêt historique et s'est efforcé d'arriver à l'explication des faits essentiels, le plus rapidement possible, par la voie qui a paru la plus simple et la plus logique, tout en conservant l'ordre du programme officiel. De cette manière on peut gagner du temps et le consacrer à l'exposition des grandes applications agricoles et industrielles auxquelles l'auteur donnera une large place, surtout en deuxième et troisième années.

Pour rendre plus claire et plus rapide l'exposition, on a tracé de nombreuses figures schématiques que l'élève peut suivre aisément et reproduire avec facilité. Un certain nombre d'exercices numériques qui pourront être résolus soit par l'arithmétique, soit par l'algèbre, complètent l'ouvrage.

Instruction civique et sociale

Cours d'Instruction Civique

Par **Albert MÉTIN**
Professeur aux Écoles primaires supérieures de Paris.

2e *édition, revue et mise au courant.* 1 volume in-16, cartonné toile . . . . 1 fr. 50

Ce cours a été rédigé uniquement pour les élèves, par un professeur qui l'a enseigné pendant plusieurs années. On y trouvera deux préoccupations : celle de *définir* les termes juridiques, administratifs et abstraits qui sont employés et celle de donner toujours des exemples à l'appui des définitions. Chaque leçon est terminée par un questionnaire rédigé de manière à pouvoir toujours servir de guide dans la rédaction des sommaires.

Cours d'Économie Politique et de Droit Usuel

Par **Albert MÉTIN**
Professeur aux Écoles primaires supérieures de Paris.

2e *édition, revue et mise au courant.* 1 volume in-16, cartonné toile . . . . 2 fr.

Ce livre traite le programme de législation et économie des écoles primaires supérieures de garçons, ainsi que les questions spéciales figurant au programme de législation et économie des écoles de jeunes filles. L'auteur a suivi l'ordre général du programme; il a cherché à donner à la matière du cours la forme la plus accessible. De nombreux exemples ajoutent à la clarté du texte et un questionnaire, placé à la fin de chaque leçon, facilite la revision.

Manuel de Gymnastique Rationnelle et Pratique

(MÉTHODE SUÉDOISE)

PAR

SOLEIROL de SERVES
Médecin gymnaste.

Mme LE ROUX
Professeur de gymnastique au Lycée de Versailles.

2e *édition*, 1 vol. in-16, avec figures dans le texte, cartonné toile anglaise . . . . 2 fr.

Enseignement des Langues vivantes

Lectures Méthodiques Allemandes

(Première et Deuxième Années)

Par **E. CLARAC** et **E. WINTZWEILLER**

1 volume in-16, illustré de nombreuses figures, cartonné toile. **3** fr.

Deutsche Grammatik

par **E. CLARAC** et **E. WINTZWEILLER**

2e *édition*, 1 volume cartonné toile. . . . . **1** fr. **50**

Enseignement de la Grammaire

Grammaire pratique DE LA Langue française

PAR **F. BATAILLE**

Ancien instituteur public, Chargé d'une classe primaire au lycée Michelet.

Ouvrage couronné par la Société pour l'Instruction élémentaire

Cours préparatoire contenant 54 lectures, 344 exercices, 54 morceaux de récitation et 54 modèles d'écriture. *11e édition*. 1 vol. in-12, cartonné, avec 54 dessins. . . . **0** fr. **60**

Cours élémentaire contenant 145 dictées littéraires et 730 exercices. *12e édition, entièrement revue*. 1 vol. in-12, cartonné. . . . . **0** fr. **75**

Cours moyen et supérieur avec la collaboration de Henri Ragot, ancien instituteur, inspecteur primaire à Lyon, contenant 118 dictées extraites des auteurs classiques et contemporains (récits moraux et patriotiques, fables, poésies, portraits, descriptions), 690 exercices de langue et d'orthographe. 9e *édition, entièrement revue*. 1 vol. in-12. cart. . **1** fr. **25**

Enseignement de la Littérature

Leçons de Littérature Grecque

Par M. **CROISET**
Membre de l'Institut, professeur à la Faculté des lettres

10e édition. Un vol. in-16, cartonné toile. . . . . **2 fr.**

Leçons de Littérature Latine

PAR MM.

LALLIER
Maître de conférences
à la Faculté des lettres de Paris

LANTOINE
Secrétaire
de la Faculté des lettres de Paris

9e édition. Un vol. in-16, cartonné. . . . . **2 fr.**

Premières leçons d'Histoire Littéraire

LITTÉRATURE GRECQUE, LITTÉRATURE LATINE
LITTÉRATURE FRANÇAISE

Par MM. **CROISET, LALLIER** et **PETIT DE JULLEVILLE**

8e édition. Un vol. in-16, cartonné toile. . . . . **2 fr.**

Histoire de la Littérature Française

depuis les origines jusqu'à nos jours

Par M. **PETIT DE JULLEVILLE**
Professeur à la Faculté des lettres de Paris

Nouvelle édition augmentée pour la période contemporaine

1 volume in-16, cartonné toile. . . . . **4 fr.**

• On peut se procurer séparément :

DES ORIGINES A CORNEILLE. 17e éd., 1 vol. in-16, cart. toile. . . **2 fr.**

DE CORNEILLE A NOS JOURS. 17e éd., mise à jour, par M. A. AUDOLLENT, maître de conférences à l'Université de Clermont. 1 vol. in-16, cart. toile . . . . **2 fr.**

Nouveau Traité de versification française, par CH. LE GOFFIC et E. THIEULIN, professeurs agrégés de l'Université. 4e édition revue et augmentée. 1 volume in-16, cartonné toile. . . . . . . **1 fr. 50**

Enseignement de la Géographie

Cours de Géographie

PAR MM.

Marcel DUBOIS

Professeur de Géographie coloniale à la Faculté des lettres de Paris
Maître de Conférences à l'École normale supérieure de jeunes filles de Sèvres

et E. SIEURIN

Professeur au Collège de Melun.

1re ANNÉE. — **Notions de Géographie physique. — Océanie, Afrique, Amérique.** 1 vol. in-16, avec 157 cartes et gravures, cart. toile . . . . 2 fr.

2e ANNÉE. — **Asie, Europe.** 1 vol. in-16, avec 125 cartes et gravures, cart. toile. . . . . **2 fr.**

3e ANNÉE. — **France et Colonies.** 1 vol. in-16, avec figures. **2 fr.**

Cartes d'Étude pour servir à l'Enseignement de la Géographie et de l'Histoire

PAR MM.

Marcel DUBOIS

et E. SIEURIN

Professeur au collège de Melun

1re ANNÉE. . { **Moyen âge et Temps modernes. Océanie, Afrique, Amérique, Géographie générale.**

11e édition, augmentée de 16 cartes historiques. . . . . **2 fr. 25**

2e ANNÉE. . { **Temps modernes et contemporains. Europe, Asie.**

11e édition, augmentée de 15 cartes historiques. . . . . **2 fr. 25**

3e ANNÉE. . { **France et Colonies. Le Monde contemporain.**

13e édition, augmentée de 16 cartes historiques. . . . **2 fr. 25**

Enseignement de la Géographie (Suite)

Géographie de la France et des Cinq Parties du Monde

A L'USAGE DES CANDIDATS AU BREVET ÉLÉMENTAIRE
ET DES ÉLÈVES DES COURS SPÉCIAUX.

Par **E. SIEURIN**
Professeur de Géographie au Collège de Melun.

CINQUIÈME ÉDITION

1 vol. in-16, avec 149 cartes dans le texte, cartonné toile. **2 fr. 50**

Chaque chapitre, souvent même chaque paragraphe, est accompagné d'une ou de plusieurs cartes dans l'exécution desquelles on retrouve la précision et la clarté des *Cartes d'Etude pour servir à l'Enseignement de la Géographie.* (Voir, page 9, le cours d'Histoire correspondant.)

Géographie agricole de la France et du Monde

PAR

J. DU PLESSIS DE GRENÉDAN
Professeur à l'École supérieure d'Agriculture d'Angers.

1 vol. in-8° avec 118 figures et cartes dans le texte. . . . . . . **7 fr.**

Cahiers Sieurin

A L'USAGE DE L'ENSEIGNEMENT PRIMAIRE SUPÉRIEUR

1re ANNÉE. 1 Cahier petit in-4° de 80 pages. 2e *édition, remaniée.* **0 fr. 75**
2e ANNÉE. 1 Cahier petit in-4° de 96 pages . . . . **0 fr. 90**
3e ANNÉE. 1 Cahier petit in-4° de 80 pages. 2e *édition* . . . . **0 fr. 75**

Cette publication a un but essentiellement pratique: économiser le temps de l'élève; lui procurer le moyen de faire des croquis moins informes et plus profitables; présenter sur le même papier les résumés et les cartes; permettre au professeur de s'assurer rapidement que le travail donné a été fait.

Enseignement de l'Histoire

Cours d'Histoire

Par **E. SIEURIN** et **C. CHABERT**
Professeurs à l'École primaire supérieure de Melun.

1re année. — **Histoire de France de 1453 à 1789.** 6e édition refondue et illustrée de 138 figures, 1 vol . . . . **2 fr.** »

2e année. — **Histoire de France de 1789 à nos jours.** 5e édition refondue et illustrée de 106 figures. 1 vol. . . . . **2 fr.** »

3e année. — **Le Monde contemporain.** 5e édition refondue et illustrée de 110 figures. 1 vol. . . . . **2 fr.** »

Les auteurs se sont efforcés de faire une œuvre simple, intéressante, facile à apprendre et à retenir. Ils n'ont pas voulu encombrer la mémoire des élèves de détails inutiles, mais quand cela leur a paru nécessaire ils ont donné quelques lectures et quelques documents originaux. Chaque leçon est précédée d'un plan assez détaillé, elle est toujours terminée par une conclusion qui résume le chapitre. Elle est suivie de quelques sujets de devoir et de composition. De nombreuses figures, cartes et croquis ajoutent à l'intérêt du texte et en facilitent l'étude.

Histoire de France des Origines à nos jours

A L'USAGE DES CANDIDATS AU BREVET ÉLÉMENTAIRE
ET DES ÉLÈVES DES COURS SPÉCIAUX

Par **E. SIEURIN** et **C. CHABERT**
Professeurs à l'École primaire supérieure de Melun

Troisième édition, 1 vol. in-16, cartonné toile. . . . . **2 fr. 50**

Histoire de la Civilisation

Par **Ch. SEIGNOBOS**
Docteur ès lettres, Maître de conférences à la Faculté des lettres de Paris

2 volumes in-16, avec figures, cartonnés toile verte. . . . . . **8 fr.**

I. **Histoire ancienne de l'Orient. — Histoire des Grecs. — Histoire des Romains. — Le Moyen âge jusqu'à Charlemagne.** *Neuvième édition.* 1 vol. in-16, avec 105 figures. . . . . . **3 fr. 50**

II. **Moyen âge (depuis Charlemagne). — Renaissance et temps modernes. — Période contemporaine.** *Septième édition.* 1 vol. in-16, avec 72 figures. **5 fr.**

Enseignement de l'Histoire (Suite)

Abrégé de l'Histoire de la Civilisation

DEPUIS LES TEMPS LES PLUS RECULÉS JUSQU'A NOS JOURS

Par **Ch. SEIGNOBOS**

Ouvrage couronné par la Société d'instruction élémentaire

Nouvelle édition avec figures. 1 vol. in-16, cartonné toile. . **1 fr. 25**

Enseignement du Dessin

Traité pratique de Composition décorative

A L'USAGE DES JEUNES FILLES

RÉPONDANT AUX PROGRAMMES DES COURS COMPLÉMENTAIRES, DES ÉCOLES PRIMAIRES SUPÉRIEURES ET PROFESSIONNELLES, DES ÉCOLES NORMALES

Par **H. FRECHON**

Professeur à l'Ecole primaire supérieure de Melun.

1 vol. in-4° avec planches, cartonné. . . . . **3 fr. 50**

Traité pratique de Composition décorative

A L'USAGE DES JEUNES GENS

RÉPONDANT AUX NOUVEAUX PROGRAMMES DU DESSIN ET DU MODELAGE DES ÉCOLES NORMALES D'INSTITUTEURS, DES ÉCOLES PROFESSIONNELLES, DES ÉCOLES D'OUVRIERS D'ART

Par **H. FRECHON**

1 vol. in-4°, cartonné toile . . . . **3 fr. 50**

Cours élémentaire de Composition décorative

(A L'USAGE DES JEUNES FILLES)

RÉPONDANT AUX PROGRAMMES DES COURS SUPÉRIEURS ET COMPLÉMENTAIRES DES ÉCOLES PRIMAIRES ET DES ÉCOLES ANNEXES, DES CLASSES ÉLÉMENTAIRES DES COLLÈGES ET DES LYCÉES DE JEUNES FILLES, DU CERTIFICAT D'ÉTUDES PRIMAIRES

Par **H. FRECHON**

1 vol. in-4° avec planches, broché . . . . **1 fr. »**

64197. — Imprimerie LAHURE, rue de Fleurus, 9, à Paris.

www.ingramcontent.com/pod-product-compliance
Ingram Content Group UK Ltd.
Pitfield, Milton Keynes, MK11 3LW, UK
UKHW020204250726
13967UKWH00003B/1250

9 782012 971493